仲景医学系列教材

仲景妇科杂病学

冯冬兰　李政非　主编

河南科学技术出版社

·郑州·

图书在版编目（CIP）数据

仲景妇科杂病学/冯冬兰，李改非主编 . —郑州：河南科学技术出版社，2016.
1（2023.3重印）（仲景医学系列教材）

ISBN 978-7-5349-7345-1

Ⅰ. ①仲⋯　Ⅱ. ①冯⋯　②李⋯　Ⅲ. ①中医妇科学-教材　Ⅳ. ①R271.1

中国版本图书馆 CIP 数据核字（2014）第 220453 号

出版发行：河南科学技术出版社

地址：郑州市经五路 66 号　　邮编：450002

电话：(0371) 65788613　65788629

网址：www.hnstp.cn

策划编辑：李喜婷　胡　静

责任编辑：陈　艳

责任校对：崔春娟

封面设计：中文天地

版式设计：栾亚平

责任印制：朱　飞

印　　刷：三河市同力彩印有限公司

经　　销：全国新华书店

幅面尺寸：185 mm×260 mm　　印张：15.25　　字数：370 千字

版　　次：2023 年 3 月第 2 次印刷

定　　价：198.00 元

"仲景医学系列教材" 编委会

《仲景妇科杂病学》编委会

主　编　冯冬兰　李改非
副主编　王守满
编　委　（按姓氏笔画排序）
　　　　王守满　南阳医学高等专科学校
　　　　冯冬兰　南阳医学高等专科学校
　　　　刘中成　南阳医学高等专科学校
　　　　李玉柱　南阳医学高等专科学校
　　　　李改非　南阳医学高等专科学校

编写说明

　　中医学是伴随中华民族的发展而孕育、产生、发展起来的中国传统医学。张仲景的《伤寒杂病论》集东汉以前中国医学之大成，将理论医学与临床医学紧密地结合起来，熔理、法、方、药于一炉，确立了辨证论治理论体系，影响着从它问世以来1 800多年的中医学方药、理论及临床各个方面。《伤寒杂病论》在传承过程中被分为《伤寒论》和《金匮要略》，一直被奉为中医学经典。历代医家不断地研究与应用《伤寒杂病论》，为之整理、诠释、补充、发挥、验证、修订，并进行现代研究，中西汇通，取得了极为丰富的成果，成为仲景医学的新内容。

　　从某种角度讲，仲景医学是中医学中最核心、最精髓、最实用，也最有生命力的学问。尽管古今有诸多医家、学者对其进行集注或分编，但仍存在一些不足：一是仍未能全面系统地反映仲景医学的全部，二是仅靠原著或选读不利于现代乃至今后的深入学习和发展。另外，目前中医高等教育并不能很快适应临床，流水线式的培养方法不利于中医人才成长，核心问题都是没有把经典教育作为主线，特别是没有将仲景的学术思想贯穿始终。要学透仲景著作十分不易，要用仲景的理、法、方、药很好地解决临床实际问题更不易，所以我们尽自身所能进行探索，组织编写这套"仲景医学系列教材"。本套教材具有仲景学术思想特色，不但可作为我们的校本教材，也可作为继续教育或临床及科研的参考教材。

　　本套教材共11本，包括《仲景医学发展史》《仲景药物学》《仲景方剂学》《仲景诊病学》《仲景外感病学》《仲景内伤杂病学》《仲景妇科杂病学》《仲景病案学》《仲景养生保健学》《仲景医学现代研究》《仲景文化概论》。本套教材参考现代学科门类划分，并参考现行教育课程自成体系，以仲景学术及指导思想为主线，结合后世研究成果，继承而不泥古，发展而不离宗，全面反映仲景医学的内容，便于教师的启发教学和学生的自主学习，更便于引导实际应用。

　　特别需要说明的是，"仲景医学系列教材"的编写不拘于《伤寒论》《金匮要略》原文，我们先将两书条文糅到一起，再行组分，甚至用白话形式编写，以便于学习与理解。教材编写的基本原则是突出仲景思想，突出继承与发展，突出实用。

　　本套教材没有统一的编写体例，每本教材是根据自己的内容和特色来选择适当的表述形式，这种"不甚规范"的编写形式是完全服从于编写内容的。就本套教材而言，有的属于全新的教材，如《仲景文化概论》《仲景医学发展史》《仲景病案学》《仲景养生保健学》《仲景医学现代研究》；有的属于同现行教材有重叠，又有差别的教材，如《仲景药物学》《仲景方剂学》《仲景诊病学》《仲景外感病学》《仲景内伤杂病学》《仲景妇科杂病学》。全新教材相对好处理，只需要高度提炼与精心编排，编写的自由度较大；而有重叠的教材则要处理好仲景学术思想与现行教材的关系。我们的做法是，《仲景药物学》以仲景用药为主线，同时收入后世发现的常用药物，基本涵盖《中药学》的内容。《仲景方剂学》以经方应用为主线，同时收入后世有效的时方，基本涵盖《方剂学》的内容。《仲景诊病学》重点突出仲景的诊病方法，同时包括了《中医诊断学》的内容。《仲景外感病学》则论述临床各种外感病，包括《伤寒论》和《温病学》的内容。《仲景内伤杂病学》全面论述临床常见内科疾病，包括《中医内科学》和《金匮要略》的内容。《仲景妇科杂病学》既论述仲景的"妇人三篇"，又包括《中医妇科学》。

编写本套教材的目的是希望改变我国目前中医高等教育"千人一面"的状况，努力培养德技双馨的仲景传人。尽管我们是在具有深厚中医药文化底蕴的医圣故里，有着多年高等中医药教育的经验教训，但我们深知与兄弟院校之间有很大的差距，更知道改革的艰辛，希望我们的微薄之力能够对当今中医药发展做出一点贡献。

本套教材的编写得到了河南省南阳张仲景基金会、河南省宛西制药股份有限公司、南阳市仲景堂医院大力支持，更有许多兄弟院校学者的加盟。由于学识和编写经验有限，书中可能存在不妥之处，我们恳请广大中医人，特别是研究《伤寒论》《金匮要略》的专家、学者多提宝贵的意见和建议，以便于我们今后工作的改进和教材的修订。

"仲景医学系列教材"编委会

2013 年 10 月

前　言

仲景妇科学是中医临床医学的重要组成部分，是运用中医学基础理论与方法，研究妇女解剖、生理、病理、诊治规律，以防治妇女特有疾病的一门临床学科。仲景妇科学的形成以《金匮要略》的问世为标志，其把妇科疾病列为"妊娠病脉证并治""产后病脉证并治"和"杂病脉证并治"三篇，进行了专门系统的论述，所论病种包括现代中医妇科学的经、带、胎、产、杂五类，共44条经文，载方34首，皆恰切病机，法度严谨，用药精当，疗效彰著，迄今多数方剂仍沿用不衰。《金匮要略》妇人三篇开创了妇科辨证论治和外治法的先河，为中医妇科向系统化方面发展奠定了基础，被誉为"中医妇科之祖"。

《金匮要略》作为中医四大经典之一，由于文辞深奥，意理含蓄，卒读洵非易事，必待阐发而后明，故后世诸多医家从不同角度，对其进行研究，著述甚多，从而对中医妇科理论和临床的发展做出了很多贡献。但专门阐述妇人篇义理精髓并紧密结合现代临床的著述尚不多见。本书依据《金匮要略》妇人病三篇的内容，参考历代医家著述，汲取现代临床实践及科研成果，编成《仲景妇科学》，以彰宏仲景妇科之成就，从而达到使仲景理论能全方位服务于当今临床的目的。

针对《金匮要略》中的有些病名与现在通用的病名不一致的现象，本教材本着有利于临床实用的原则，每一节的节名选用全国高等中医药院校规划教材《中医妇科学》中的病名，其后加用带括号的《金匮要略》中的病症名，若《金匮要略》病症名现代教材里缺者，则只用《金匮要略》病症名。

本书分总论、各论两部分：总论介绍仲景妇科学术思想概况；各论分妊娠病、产后病、妇人杂病三章。

各论每章冠以概述，介绍本章疾病的定义、病因病机、治疗特点等，章节末尾附小结，对本章重点内容进行归纳提炼。

各论按以下体例编写：

第某章　章节名

第某节　病名（古今不同的，《金匮要略》病症名在括号内）

一、仲景论治要点

【证候】、【病因病机】、【治法】、【方药组成及方义】（方药组成中的量见下面的原文，古今计量大约按一两等于3g，一方寸匕等于2.74mL，一升等于1 000mL换算）、【方药研究】、【方药应用及医案举例】。

附:《金匮要略》原文及释义

【原文】、【词解】、【释义】、【思辨】、【文献摘录】。

二、历代沿革

三、现代诊治

【诊断】、【鉴别诊断】、【病因病机】、【辨证论治】、【其他疗法】、【预防与调护】、【转归与预后】、【临证参考】【文献摘录】。

由于本书的编写希望让中医妇科临床工作者在领会仲景诊治妇科疾病精髓的基础上,能更多地了解仲景方剂的应用及仲景所论疾病的现代临床诊治方法,故内容上纵跨越古今,横涉及中西医。由于水平有限,虽然我们在编写时做了一定的努力,但仍存在不少疑惑,甚至是错误和欠缺,希望同仁多提宝贵意见。

编写分工:冯冬兰,上篇,下篇第四章、下篇第六章第九节;李改非,下篇第六章第三节、第四节;王守满,下篇第五章第二节、第四节,下篇第六章第六节、第八节;刘中成,下篇第五章概述、第一节、第三节、第五节;李玉柱,下篇第六章概述、第一节、第二节、第五节、第七节。

编者

2013 年 12 月

目　录

上篇 总论

第一章　仲景妇科学术思想
及其特点

　　在东汉以前，虽已有带下医扁鹊、女医淳于衍等，但对妇人病尚无系统论述，只留有寥寥病案记载。据《汉书·艺文志》《伤寒杂病论·序》及马王堆汉墓出土文物考证，虽有《妇人婴儿方》《胎产书》《胎胪药录》等书之记载，但这些书均早已名存实亡，故对后世妇科学的发展影响不大。《黄帝内经》（以下简称《内经》）虽对女子生长衰老及月经变化做了深刻论述，但对妇人病证及治疗用药论述尚属缺乏。直到东汉末年，张仲景继承了《内经》《胎胪药录》等汉代以前医著的基本理论，结合自己多年的临床经验，著成《伤寒杂病论》，不仅较系统地阐述了多种外感热病、内科杂病的机因证治，而且专列妇人病三篇，对妇科疾病从病因病机、临床诊断、治法方药等方面做了论述，将妇女疾病分妊娠、产后、杂病三类，分析病证 30 余种，提出虚、冷、结气为其主要病机，立调养气血、温阳散寒、行气活血、调和肝脾等治法，载方 30 余首，至今为妇科所常用。此三篇，病因病机、理法方药完备，为中医妇科学的发展、完善奠定了基础，被誉为"中医妇科学之祖"。

　　1. 子脏及其功能　　《内经》称子宫为女子胞、胞、子处、子门，《金匮要略》称为子脏，如《妇人妊娠病脉证并治》云："妇人怀娠六七月，脉弦发热，其胎愈胀，腹痛恶寒者，少腹如扇，所以然者，子脏开故也，当以附子汤温其脏。"除此命名外，另有胞、胞门、血室之名称，如"胞阻""胞门寒伤""热入血室""水血俱结血室"，这些名称多属子脏发生疾病的称谓。《本经》既有子脏又有子宫记载。子脏位于小腹骨盆中央，在膀胱之后，直肠之前，形如倒置梨状；胞门即子脏之门户，下连阴道。子脏下与外界相通，上与五脏六腑之经脉相连。中医之子脏包括了现代医学的子宫、卵巢、输卵管、阴道等器官。

　　将子宫称之为子脏，较《内经》的女子胞及《本经》的子宫更为贴切，子脏有如下含义：既是孕育胚胎、繁衍后代的脏器，又能排泄月经且可与五脏并论。子脏之病除孕、产、经、带本脏之疾外，脏腑内伤可影响到子脏，外邪也易袭入子脏而发病。

冲任二脉与子脏关系密切，《内经》论之颇详，仲景虽未直言冲任二脉，但在《金匮要略·妇人杂病》云："在下未多，经候不匀，令阴掣痛，少腹恶寒，或引腰脊，下根气街，气冲急痛，膝胫疼烦。"气街：位于脐下5寸、旁开2寸处，正当子脏位，冲任二脉起于胞中，冲脉在子脏分三支：一支沿腹腔后壁上行于脊柱内；一支沿腹腔前壁挟脐上行，散布胸中，再向上至咽喉，环绕口唇；一支下出会阴，沿股内侧下行到大趾间。仲景指出的这些症状，即冲任失调的表现。所谓的"下根气街"及其所描述的症状与《内经》所言"冲脉起于气街"及"冲脉、任脉皆起于胞中"的起始点基本相同。

2. 孕育机制　《内经》从男女双方提出"两精相搏"是人类生殖繁衍之本，《金匮要略》从临床治疗角度首次论及女子不孕症关乎男女双方。如在《金匮要略·血痹虚劳病脉证并治》提出"男子脉浮弱而涩，为无子，精气清冷"，从男子角度提出"精气清冷"是男子不育症的主要原因，也从另一个方面反映了对女子不孕还应从男子方面考虑。《金匮要略·妇人杂病脉证并治》提出"妇人少腹寒，久不受胎"，方用温经汤，乃女子冲任虚寒血脉瘀滞不孕。把此二者结合一起看，仲景已从男女双方考虑治疗孕育疾病。

3. 病因学说　仲景所论妇人病病因，包括了《金匮要略·脏腑经络先后病脉证并治》所论之病因，该篇是全书之总纲，也是妇人病之总纲；再结合《金匮要略》妇人病三篇所论之病因，就是仲景所论之妇人病病因学说的大概。

（1）三因发病学说：《金匮要略·脏腑经络先后病脉证并治》云："千般疢难，不越三条：一者，经络受邪，入脏腑，为内所因也；二者，四肢九窍，血脉相传，壅塞不通，为外皮肤所中也；三者，房室、金刃、虫兽所伤。以此详之，病由都尽。"从病因学说角度看：第一："内所因"是强调体内正气不足，邪气乘虚袭入脏腑。第二："为外皮肤所中"，强调"客气邪风"盛，若其侵犯体表，仅在体表血脉相传，使四肢九窍血脉壅塞不通。上二者，是仲景把病因与发病联系在一起考虑的，发病必须结合患者体质强弱，邪气盛衰，以及邪气侵入的途径，分别从血脉经络、脏腑来审察。第三：明确提出房室、金刃、虫兽所伤的三大原因不同于前二者，后世称之为不内外因。金刃泛指金属器械、跌打等来自外部的损伤。

（2）五邪中人学说：《金匮要略·脏腑经络先后病脉证并治》云："清邪居上，浊邪居下，大邪中表，小邪中里，馨饪之邪从口入者宿食也。五邪中人，各有法度，风中于前，寒中于暮，湿伤于下，雾伤于上，风令脉浮，寒令脉急，雾伤皮腠，湿流关节，食伤脾胃，极寒伤经，极热伤络。"人体有上下表里之别，一日有午前暮后之分，邪气有清浊大小之异，虽然病因多端，变化莫测，但风、寒、湿、雾、饮食五种邪气侵犯机体，都有一定规律可循。

（3）妇人病三大病因：《金匮要略·妇人杂病》云："妇人之病，因虚、积冷、结气，为诸经水断绝，至有历年，血寒积结，胞门寒伤，经络凝坚。"这里的"虚"指气血虚弱，妇女之病以血虚者多见，如月经量少，或延期，或血枯经闭；"积冷"指寒冷瘀积日久，或胞门被寒湿所伤，致经络气血凝滞坚涩，运行不利，如痛经，闭经、癥痕、宫寒不孕等；"积冷"除寒冷凝结外，主要是指瘀积，即瘀血为病，瘀血在妇人病发病中占有主导地位。"结气"是指气机郁结，气血失调，情志不畅之病机，其原因是由"或有忧惨，悲伤多嗔"等情志失调所致，如情志不调致月经失调、厥癫、梅核气、脏躁等证。"因虚、积冷、结气"的病因学说，对后世妇科学影响较大，至唐末宋初历时八九百年，均奉此为圭臬，形成了温补、攻积、行气的治疗风格。

4. 妇科疾病及分类 对妇科病的分类合理，为后世所沿用。在《金匮要略》中，张仲景根据妇人生理、病理特点，把妇人病按妊娠、产后、杂病归类分篇。妊娠病篇专论妇人在妊娠期间常患的、与妊娠有关的疾病。如妊娠的诊断、妊娠恶阻、妊娠下血、妊娠腹痛、妊娠小便难等常见病的脉因证治。此外，尚讨论妊娠伤胎、胎动不安的安胎养胎法等。产后病篇专述妇人产后发生的、与分娩哺乳有关的疾病。

5. 辨证论治思想 仲景对妇人病的治疗尤重辨证论治，如《金匮要略·妇人杂病》云："久则羸瘦，脉虚多寒；三十六病，千变万端；审脉阴阳，虚实紧弦；行其针药，治危得安；其虽同病，脉各异源，子当辨记，勿谓不然。"妇人之病治疗应不失时机，及早治疗，否则日久即会致气血衰损，出现身体消瘦，脉虚弱而邪气盛。妇人之病错综复杂，有虚有实，或虚实挟杂，变化多端，为医者临床应详审脉象变化，确定证候属阴属阳，属虚属实，属表属里，属寒属热，根据病情治疗，或针灸或服药，或针药并行，及时治疗，使患者转危为安。对于同病异脉之证候，要进一步查明疾病之根源，更应详加辨证，铭记在心，思想不能有半点疏忽。此乃仲景对妇人病重视审查病因，强调辨证施治精神之所在。

6. 治法特点 确立了调补气血、温经散寒、行气活血、调和肝脾等妇科常用治则，妊娠、产后、杂病三大类，其治法各有特点：

妊娠病的治法，是以有病治病，去病保胎为原则，尚无明确的用药禁忌原则，如去癥保胎，方用桂枝茯苓丸；止漏保胎，方用胶艾汤等。但妊娠之病则以调理肝脾、清利湿热为常法，因妊娠肝脾易郁易虚，故常生湿热，如云："妇人妊娠，宜常服当归散。"目的就是要不断地清除机体产生的湿热，保持肝脾气血和畅，胎得所养，对孕妇亦有益而无弊。

治妊娠病时通常应注意避免药物损伤胎元，取和平之剂，但不可拘泥。遵《内经》"有故无殒，亦无殒"之旨，有是病，用是药，仲景治妊娠病方中亦使用了一些后世医家列入妊娠禁忌的药，如半夏、干姜、附子等，强调治病即所以安胎。如呕吐日久不止用干姜半夏人参丸，半夏虽为妊娠禁忌，但病由胃虚寒饮，浊阴上逆，治当温中散寒，降逆祛饮。方中用半夏以蠲饮降逆，半夏、姜相配能温中止呕且可监制其毒性，再伍以人参，陈修园有"半夏得人参，不惟不碍胎，且能固胎"，因此，只要配伍得当，用量适宜，其疗效可以肯定。

产后患者因多津血亏损与瘀血阻滞，故治疗突出补益津血与活血通瘀两法。尤其在产后攻邪方面灵活地运用了随证治宜，因势治宜的原则，反映了该攻就攻，该汗就汗，绝不因产后多虚而坐失良机，放弃攻邪。如对产后干血著脐下，方用下瘀血汤攻下瘀浊。如产后大便难，方用大承气汤通腑泄实，产后中风，方用阳旦汤解肌发汗等。

妇人杂病是以经、带、情志病为主，其治是以通调法见长，如月经病以通血脉祛瘀血为法，方用抵当汤、土瓜根散、温经汤、大黄甘遂汤等；情志病以调畅气机为最终目的，如半夏厚朴汤等。

总之，妇人病治法的总特点，是以调理气血和调理肝脾为重点。

（1）调理气血法：突出活血化瘀。因妇人之病乃气血之病，妊娠耗血、产后失血，月经或多或少，或不通，以及癥瘕积聚，皆气血营运障碍之疾。且血行瘀阻者居多，因此就其具体治法可归纳如下：

消瘀化癥法：用于妇人素有癥病而又受孕成胎者，方用桂枝茯苓丸。消癥保胎之法，本于《内经》的"有故无殒"之理。其方"炼蜜为丸，如兔屎大，每日食前服一丸"。从剂型和用药看，属活血轻剂。从临床看，对素患癥病而受孕者，只要身体壮实，胎气旺盛，用消瘀化癥法可收治病保胎之效。

活血利湿法：用于妇人受孕后肝虚血滞，脾虚湿留而见腹中绵绵作痛者，方用当归芍药散。妇女受孕后，肝血聚以养胎，则易造成相对的血虚涩滞；同时脾失去肝的疏泄，则运化水津功能不健，易聚而生湿。血滞导致湿留，湿聚之后又可加重血滞，用当归芍药散活血疏肝，健脾利湿，使机体疏泄运化功能转入正常。

温补气血法：用于气血虚寒出现的各种疾患，方用胶艾汤、当归生姜羊肉汤等。对妇女漏下、小产后下血不止、胞阻下血等日久致冲任虚寒、阴血不能内守者，用胶艾汤补血止血，温经暖胞。若产后气血虚寒出现腹痛者，用当归生姜羊肉汤温补气血，散寒止痛，此方也是产妇理想的营养方。

温经活血法：用于冲任虚寒而挟有瘀血者，方用温经汤。由于冲任虚寒，不能温煦运行血液，则血因寒而凝瘀，故治疗以温经复阳为主，佐以活血，使血得温而行而化。温经汤还用于治疗崩漏、不孕症、月经不调等。

清热行瘀法：用于邪热陷于血室而出现热与血结之证，方用小柴胡汤，亦可针刺期门穴。本法特点是从清解邪热、祛除病邪入手而达行消血结之目的。小柴胡汤可使邪热从少阳枢转外出。针刺期门可直泻肝经实热，二者均能使热解而血结消散。

行气活血法：用于产后气血郁滞的腹痛证，方用枳实芍药散。方中将枳实烧焦存性，取其入血行气，芍药活血并能缓急止痛。本方以行气为主，活血为辅，取理于气行则血行，血行则腹痛自止。治疗半产漏下的旋覆花汤亦能行气活血。

活血祛风法：用于风血相互搏结的腹中血气刺痛证，方用红蓝花酒方。此腹痛原文明确指出，其发生原因为风邪所致，但治疗却不直接祛风，而径直从活血入手，以祛除风邪。这就是所谓的治风先治血，血行风自灭理论的先例。

活血调经法：用于瘀血而致经行不畅的病证，方用土瓜根散。因瘀血滞留，气血不畅，故少腹疼痛，经行不畅，或经血一月两潮。土瓜根散中的土瓜根与䗪虫活血行瘀；桂枝与芍药和营血，通血脉，可共使瘀血消而经行畅。

攻逐瘀血法：用于瘀血结实证，方用下瘀血汤、抵当汤。瘀血结实，不下其瘀，必生异端。下瘀血汤治产后"腹中干血著脐下"；抵当汤治"经水不利下"的闭经。二者皆能使瘀血从前阴排出。对产后"恶露不尽"合并阳明腑实者，用大承气汤通腑逐瘀，可一攻两得。

活血利水法：用于水与血俱结血室证，方用大黄甘遂汤、当归芍药散等。此法特点是一举并逐水与血，若单破血则水不去，纯逐水则血结不散，大黄甘遂汤既能逐水又能逐血，治疗生产后少腹满如敦状，小便微难而不渴的蓄水与蓄血并结血室证而不渴者。若妊娠肝脾不和，血滞湿阻所致腹痛，见腹中拘急，绵绵作痛伴足肿，小便不利，治以养血调肝，健脾除湿，用当归芍药散。

（2）调理肝脾法：脾与胃同为气血生化之源，脾主统血，运化水湿，脾气健旺则血循常道，胃中谷气盛则血海满盈，月事按时而下。肝既疏泄无形之气，又贮藏有形之血，故气血调节的枢纽在肝，叶天士《临证指南医案》指出"女子以肝为先天"。肝与冲任两脉有内在联系，肝之疏泄可影响经血的运行，若肝失疏泄，则可出现月经不调，痛经，闭经诸证。调理肝脾代表方有当归芍药散、当归散、白术散等。少腹乃肝经循行所过之处，若肝郁脾虚，血滞湿阻致少腹疼痛，治以当归芍药散养血调肝，健脾利湿。《金匮要略》中妊娠期肝虚脾弱、血虚湿热的胎动不安治用当归散，脾虚寒湿逗留的胎动不安症，治用白术散。用小柴胡汤及针刺期门（肝经之募穴）法治妇人"热入血室"。用半夏厚朴汤治疗肝气郁结，气郁生痰，痰气交阻，上逆于咽喉，患者自觉咽中梗阻，如有异物感之"梅核气"。用"安中益气"的竹皮大丸治妇人产后中气虚弱，心烦呕逆等亦体现了重视肝脾的治疗思想。

7. 用药特点

（1）擅用当归、芍药、川芎等药组方化裁：仲景在《金匮要略》中创制了许多妇科名方，其中桂枝茯苓丸、胶艾汤、当归芍药散、当归散、当归生姜羊肉汤、下瘀血汤、温经汤等至今仍被广泛地用来治疗多种妇产科疾病。其中多见以当归、芍药、川芎等药相伍组方的，另治奔豚气的奔豚汤、治虚劳风气百疾的薯蓣丸方中的活血养血功效均赖此三药的配伍。当归味甘、辛、苦，性温，为活血补血，调经止痛良药；白芍苦酸，微寒，有养血柔肝，敛阴和营，缓急止痛之功。两药相配，补血和血之力强，且肝、血同治，性平稳，为妇科医家常用之品。川芎辛散温通，调肝活血，行气止痛，其"上行头目，下调经水，中开郁结，血中气药"（《本草汇言》），尤善治血瘀气滞病证。

三者配用对肝血的养护具有重要的作用，具补血不滞血，和血不伤血的特点。用于妊娠期可柔肝养血、顺气安胎；用于产后病可养血调气、化瘀止漏；用于月经不调、痛经、经闭诸症，可养血和血、调经止痛，故无论血虚或血瘀而致的妇科病证皆可运用。

这一组合的代表方胶艾汤奠定了补血剂组方配伍的基础，后世由本方化裁出妇科名方四物汤，"为治诸般血证及妇科之第一方"，且以此方组成为基本构架，进一步加减配伍，以适应不同的病证治疗。

治血滞血结多选用桃仁、牡丹皮、红花等药，如桂枝茯苓丸、红蓝花酒。若瘀结较著或有癥积为患则治以破血逐瘀，多以善行瘀滞的大黄、桃仁与活血逐瘀，破积通经的䗪虫、水蛭、虻虫等虫类药合用组方，如抵当汤、下瘀血汤、大黄䗪虫丸等。

（2）擅用阿胶、艾叶、黄芩、白术、桂枝等药。阿胶为血肉有情之品，性平味甘质黏，主要有补血止血，滋阴润燥之功，多用于月经不调、胎产诸疾。胶艾汤、温经汤、大黄甘遂汤、白头翁加甘草阿胶汤、胶姜汤等方中均用有阿胶。艾叶苦辛温，本品芳香，能温经止血，散寒止痛，祛湿止痒，用治妇人下血、腹中冷痛，如胶艾汤、温经汤。黄芩苦寒、坚阴清热、止血安胎，用治胎热不安、出血诸疾，如当归散、黄土汤。白术苦甘温，健脾燥湿养胎，用治肝脾不和之腹痛及胎动不安等，如当归芍药散、当归散、白术散。桂枝一药，配伍应用于不同的方剂中，可取其多方面的效能。用于治恶阻轻证的桂枝汤，治产后虚热烦呕的竹皮大丸中可通阳理气，降逆平冲；用于治产后太阳中风的阳旦汤及竹叶汤中可解肌发表；用于桂枝茯苓丸、温经汤、土瓜根散中则可温通血脉，散结行瘀。

8. 内服外用，剂型多样 《金匮要略》妇人病篇所载方药剂型之丰富多样，也是其他诸篇所不及的。计有内服、外用两大类，汤、酒、丸、散、膏、洗、坐药等 7 种型。其中还开创了阴道外用药的剂型，即栓剂、洗涤剂等。

如妇人杂病篇治湿热白带者，用矾石丸放置在阴道中以除湿热。又将蛇床子散方制成药栓，放入阴道，治阴冷寒湿带下；将狼牙汤滴入阴道中淋洗治阴中蚀疮烂者。蛇床子、狼牙草均有杀虫止痒，燥湿祛腐的功效，采用阴道纳药或外阴冲洗，使药物直接作用于患病部位，以获更好的治疗效果。

9. 养胎与优生 《金匮要略·妇人妊娠病》提出了养胎学说，所谓养胎，是指用药物调养或饮食调养以养护胎儿，其中还包含着祛病、养胎、安胎的精神。如"妊娠养胎，白术散主之"，方后云："服之后，更以醋浆水服之。若呕，以醋浆水服之；复不解者，小麦汁服之。已后渴者，大麦粥服之。病虽愈，服之勿置。"并提出："妇人妊娠，宜常服当归散主之。"方后云："妊娠常服即易产，胎无疾苦。"白术散与当归散调肝健脾，既能调治母病，又能养护胎儿。肝为藏血之脏，脾为生化之源，若母体肝脾调畅，气血旺盛，湿热不生，则胎得其养，胎无疾苦，并能防止早产、难产。另外，白术散与当归散中的白术、当归、芍药、牡蛎，以及小麦汁、大麦粥等药，其本身就含有母体与胎儿所需的营养成分，故仲景提出妊娠"养胎""服之勿置""常服"的观点。

《金匮要略·妇人妊娠病》在论及妊娠伤胎时，提到"怀身七月，太阴当养不养"，此七月太阴养胎之说，王叔和、徐之才的逐月养胎法根源于《金匮要略》，《金匮要略·禽兽鱼虫禁忌并治》云："麋脂及梅李子，若妊妇食之，令子青盲"；"妇人妊娠，不可食兔肉、山羊肉，及鳖、鸡、鸭，令子无声音"；"妇人妊娠，食雀肉，令子淫乱无耻"。《金匮要略·果实菜谷禁忌并治》云："妊妇食姜，令子余指。"以上记载从妊娠饮食角度看，此禁忌目前尚无科学依据，但此寓有胎教精神，即调节孕妇的精神、心理、饮食卫生、居住环境，使孕妇有一个良好的心理境界，这样就会使胎儿健康发育。人之聪敏与体魄与先天父母有关，尤其在胚胎发育期尤为重要。

第二章 《金匮要略》所涉妇科病种

《金匮要略·脏腑经络先后病脉证》篇，关于古代疾病分类计数中，仲景明确提出"妇人三十六病，不在其中"，秦伯未《金匮要略简释》云："中医研究院徐季含老中医师曾经和我商榷，认为妇人36病即在《金匮要略》妇人病3篇之内。他指出：妊娠篇11条，除去末一条见《玉函》为针治外，实为10条；产后篇11条，除去末2条为后人附方外，实为9条；杂病篇23条，除去前4条见《伤寒论》，末1条属小儿科和其中总论一条外，实为17条，3篇恰为36条，都有证有方。"徐季含是按条文统计妇人36病，即原文3篇共计45条，减去9条，即36条，亦即36病。提示36病应从妇人病3篇找，有参考价值。

我们对《金匮要略》妇人病3篇，通过学习探讨整理，发现其所论病证正合36种，即妊娠9病、产后9病、经带杂病18种。下面做扼要简述。

1.《金匮要略·妇人妊娠病脉证并治》所论病证

(1) 妊娠恶阻：即妊娠反应，以呕吐为主症。若妊娠初期，胎气上逆，致脾胃失调而呕吐者，方用桂枝汤调理脾胃；若脾胃虚弱，寒饮上逆，致呕吐不止者，方用干姜人参半夏丸温中补虚，降逆止呕。

(2) 妊娠宿有癥病：即妇人素有癥病，而又受孕成胎，停经未及3个月，证见漏下色黑紫暗如虾，脐上似有胎动感，此为旧有的瘀血癥痼所致，方用桂枝茯苓丸消瘀化癥，止漏安胎。

(3) 妊娠腹痛：一是妊娠六七月，因子脏阳虚寒甚，忽觉腹痛恶寒，少腹寒冷阵作，并自觉胎愈胀大，治当急用附子汤温阳散寒，暖宫安胎；一是妊娠腹中拘急，绵绵作痛，为肝郁血滞，脾虚湿聚，治用当归芍药散养血疏肝，健脾利湿。

(4) 半产下血：若"半产后因续下血都不绝者"，为冲任脉虚寒，不能固守阴血，方用胶艾汤调补冲任，固经养血《金匮要略·妇人杂病脉证并治》的"妇人则半产漏下，旋覆花汤主之"，是属半产后气血虚寒而凝瘀，凝瘀则血脉不通，不通则漏下淋漓不断，方用旋覆花汤行气活血，通阳散结。

(5) 胞阻："妊娠下血者，假令妊娠腹中痛，为胞阻，胶艾汤主之"。胞阻，即胞脉阻滞，为冲任脉虚弱，不能统领血液，致阴血下漏，而不能入胞养胎。胶艾汤能调补冲任，养血止血，解除胞脉阻滞。

(6) 妊娠小便难：妊娠期津血常苦不足，加之气机郁滞，故易生燥热，燥热更耗津血，则见小便淋沥不爽，方用当归贝母苦参丸养血润燥，清热通便。

（7）妊娠水肿：症见"身重，小便不利，洒淅恶寒，起即头眩"，为胞胎渐大，膀胱气化受阻，水湿不能排泄，方用葵子茯苓散通窍利水。

（8）胎动不安：若肝血不足，产生内热，脾失健运，产生内湿，湿热相合，即致胎动不安者，治宜常服当归散养血健脾，清化湿热。若为脾气虚弱，寒湿中阻，致胎动不安者，方用白术散健脾除湿，温中散寒。

（9）妊娠伤胎：即胎失所养，胎气受伤。"妇人伤胎，怀身腹满，不得小便，从腰以下重，如有水气状，怀身七月，太阴当养不养"。此为心火气盛，制约肺金，肺通调水道失职。治当针刺劳宫以泻心气，刺关元以泻水气。按逐月养胎之说，妊娠七月，正当手太阴肺经养胎之时，而"太阴当养不养"，则致胎气受伤。

2.《金匮要略·妇人产后病脉证治》所论病证

（1）产后痉病：即产后发生筋脉痉挛抽搐，是由产后血虚与汗出津伤，不能濡养筋脉，加之风邪入侵化燥伤筋所致。可参考应用《金匮要略·痉湿暍病》的瓜蒌桂枝汤加养血之品。

（2）产后郁冒：即产后发生胸闷不舒、头眩昏冒，是由产后津液亏损，阳气亢逆，又因寒邪袭表，体内阳热之气不得散发，反而上冲心胸脑窍。方用小柴胡汤扶正达邪，和利枢机。

（3）产后大便难：即产后大便秘结难下，是因产后失血、多汗，致津液大伤，胃液枯乏，肠道失润，燥热与糟粕结滞于里，方用大承气汤通里攻下，急下存阴。

（4）产后腹痛：一是产后气血虚寒，致"腹中痛"者，方用当归生姜羊肉汤，养血温中，散寒止痛；二是产后气滞血瘀，致"腹痛，烦满不得卧"，方用枳实芍药散，行气散滞，活血止痛；三是产后"腹中有干血著脐下"，方用下瘀血汤破血逐瘀。

（5）产后恶露不尽：若产后少腹坚痛，为胞室瘀血浊液排出不尽，可用大承气汤或下瘀血汤逐其瘀浊。

（6）产后发热：若产后不大便，烦躁，发热倍增，日晡时加重，脉微实，为燥屎结滞胃肠，阳明实热熏蒸肌肤而发热，宜用大承气汤通腑泄热。

（7）产后中风：若产后头微痛，恶寒，发热，汗出，心下闷，干呕，为风邪袭表，致太阳营卫不和，且邪热有入里之势，方用阳旦汤解肌祛风，调和营卫。若产后发热，面正赤，气喘头痛，颈项强者，为产后阳气大虚，风邪乘虚侵入，形成正虚邪实之证，方用竹叶汤扶正祛邪。

（8）产后虚烦：因产后阴血虚弱，加之哺乳，津血不断化为乳汁，故使阴血更为亏损，而生虚热，虚热扰及心胃，便见烦乱呕逆，方用竹皮大丸清热降逆，安中益气。

（9）产后下利：即产后痢疾，为产后阴血本虚，又因误食不洁之物，使湿热秽浊之气郁滞于肠。方用白头翁加甘草阿胶汤清热燥湿，养血益胃。

3.《金匮要略·妇人杂病脉证并治》所论病证

（1）热入血室：指妇人适值经期而感受风寒，或受风寒而后月经来潮，邪热乘经期血室空虚而入侵，出现热与血相结，或迫血下行，治用小柴胡汤和利枢机，转邪外出，或针刺期门以清泄瘀热。

（2）崩漏："妇人年五十所，病下利（血）数十日不止""崩中去血"，又"曾经半产，瘀血在少腹不去"，此为久病冲任虚寒，并挟有瘀血的崩漏，方用温经汤温补冲任，固经止血。《金匮要略·妇人妊娠病》云："妇人有漏下者"，方用胶艾汤养血止血，暖宫调经，是属冲任脉虚，阴血不能固摄而致漏下淋漓不断。

（3）月水过多：温经汤方后云：兼治"月水来过多"，本证既因冲任脉虚不能固摄血液，又因瘀血阻滞，血不归经。故宜温经汤温补冲任，祛瘀止血。

（4）月水至期不来：温经汤方后云：兼治月水"至期不来"，是因冲任虚寒，气血凝瘀，瘀血停留，新血不生，故月水延期不来。方用温经汤温补冲任，活血祛瘀调经。

（5）经行不畅：指因瘀血致经水量少而不畅利，或一月两潮，方用土瓜根散活血祛瘀通经。

（6）陷经：为冲任虚寒至甚，经气下陷，气不摄血，而出现漏下色黑不止，方用胶姜汤温补冲任，养血止血。

（7）水血俱结血室：即产后蓄水与蓄血俱结血室，出现"少腹满如敦状，小便微难而不渴"，方用大黄甘遂汤破血逐水。

（8）闭经：即"妇人经水不利"，为瘀血内结，导致经水闭塞不下，方用抵当汤攻瘀破血通经。《金匮要略·妇人产后病》的下瘀血汤，"亦主经水不利"，同属瘀血结实之证。

（9）腹中痛：若为风血相搏，致"腹中血气刺痛"者，方用红蓝花酒方活血行瘀，利气止痛；若为肝脾失调，腹中拘急，绵绵作痛者，方用当归芍药散调肝养血，健脾利湿；若为气血不足，脾胃阳虚，致腹中隐痛拘急喜温熨者，方用小建中汤益气建中。

（10）带下病：即下白物，本证正因经闭或经行不畅，胞宫内积有瘀血坚结不散，郁为湿热，久而腐化为白带，方用矾石丸以清除湿热带下。

（11）不孕症：温经汤方后云："亦主妇人少腹寒，久不受胎"，即宫寒不孕症，温经汤能温经散寒，暖宫调经，养血活血。

（12）转胞：以脐下急痛，小便不通为主症，为肾阳虚弱，气化不利，致膀胱之系缭绕不顺，方用肾气丸温补肾阳，化气行水。

（13）阴痒：据"蛇床子散，温阴中坐药"看，蛇床子作为坐药纳入阴中外用，功在暖宫除湿，杀虫止痒，其症必以阴痒为主，故据此方证，专列阴痒一款。

（14）阴疮：下焦湿热蕴结，"阴中即生疮，阴中蚀疮烂者，狼牙汤洗之"。用狼牙汤洗涤阴中，可清热燥湿，杀虫止痒，愈合疮面。

（15）阴吹：即前阴有矢气样响声，为胃肠燥结挟有瘀血，肠道失润，腑气不通，浊气迫走前阴，致阴中气流急促有声，治用膏发煎润燥化瘀通便，使浊气还归于肠道。

（16）梅核气：即"妇人咽中如有炙脔"，咯之不出，吞之不下，为七情不遂，气滞痰凝，结于咽喉，方用半夏厚朴汤开结降逆，化痰解郁。

（17）脏躁：其证"喜悲伤欲哭，象如神灵所作，数欠伸"，其病多由情志抑郁，或思虑过度，致肝郁化火，耗气伤阴，形成心肺脾肾俱虚，方用甘麦大枣汤补益心脾，安神宁心。

（18）寒饮："妇人吐涎沫，医反下之，心下即痞"，是因上焦有寒饮，医者误下，致成心下痞满证，治疗先用小青龙汤温散上焦寒饮，寒饮止后，再用泻心汤治疗痞证。

第三章 《金匮要略》妇人病方药概况

《金匮要略》妇人病三篇中共 36 方（未记入附方：《千金》三物黄芩汤、《千金》内补当归建中汤、小儿疳虫蚀齿方）。

《金匮要略·妇人妊娠病脉证并治》有 10 方：桂枝汤、桂枝茯苓丸、附子汤、当归芍药散、胶艾汤、干姜人参半夏丸、当归贝母苦参丸、葵子茯苓散、当归散、白术散。

《金匮要略·妇人产后病脉证并治》有 9 方：小柴胡汤、大承气汤、当归生姜羊肉汤、枳实芍药散、下瘀血汤、阳旦汤、竹叶汤、竹皮大丸、白头翁加甘草阿胶汤。

《金匮要略·妇人杂病脉证并治》有 17 方：半夏厚朴汤、甘麦大枣汤、小青龙汤、泻心汤、温经汤、旋覆花汤、胶姜汤、土瓜根散、抵当汤、大黄甘遂汤、红蓝花酒方、小建中汤、蛇床子散、矾石丸、狼牙汤、肾气丸、膏发煎。

上述 36 方中含有中药 77 味：桂枝、麻黄、生姜、生姜汁、葛根、防风、葱、柴胡、桔梗、旋覆花、干苏叶、杏仁、半夏、贝母、苦参、黄芩、黄连、柏皮、秦皮、白头翁、蛇床子仁、矾石、狼牙、竹叶、柏实（柏子仁）、生竹茹、石膏、白薇、干地黄、麦冬、山药、五味子、甘草、人参、白术、茯苓、泽泻、大枣、枣肉、胶饴、白粉、山茱萸、蜜、猪膏、羊肉、阿胶、小麦、小麦汁、大麦粥、吴茱萸、附子、干姜、蜀椒、艾叶、细辛、枳实、厚朴、橘皮、葵子、牡丹皮、桃仁、当归、芍药、川芎、红蓝花、新绛（茜草）、乱发、土瓜根、䗪虫、虻虫、甘遂、水蛭、牡蛎、大黄、芒硝、酒、醋浆水。

《金匮要略》补阳气多用人参、白术、炙甘草、大枣等；养阴血多用当归、芍药、地黄、阿胶之类；温阳散寒法常用药物如炮附子、干姜、桂枝、吴茱萸、艾叶等；调理气血常用药物如枳实、厚朴、苏叶、川芎、芍药、桃仁、红花、水蛭、䗪虫等。

下篇 各论

第四章 妊娠病

在妊娠期间，发生与妊娠有关的疾病，称妊娠病，亦称胎前病。妊娠病不但影响孕妇的身心健康，还可妨碍胎儿的正常发育，甚至造成堕胎、小产，因此必须注意平时的预防和发病后的调治。

仲景本章原文共计11条，载方9首，主要论述的妊娠病有恶阻、妊娠腹痛、胎漏、胎动不安、妊娠肿胀、妊娠小便难等。由于妊娠腹痛在孕期很常见，妊娠下血则直接影响到胎儿的孕育，故本篇将其作为重点论述。

妊娠病的发病原因不外乎：外感六淫、内伤七情、房事不节、劳逸过度、跌仆闪挫及体质因素等。其发病机制可概括为四个方面：一是阴虚阳亢。阴血素虚，孕后阴血下注以养胎元，出现阴血聚于下，阳气浮于上，以致阴虚阳亢，甚者气机逆乱，易致妊娠恶阻、妊娠心烦、妊娠眩晕、妊娠痛症等。二是肾虚不固。胞脉系于肾，肾藏精而主生殖，因此肾气亏损，无力系胞，则胎元不固，易致胎漏、胎动不安、堕胎、小产、滑胎等。三是脾虚血少。脾胃为气血生化之源，而胎赖血养，若气血虚弱，胎失载养，可致胎漏、胎动不安、胎萎不长、堕胎、小产、滑胎等。四是胎阻气机。素体气滞，腹中胎体渐长，致使气机阻滞，气滞则湿郁，甚者痰湿内停，可致妊娠心烦、胎水肿满、妊娠肿胀、妊娠眩晕等。

《金匮要略·妊娠病脉证并治》所论病证约有9种：妊娠呕吐（脾胃虚弱方用桂枝汤，胃虚饮逆方用干姜半夏人参丸）；妊娠宿有癥病（方用桂枝茯苓丸）；妊娠腹痛（阳虚寒盛方用附子汤，肝脾不和方用当归芍药散）；半产下血（冲任虚寒方用胶艾汤）；妊娠胞阻（方用胶艾汤）；妊娠小便难（方用当归贝母苦参丸）；妊娠水肿（方用葵子茯苓散）；胎动不安（血虚湿热方用当归散，寒湿中阻方用白术散）；妊娠伤胎（针刺劳宫及关元穴）。

妊娠病的治疗原则是治病与安胎并举。如因母病而致胎不安者，当重在治母病，病去则胎自安；若因胎不安而致母病者，应重在安胎，胎安则病自愈。具体治疗大法有三：补肾，目的在于固胎之本，用药以补肾益阴为主；健脾，目的在于益血之源，萌养胎元，用药以健脾养血为主；疏肝，目的在于通调气机，用药以疏肝理气为主。若胎元异常，胎殒难留，或胎死不下者，则宜从速下胎以益母。

《金匮要略》着重于去病安胎及调理肝脾，如桂枝茯苓丸及胶艾汤止漏保胎，当归芍药散、当归散、白术散调理肝脾。

妊娠期间，凡峻下、滑利、祛瘀、破血、耗气、散气以及一切有毒药品，都宜慎用或禁用。如果病情确实需要，也可适当选择使用，所谓"有故无殒，亦无殒也"。但须严格掌握剂量，并"衰其大半而止"，以免动胎、伤胎。

第一节　妊娠恶阻

妊娠早期，出现严重的恶心呕吐，头晕厌食，甚则食入即吐者，称为"恶阻"。又称"子病""阻病"等。正如《胎产心法》云："恶阻者，谓有胎气，恶心阻其饮食也。"

恶阻是妊娠早期最常见的病证之一。一般在妊娠6周左右开始出现，12周后可逐渐消失。若仅见恶心欲吐，择食嗜酸，或晨间偶有呕吐者，为早孕反应，不属病态。

本病相当于西医妇产科学的妊娠剧吐。

一、仲景论治要点

（一）恶阻轻证
【证候】
主证：妊娠2个月左右，不欲饮食，口渴，无恶寒发热，尺脉稍弱。
以方测证：可见恶心呕吐，神疲体倦，舌质淡红、苔薄白润等。
【病因病机】
阴阳失调，冲气上逆犯胃。

由于妊娠2个月左右，胎元初结，经血渐蓄，归胞养胎，阴血相对不足，所以尺脉稍弱，孕后经血不泻，冲脉之气较盛，可引起孕妇体内的阴阳气血一时失调，冲脉之气上逆犯胃则不能食；如胃气上逆，故见呕逆；呕吐伤津故觉口渴。无恶寒发热说明没有外感表征，舌质淡红、苔薄白润属脾胃虚寒。
【治法】
调阴阳，和脾胃，平冲逆。
【方药组成及方义】
桂枝汤
临床参考用法：桂枝（去皮）、芍药、甘草（炙）、生姜、大枣。

方中桂枝、生姜得炙甘草、大枣辛甘化阳，以养阳气，芍药得炙甘草、大枣酸甘化阴，以养阴气，生姜大枣调和脾胃，桂枝又为降冲气与寒气之要药（如桂枝加桂汤、苓桂甘枣汤等），诸药合用共奏调阴阳，和脾胃，平冲逆之功。

若有恶寒者重用桂枝、生姜；痰浊中阻者加茯苓、香薷；肝胃不和者加炒枳壳、陈皮、香附；气虚者，可加党参、黄芪、白术；对妊娠恶阻较重者，加陈皮、砂仁、法夏、竹茹。

【方药应用及医案举例】

本方除可治妊娠恶阻外，还可用于滑胎、妊娠背冷、妊娠癃闭、乳汁自溢等病机有脾胃虚弱，气血阴阳失调的疾病。治滑胎兼血虚者，加当归、阿胶、熟地黄；肾虚不固者加杜仲、菟丝子、桑寄生。

桂枝汤治疗妊娠冲气上逆恶阻案

王某，女，24 岁，社员。1971 年 6 月初诊。妊娠月余，呕吐频频数天，饮食甚少，2 周后，神疲体息，在当地求治于中医数人，服中药 10 余剂，乏效。继在某地区医院接受西医治疗，住院 3d，静脉点滴葡萄糖、维生素 C、林格液，以及口服维生素 E 等药，仍呕吐不止，故邀余诊。患者主诉"呕恶冲心难忍"，近几天来阵阵腹痛。诊其面色不华，精神不安，语声无力，舌质舌苔无明显变化，脉象弦数，小便黄，大便干。细询之，患者言：对冷热饮食均无食欲，强食之则食入即吐，不食亦觉"胎气上攻心口"。余索病家所服之中药方数首视之为小半夏加茯苓、黄连温胆汤、丁香柿蒂汤等。余思，前医不效，应归咎于冲气上逆，非降逆平冲，不能止呕。遵书方：桂枝、芍药各 10g，竹茹、生姜各 9g，大枣 3 枚，炙甘草 3g，暂投 1 剂，以探消息。5d 后，患者来告：服 1 剂后，自觉心中安定，呕吐有所减轻。自照原方连用 3 剂，现呕吐已止，腹痛除，胎气安。[裴永清. 桂枝汤治妊娠恶阻. 新中医，1984（4）：12]

桂枝汤治疗妊娠脾胃虚弱恶阻案

刘某，女，26 岁。早孕剧吐月余，症见恶心呕吐，不思饮食，身困乏力，头晕恶寒，口渴少饮，舌质淡、苔薄白，脉濡数。中医诊断为妊娠恶阻。辨证属于脾胃虚弱，胎气阻逆。治当益气健脾，和胃降逆，方投桂枝汤加味：桂枝、芍药、黄芩、白术各 9g，砂仁、生姜各 5g，炙甘草 3g，大枣 3 枚，水煎服。上方服 4 剂后，症状消失。[严育斌，等. 桂枝汤在妇科临床的运用. 陕西中医，1991（5）：221]

桂枝汤治疗妊娠恶阻重证案

帅某，女，25 岁，干部。1999 年 5 月 8 日初诊，停经 55d，以往月经正常，现呕吐 10d，经门诊妇检、B 超及化验室检查确诊为"早孕反应"，经用维生素 B$_6$ 等药、输液，呕吐不止，前来中医就诊。自诉近 2d 来不思饮食，呕吐加剧，面色苍白，头晕乏力，恶寒较重，舌质淡、苔薄白，脉细弱。处方：桂枝 12g，白芍 10g，生姜 12g，甘草 6g，大枣 3 枚，西洋参 6g，3 剂，每日 1 剂，文火煎，分 3 次饮服。5 月 12 日再诊，恶寒呕吐已止。饮食增加，但仍感到头晕乏力，此乃病虽去气仍虚，再予桂枝汤原方加入西洋参 8g，4 剂善其后。随访，2000 年 12 月顺产一男婴，母子均健。[吉林中医药，2003，23（6）：32]

桂枝汤治疗妊娠恶阻胃虚湿阻案

李某，女，24 岁。1985 年 9 月 18 日诊。患者停经 45d 后，突感周身畏寒，嗣后每日早晨起床后发生恶心呕吐，所吐之物，多系清涎。头目眩晕，倦怠嗜睡，择食厌食。尿妊娠试验阳性。诊为妊娠恶阻。舌苔薄白而润，脉象细滑。治宜调和气血，降逆止呕。方选桂枝汤加味：桂枝、白芍、鲜生姜各 6g，甘草 3g，法半夏、茯苓各 10g，陈皮、砂仁（后下）各 5g，大枣 4 枚。另以伏龙肝 30g 煎取清汁，代水熬药。药尽 2 剂，

胃寒消失，呕恶渐止，继服 3 剂，诸恙尽瘥。［继棠．桂枝汤治疗妊娠恶阻．四川中医，1986，11：34］

桂枝汤治疗妊娠背冷案

章某，女，31 岁，1980 年 5 月 4 日就诊。停经 2 月余，恶心呕吐，吐清水，饮食少进，近来憎寒近衣，背部尤其怯冷，倦怠嗜睡，少腹微痛，营卫不和，治以健脾补虚，调和营卫，以桂枝汤合六君子汤主之：桂枝 10g，白芍 12g，西党 12g，白术 10g，云苓 6g，陈皮 3g，炙甘草 3g，法半夏 6g，大枣 5 枚，生姜 3 片。服 3 剂，诸症已愈大半，纳增。原方加砂仁、淮山药，再进 3 剂痊愈。［沈波涵．妇科验案四则．江西医药，1981，3：17］

桂枝汤治疗滑胎案

姜某，女，26 岁。1988 年 6 月 4 日就诊，结婚已两年多，流产 3 次，现停经 2 月余，体形消瘦，面色苍白，头昏，神倦，恶心，吐涎，梦多，食少，舌质淡、苔薄，脉细滑。证属中虚受孕，治以调和气血，健脾益肾。处方：桂枝 10g，白芍 10g，炙甘草 6g，生姜 3 片，大枣 3 枚，炙黄芪 15g，白参 10g，白术 10g，升麻 10g，砂仁 6g，菟丝子 10g，杜仲 10g，陈皮 10g。以上方调治，妊娠 8 个多月，胎位无异，正常上班。张老认为：滑胎多由脾胃失调，气血不和，胎失所养而致，治宜调和气血，健运脾胃为主。桂枝汤为调和气血之良剂。张老治疗滑胎多以桂枝汤加味，屡投屡效。气虚者加党参、白术、黄芪；血虚者加当归、阿胶、熟地黄；肾虚不固加杜仲、菟丝子、桑寄生；胃气不和者加砂仁、陈皮、姜夏；胎热加黄芩。［刘良倚．张国钧妇科临症经验．江西中医药，1990，2：8］

桂枝汤治疗妊娠癃闭案

王某，女，24 岁。妊娠 8 月余，半月前尿频尿量少，两日前受凉后小腹胀痛，小便点滴不通，阵寒阵热。舌质淡、苔薄白，脉浮数。证属风邪束表，营卫失调，膀胱气化失职。拟桂枝加茯苓白术汤。桂枝、白芍、白术、茯苓各 12g，炙甘草 3g，生姜 3 片，大枣 5 枚。服 3 剂，小便已渐通利，诸症减。再进 3 剂，小便通畅。［李爱华，等．桂枝汤妇产科应用举隅．四川中医，1991，6：42］

附：《金匮要略》原文及释义
【原文】

师曰：妇人得平脉①，阴脉小弱②，其人渴，不能食，无寒热，名妊娠，桂枝汤主之。方见下利中。于法六十日当有此证，设有医治逆③者，却一月，加吐下者，则绝之。

桂枝汤

桂枝三两（去皮）　芍药三两　甘草二两（炙）　生姜三两　大枣十二枚

上五味，咀，以水七升，微火煮取三升，去渣，适寒温服一升。服已，须臾、啜稀粥一升，以助药力，温覆令一时许，遍身漐漐微似有汗者，益佳，不可令如水淋漓，若一服汗出病差，停后服。

【词解】

①平脉：指平和无病之脉。

②阴脉小弱：阴脉，此指尺脉。小，通稍。阴脉小弱，指尺脉稍显弱象。

③治逆：指误治。

【释义】

本条论述恶阻轻证的治疗。已婚育龄期妇女，停经以后，诊得平和无病之脉，唯尺部略显弱象，并见口渴、不能食等症，而无外感寒热的表现，这是早期妊娠反应，即后世所谓恶阻，用桂枝汤治之。

因为妊娠反应多在停经2个月左右比较严重，在此期间给予恰当的治疗和调护，反应便可逐渐消失。如果治疗失误，再一月，呕吐加重，又加腹泻的，应暂停服原药，予以饮食调养为主，或随证治之，以绝其病根。若误治损伤于胎，则可能导致流产，故曰"则绝之"。对"则绝之"的理解，历代注家主要有三种观点：一作断绝病根解，提出勿泥于安胎说，如徐忠可；二作绝其医药解，主张采取饮食消息止之之法，以魏念庭为代表；三作断其妊娠解，认为此指误吐误下致胎动而堕的后果，如唐容川。从临床看，妊娠反应的轻者无需服药，饮食调养即可。重者，则应辨证用药，积极治疗。故上述第一、第二种观点对妊娠反应的调治都有指导意义。至于是否终止妊娠则要结合现代医学的检查结果而定。

【思辨】

妊娠期早晚不同，其脉象也可不同，本条所述之脉象为妊娠初期的脉象，与《素问·平人气象论》"妇人少阴脉动甚者妊子也"及《素问·阴阳别论》"阴搏阳别谓之有子"属妊娠中期的脉象不同。由此可见，临床上不能拘泥于妊娠脉滑之说，须知妊娠各期有气血虚实的不同，脉象亦会有相应的变化。

【文献摘录】

《内经》谓"手少阴脉动甚，谓之有子"，言心脉主血，血聚则气盛也；又谓"阴搏阳别，谓之有子"，言阴得胎气而强，脉则搏击而别于阳脉也。今反以脉小弱为妊娠，可知孕只两月，能蚀下焦之气，而不能作盛势也，过此则不然可知，故《千金》云：初时寸脉微小，呼吸五至，三月尺脉数也。(1)（《论注》）

（二）恶阻重证

【证候】

主证：妊娠呕吐日久。

以方测证：可见呕吐物多为清水或涎沫，常多伴口淡不渴或渴喜热饮，纳少，头晕心悸，倦怠嗜卧，舌淡苔白滑，脉弦或细滑等。

【病因病机】　素日脾胃虚弱，寒饮内停，妊娠后冲脉之气挟饮邪上犯于胃，故呕吐不止，且吐出清水或涎沫，脾胃阳虚，寒饮浊邪不能运化，清阳不升，故头晕心悸，饮邪内阻，气不化浸上乘故口渴，非津液损伤故渴不多饮，纳少倦怠嗜卧、舌淡苔白滑、脉弦或细滑均为脾胃虚弱所致。

【治法】　温中补虚，化饮降逆。

【方药组成及方义】

干姜人参半夏丸。

干姜、人参、半夏。

方中干姜温中散寒，人参扶正补虚，半夏、生姜汁蠲饮降逆，和胃止呕，四药合用，共奏温中散寒，化饮降逆之功。

本方以生姜汁糊为丸剂，一是借生姜汁化饮降逆止呕之功，增强疗效；二是便于受纳。现在临床多改作汤剂，在服药时加入生姜汁数滴。若呕吐剧烈，汤丸难下，可将诸药碾为细末，频频用舌舔服。临床常加陈皮、白术、砂仁等。若兼伤阴者，可加石斛、乌梅。

本方与桂枝汤均可用于恶阻，但其病情有轻重之别，现列于表4-1比较。

表4-1　桂枝汤证与干姜人参半夏丸证比较

证名	主要脉症病机治法
桂枝汤证	妊娠不能食，无寒热，口渴但饮水不多，胃气虚弱调和阴阳或呕逆，阴脉小弱。属恶阻轻证。阴阳失调，平冲降逆，干姜人参半夏丸证
	妊娠呕吐不止，多呕吐清水涎沫，口淡寒饮中阻，温中散寒不渴，舌淡苔白滑。属恶阻重证。脾胃虚寒，化饮降逆

【方药研究】　半夏为治疗恶阻的常用药物之一，其疗效肯定。但自陈自明《妇人良方大全》中提出"半夏有动胎之性"之后，孕期能否用半夏一直争论颇多。近年来许多医家对此进行了多方面的研究。如龚梅芳等采用灌胃法用三种不同的制半夏对妊娠小白鼠致畸作用的研究，认为妊娠期以炮制过的半夏经口服给药较为安全，生半夏应慎用或禁用。孙萌等观察姜半夏对小鼠免疫功能影响的实验结果表明，姜半夏对母体的免疫功能及抗感染能力无妨碍作用。何守业等用半夏对大白鼠妊娠和胚胎毒性试验的结果表明：生半夏经炮制后毒性作用显著降低，灌胃给药对妊娠母鼠及胚胎无显著毒性，但制半夏汤剂30g/kg（相当于临床常用量的150倍）能引起孕鼠阴道出血，胚胎早期死亡数增加，鼠仔体重显著降低，提示前人所谓"半夏动胎"是有道理的。若病情需要时，注意"中病即止"，严格控制用药剂量，"衰其大半而止"，以免伤胎。若患者出现流产先兆，或既往有堕胎、小产史，则半夏仍以慎用为妥。

【方药应用及医案举例】　本方也可治疗脾胃虚弱、寒饮内停的腹痛、呕吐、泄泻、痞证、眩晕等。

干姜人参半夏丸治疗妊娠恶阻病案

林某，女，26岁。停经2个月，开始胃纳不佳，饮食无味，倦怠嗜卧，晨起头晕恶心，干呕吐逆，口涎增多，时或吐出痰涎宿食。自知妊娠恶阻，乃妊娠常事，未加重视。延时1个月，渐至水饮不进，食入则吐，所吐皆痰涎清水，稀薄澄澈，动则头晕，甚则呕吐。始延诊治。诊其脉虽细，但滑象明显，面色苍白，形容憔悴，羸瘦衰弱，无力以动，闭眼畏光，口中和，四末冷，胸脘痞塞不舒，二便如常而量少，唇舌色淡，苔白而滑。此属胃虚寒饮之恶阻，治以温中散寒，涤饮降逆，遂拟：干姜4.5g，党参9g，半夏4.5g。水煎，日1剂。连服3剂，呕吐大减，略能进食稀粥和汤饮。再服 3 剂，呕吐俱停，但饮食尚少，继以五味异功散调理而安。7 个月后顺产一男婴。[林善星．应用干姜人参半夏汤的一些经验［J］．中医杂志，1964（9）：31]

干姜人参半夏丸治疗腹痛（虚寒性腹痛）案

李某，女，36 岁，1999 年 10 月 26 日就诊。自述长期腹痛绵绵，时作时止，胃脘胀满，时吐涎沫，喜热恶冷，痛时喜按，饥饿劳累后更甚，食少嗳气，矢气则痛减，大便长期溏薄，兼神疲、气短、怯寒，舌质淡、苔白滑，脉沉细。此乃阳气素虚，脏腑虚寒所致。治宜温中散寒，和胃止痛，祛痰止呕。药用：干姜 15g，党参 12g，姜半夏 12g，良姜 12g，白芍 15g，炒白术 12g，木香 9g，大枣 12g，生姜 3 片。水煎，每日 1 剂。连服 12 剂而愈。随访 1 年未再复发。[北京中医杂志．2002，21（6）：358-359]

干姜人参半夏丸治疗胃寒饮逆案

廖某，女，22 岁，护士。停经 50d，经常呕吐清水及涎沫，饮食难入，得之则吐，畏寒思卧。诊断为妊娠恶阻，曾用葡萄糖液、维生素 B_6 等多次治疗。获效不显，乃转中医治疗，查：形体清瘦，面色㿠白，喜暖畏寒，大便自调，小溲清长，苔白厚滑，质淡红。脉迟而细滑。辨为脾胃虚寒，痰饮上逆。治以温化寒饮，和中降逆。方宗仲景干姜人参半夏丸加味：干姜 6g，党参 12g，生半夏 6g，鲜姜 6g，砂仁 5g，橘皮 6g。加水稍多煎，取浓汁，缓缓呷服。进 2 剂后，呕吐缓和，畏寒好转，能进少量饼干，再步原方：党参 12g，炒白术 9g，干姜 4g，生半夏 4g，吴茱萸 3g，橘皮 6g，砂仁 5g，鲜姜 4g，2 剂，煎服方法同前。服完上方后，病情更趋好转。再予香砂六君子汤加减善后，至足月，产一女婴。[余起华．妊娠恶阻的治疗体会．江西中医药，1981，1：61]

附：《金匮要略》原文及释义

【原文】

妊娠呕吐不止，干姜人参半夏丸主之。(6)

干姜人参半夏丸方：

干姜　人参各一两　半夏二两

上三味，末之，以生姜汁糊为丸，如梧子大，饮服十丸，日三服。

【释义】

本条论述恶阻重证的证治。恶本证呕吐不止，反应较重，而且持续时间长，一般药物又不易治愈，属于恶阻重证，故宗"有故无殒"之意，用干姜人参半夏丸治疗。以方测证，本证应属于寒饮中阻，脾胃虚寒的恶阻。

【文献摘录】

此即后世所谓恶阻病也。先因脾胃虚弱，津液留滞，蓄为痰饮；至妊二月之后，胚化成胎，浊气上冲，中焦不胜其逆，痰饮遂涌，呕吐出不已，中寒乃起。故用干姜止寒，人参补虚，半夏、生姜治痰散逆也。(6)（《二注》）

二、历代沿革

继仲景之后，隋代巢元方《诸病源候论·恶阻候》首次提出恶阻病名，并指出"此由妇人元本虚羸，血气不足，肾气又弱，兼当风饮冷太过，心下有痰水挟之而有娠也"，明确提出素体不足，又感受风冷兼之有孕系本病的主要原因。唐代《千金要方·妇人方》"阻病者，患心中愦愦，头重眼眩，四肢沉重懈惰，不欲执作，恶闻食气，欲啖咸酸果实，多卧少起，世谓恶食……此由经血既闭，水渍于脏，脏气不宣通，故心烦愦闷，气逆而呕吐也。血脉不通，经络否涩，则四肢沉重，挟风则头目眩也。觉如此候者，宜服半夏茯苓汤数剂，后将茯苓丸，淡水消除，便欲食也"。宋代《妇人大全良方》谓"妊娠呕吐恶食，体倦嗜卧，此胃气虚而恶阻也"。《景岳全书》又指出"凡恶阻多由脾虚气滞。然亦有素本不虚，而忽受妊娠，则冲任上壅气不下行，故致呕逆等证"。清代《傅青主女科》则认为"肝血太燥"，"肝急则火动而逆也"，"故于平肝补血之中，加以健脾开胃之品……宜用顺肝益气汤"，对恶阻的病因及治疗增添了新意。

三、现代诊治

【诊断】

1. 病史　停经史、早孕反应。

2. 临床表现　恶心呕吐频繁，头晕，厌食，甚则恶闻食气，食入即吐，不食亦吐。严重者可出现全身乏力，精神萎靡，消瘦，更甚者可见血压下降，体温升高，黄疸，嗜睡或昏迷。

3. 检查

（1）妇科检查：子宫增大、变软，与妊娠月份相符。

（2）尿妊娠试验：阳性。

（3）B超检查：子宫体腔内可见妊娠囊，或可见胎心搏动。

（4）尿液检查：测定尿量、尿相对密度、酮体，注意有无蛋白尿及管型尿。

（5）血液检查：测定红细胞数、血红蛋白含量、血细胞比容、全血及血浆黏度，以了解有无血液浓缩。动脉血气分析测定血液pH值、二氧化碳结合力等，了解酸碱平衡情况。还应检测血钾、血钠、血氯含量及肝肾功能。

病情重者还应检查体温、脉搏、血压。必要时应行眼底检查及神经系统检查。

【鉴别诊断】

本病应与葡萄胎、妊娠合并急性胃肠炎、孕痈相鉴别：

（1）葡萄胎：恶心呕吐较剧，阴道小规则出血，偶有水疱状胎块排出，子宫大小与停经月份不符，多数较停经月份大，质软，HCG水平明显增高，B超显示宫腔内呈落雪状图像，而无妊娠囊、胎儿结构及胎心搏动征。

（2）妊娠合并急性胃肠炎：多有饮食不节史，除恶心呕吐外常伴有上腹部或全腹阵发性疼痛，肠道受累时伴有腹泻，大便检查可见红细胞及白细胞。

（3）孕痈妊娠期急性阑尾炎：开始于脐周或中上腹部疼痛，伴有恶心呕吐，24h内腹痛转移到右下腹；查体腹部有压痛、反跳痛，伴肌紧张，出现体温升高和白细胞增多。

临床辨病思路：患者停经后出现恶心呕吐者，首先应做妊娠试验和B超检查以确诊是否正常宫内妊娠，频繁恶心呕吐应视为病理，并排除肝炎、胃肠炎、葡萄胎等疾病所致的呕吐，再按本病辨证施治，病情严重，需中西医结合治疗者，应做上述尿液及血液相关检查，以确定相应的西医治疗方案。

【病因病机】 总机制是"冲气上逆，胃失和降"。临床常见有脾胃虚弱、肝胃不和。

1. 脾胃虚弱 孕后经血停闭，血聚冲任养胎，冲脉血虚气盛，而冲脉隶于阳明，若脾胃素虚，冲气上逆，胃失和降，以致恶心呕吐。如《胎产心法》："妊娠禀受怯弱，中脘宿有痰饮，便有阻病。"

2. 肝胃不和 平素性躁多怒，郁怒伤肝，肝郁化热；孕后血聚养胎，肝血益虚，肝火愈旺，且冲脉气盛，而冲脉附于肝，肝脉挟胃贯膈，冲气挟肝火上逆犯胃，胃失和降，遂致恶心呕吐。《女科经论》云："妊娠呕吐属肝挟冲脉之火冲上。"

【辨证论治】

辨证应着重了解呕吐物的性状，结合全身证候、舌脉进行综合分析，以辨其寒、热、虚、实。治疗大法：以调气和中，降逆止呕为主。并应注意饮食和情志的调节，忌用升散之品。

1. 脾胃虚弱证

证候：妊娠早期，恶心呕吐食物，甚或食入即吐，脘腹满闷，口淡无味，头晕厌食，神疲思睡，舌质淡、苔白，脉缓滑无力。

分析：脾胃虚弱，升降失司，孕后血聚养胎，冲脉气盛，上逆犯胃，胃失和降，故恶心呕吐不食，甚或食入即吐；脾胃虚弱，运化失职，因而脘腹满闷，口淡无味，不思饮食；中阳不振，清阳不升，则头晕神疲思睡；舌质淡、苔白，脉缓滑无力，均为脾胃虚弱之征。

治法：健脾和胃，降逆止呕。

方药：香砂六君子汤（《名医方论》）。

人参、白术、茯苓、甘草、半夏、陈皮、木香、砂仁、生姜、大枣。

方义：方中人参、白术、茯苓、甘草、大枣健脾养胃，益气和中；生姜、半夏降逆止呕；砂仁、木香、陈皮理气和中。全方补脾胃，降逆气，使呕吐得止。

若脾胃虚寒，呕吐清涎者，酌加丁香、灶心土、白豆蔻温中降逆止呕。

若脾虚挟痰浊，症见胸闷泛恶，呕吐痰涎，舌质淡、苔厚腻，脉缓滑，原方加全瓜蒌、苏叶，橘红易陈皮以宽胸理气化痰止呕。

若素有堕胎、小产、滑胎病史，或症见腰酸腹痛，或阴中下血者，宜去半夏，加杜仲、菟丝子、桑寄生等固肾安胎；若呕吐甚伤阴，症见口干便秘，去砂仁、茯苓、木香等温燥、淡渗之品，加玉竹、麦冬、石斛、胡麻仁等养阴和胃。

2. 肝胃不和证

证候：妊娠早期，呕吐酸水或苦水，胸胁满闷，嗳气叹息，头晕目眩，烦渴口苦，便秘溲赤，舌红，苔黄燥，脉弦滑数。

分析：孕后冲气挟肝火上逆犯胃，故呕吐酸水或苦水；肝郁气滞，气机不利，是以胸胁满闷，嗳气叹息；肝火上逆，因而头晕目眩，口苦咽干；热盛伤津，故烦渴便干；舌红，苔黄燥，脉弦滑数，为肝热内盛之征。

治法：清肝和胃，降逆止呕。

方药：加味温胆汤（《医宗金鉴》）加枇杷叶。

陈皮、制半夏、茯苓、甘草、枳实、竹茹、黄芩、黄连、麦冬、芦根、生姜。

方义：方中黄芩、黄连、芦根清热除烦；竹茹、炙杷叶、半夏、生姜降逆止呕；枳实、陈皮宽胸和胃；麦冬益阴；甘草调和诸药。全方共奏清肝和胃，降逆止呕之效。

若呕甚伤津，五心烦热，舌质红，口干者，酌加石斛、玉竹养阴清热；便秘者，酌加瓜蒌仁、胡麻仁润肠通便。或橘皮竹茹汤，或苏叶黄连汤加生姜、半夏、枇杷叶、竹茹、乌梅。

上述二证，经治未愈，呕吐剧烈，持续日久，变为干呕或呕吐苦黄水甚则血水，精神萎靡，形体消瘦，眼眶下陷，双目无神，四肢乏力，或发热口渴，尿少便秘，唇舌干燥，舌质红、苔薄黄而干或光剥，脉细滑数无力，为气阴两虚之象。治宜益气养阴，和胃止呕。方用生脉散（方见崩漏）合增液汤（《温病条辨》）。

恶阻重症经以上治疗仍无明显好转，浆水不进，病情严重，尿酮体持续阳性，电解质紊乱者，需中西医结合治疗。

【其他疗法】

1. 经验方

（1）灶心土30g，煎汤一碗，澄清去渣温服，每日1~2剂。或红砖洗净烧红置入开水中，澄清取液服用，适用于脾胃虚弱型。

（《中医妇科学》胡小怡）

（2）恶阻停胶囊：苏梗20g，姜竹茹20g，砂仁12g，黄连12g。共为细末装空心胶囊。于每餐后及晚睡前服，每次服用3g，连服7日，适用于妊娠剧吐。

（《中国妇科秘方全书》包高文等）

（3）生姜鸡肉汤：生姜60g（带皮切片），伏龙肝60g，童鸡1只。将伏龙肝煎取澄清液备用。童鸡雌雄均可，去毛洗净，刨去内脏，纳生姜于腹中，置瓷罐内，然后加入伏龙肝澄清液适量，食盐少许，盖密炖烂，取汤徐徐饮之，鸡肉也可食，每日或隔日服1次。

（《新编妇科秘方全书》柯新桥等）

（4）绿茶适量。绿茶放入口中，辟秽降逆，适用于妊娠呕吐。

（《偏方验方》李莉）

（5）鲜芦根60g，竹茹15g。清热和胃，适用于妊娠呕吐。

（《偏方验方》李莉）

2. 针灸疗法

（1）体针：中脘、内关、足三里、太冲；每日1次，10次1个疗程。

（《针灸治疗妇女病》张晋峰）

（2）耳针：胃、脾、肝、三焦、神门；每日1次，10次1个疗程。

（《针灸治疗妇女病》张晋峰）

（3）穴位注射：取双耳神门穴，每穴注射维生素B_1，形成白色皮丘退针。一般1次止呕，不再注射［穴位注射维生素B_1治疗妊娠剧吐124例. 中国针灸，1987（5）：54］。

3. 西医治疗：治疗原则是消除相关因素和对症处理

对精神情绪不稳定的孕妇，给予心理治疗，解除其思想顾虑。重症患者应住院治疗，禁食，根据化验结果，明确失水量及电解质紊乱情况，酌情补充水分和电解质，每日补液量不少于 3 000mL，尿量维持在 1 000mL 以上。输液中应加入氯化钾、维生素 B_6、维生素 C 等，并给予维生素 B_1 肌内注射。止吐剂如异丙嗪、丙氯拉嗪、氯丙嗪或甲氧氯普胺等可肌内或静脉给药。对合并有代谢性酸中毒者，可给予碳酸氢钠或乳酸钠纠正。营养不良者，静脉补充氨基酸制剂、脂肪乳注射剂。一般经上述治疗 2~3d 后，病情多可好转。孕妇可在呕吐停止后，试进少量流质饮食，若无不良反应可逐渐增加进食量，同时调整补液量。

如果出现：①持续黄疸；②持续蛋白尿；③体温升高，持续在38℃以上；④心动过速（≥120 次/min）；⑤伴发 Wernicke 综合征等，危及孕妇生命时，需考虑终止妊娠。

【预防与调摄】

本病发生往往与精神因素有关，患者应保持乐观愉快的情绪，解除顾虑，避免精神刺激。

生活上须调配饮食，宜清淡、易消化食物，忌肥甘厚味及辛辣之品，鼓励进食，少量多餐，服药应采取少量缓缓呷服之法，以获药力。

【转归与预后】

恶阻经适当调理，大多可痊愈。

【临证参考】

恶阻属于妊娠期多发病，常见于年轻初产妇。恶阻一证，有轻重之别，大多以中医辨证施治为主，经合理治疗及饮食、心理调护后，患者可迅速康复，但亦有少数患者病情较重，须中西医结合治疗；甚至个别患者病情加剧而致气阴衰竭，则须遵循下胎益母的原则，采用相应的治疗措施。因此在治疗过程中，应定期测定尿量、尿相对密度、尿酮体、血红细胞计数及血细胞比容、血红蛋白、二氧化碳结合力、钾、钠、氯、尿素氮、肌酐及胆红素等，及时掌握疾病变化情况，以免贻误病情。

第二节 胎与癥的鉴别及癥病合并妊娠的治疗

妇人下腹结块，伴有或胀，或痛，或满，或异常出血者，称为癥瘕。癥者有形可征，固定不移，痛有定处；癥有良性和恶性之分，本节仅讨论良性癥瘕。

西医学的子宫肌瘤、卵巢肿瘤、盆腔炎性包块、子宫内膜异位症结节包块、结核性包块及陈旧性宫外孕血肿等。

一、仲景论治要点

（一）胎与癥的鉴别

妊娠与癥病的鉴别要点有三：即停经前月经是否正常、胎动出现的时间及部位是否与停经月份相符合、小腹按之柔软不痛还是疼痛有块。

妇女素有癥病史，停经不到 3 个月，又漏下不止，并觉脐上似乎有胎动。其实这不是真正胎动，而是癥积作祟，故曰"为癥痼害"。因一般胎动均在受孕 5 个月左右出现，且此时其部位应在脐下，而不会在脐上。

如果怀孕 6 个月感觉有胎动，且停经前 3 个月，月经正常，受孕后胞宫按月增大，这才属于胎孕；若前 3 个月，经水失常，后 3 个月又经停不行，胞宫也未按月增大，复见漏下不止，这是癥病造成的。宿有癥积，血瘀气滞，所以经水异常，渐至经停。瘀血内阻，血不归经，则漏下不止。

（二）癥病及癥病合并妊娠的治疗

【症候】

癥病的阴道出血特点有三，一是素有瘕病史，如常见小腹胀满疼痛，或有瘕块；二是经行异常，如闭经数月后又出现漏下不止；三是伴下血色暗挟块及舌质紫暗等瘀血症状。

【病因病机】

妇女经期产后，正气虚弱，血室正开，若感受风寒，则与血相搏；或房事不节，余血败精内留等，均可致瘀。瘀血结于胞宫，多为有形可征，推之不移之癥积。瘀血阻滞，新血不能归经，可见反复性不规则出血。血色暗挟块及舌质紫暗等亦为瘀血之征。

【治法】

消瘀化癥。

【方药组成及方义】

桂桂茯苓丸

桂枝、茯苓、牡丹皮（去心）、桃仁（去皮尖，熬）、芍药各等份。

方中桂枝、芍药通血脉，和营血；牡丹皮、桃仁活血化瘀，消癥积，茯苓渗湿利水。

桂桂茯苓丸特点：

（1）桂枝茯苓丸体现了治血兼治水（湿）的特点，因为癥病瘀积既久，必然阻遏气机，妨碍津液代谢，常可继发水湿停聚。因此治疗时不仅要活血化瘀，还应兼以渗利水湿，方用桃仁、茯苓即是此意。

（2）治疗瘕癥痼疾宜用丸剂缓消，原方炼蜜为丸，意在缓消癥积。因瘕积为有形痼疾，非短期能除，若用汤剂，既恐药力偏急，久服伤正，又虑服之不便而难以坚持，故多选择丸剂。

其他如治疟母用鳖甲煎丸、治虚劳用大黄䗪虫丸，皆寓有此意。

（3）该方服药量小，值得注意。原文方后注指出的服药量，提示本方用于癥病漏下不止时，药量宜轻，以免量大力猛，导致崩中，因本方毕竟属于化瘀消癥之剂。

【方药研究】

（1）随机选择以冷感、眩晕为主诉，年龄在 30~60 岁的女性患者 16 例，观察其服用桂枝茯苓丸后腹部皮肤表面温度的变化。实验结果表明，桂枝茯苓丸不仅能够通过降低上半身皮肤表面温度改善眩晕症状，而且还能使皮肤外周血管收缩，防止热量散失。另外，从桂枝茯苓丸能使下腹部皮肤表面温度升高可以看出，该方对盆腔内瘀血有增加血流的作用。[盐谷雄二．服用桂枝茯苓丸所致的腹部皮肤表面温度的变化．国外医学·中医中药分册，2001（4）：213]

（2）因该丸组方配伍之巧，药物功专之精，寒温相宜之妙，攻坚破结而不伤正，通滞祛瘀而不耗阴，故证凡见瘀血之候，若能审证确切，加减得当，无论何科疾病用之都能见效。

用桂枝茯苓丸加柴胡活血理气以治黄褐斑，因此证多与肝脾心肾及胃经气郁滞不畅有关，桂枝茯苓汤活血祛瘀，通经气之滞而除胃浊，加柴胡疏肝理气，引药直捣病所。用桂枝茯苓丸加车前子通经活血以开泄州都，治疗输卵管结扎术后小便涓滴不利，淋后气血损伤，气血流通不畅，腑气为瘀所阻，决渎无权，气化不散，遂致癃闭。偏寒者重用桂枝，偏热者重用赤芍、牡丹皮。该文所举之病例，桂枝竟用至60g。又用桂枝茯苓汤加当归、香附、丹参祛瘀通经以复月经周期，治疗证属瘀阻胞宫，气滞不畅的月经后期。[王忠民，等．桂枝茯苓丸加味的临床新用．上海中医药杂志，1985，6：36]

（3）盆腔瘀血综合征是由于盆腔静脉慢性瘀血引起的一种特殊的妇科病变。用桂枝茯苓丸加味治疗此症32例，均系25~40岁的妇女。盆腔瘀血综合征主要症状为下腹坠痛，低位腰痛，乳胀痛，性交痛，头痛，急躁、易怒，好哭，善忘或情绪低落，白带多等；少腹压痛但无包块及条索状物。妇检以子宫后倾，外阴静脉曲张为多见。甲皱微循环检查均有轻、中度异常。治法用桂枝茯苓丸改汤煎服，随症加味，每日1剂，15剂为1个疗程。本组病例均服完1个疗程以上。治疗结果：痊愈18例，无效3例，总有效率为91%，现代研究证明：牡丹皮可减轻病变局部充血，大黄、桃仁可扩张股动脉，改善瘀血状态。本方具有减轻全血比黏度，降低血浆纤维蛋白原浓度，加速红细胞电泳时间等作用，从而改善微循环，消除瘀血状态，故对盆腔瘀血综合征有良效。[聂轩，等．桂枝茯苓丸加味治盆腔瘀血综合征．四川中医，1991，7：39]

（4）加味桂枝茯苓丸治疗子宫内膜异位症95例，总有效率83.2%。处方：桂枝、茯苓、桃仁、牡丹皮、芍药、三棱、莪术、川楝子各10g，延胡索、丹参各12g，夏枯草15g，山慈菇60g。水煎服，日1剂。经血量多者，在月经期去三棱、莪术、山慈菇、桃仁，加五灵脂、蒲黄炭、茜草各10g，三七粉6g，乌贼骨20g。子宫内膜异位症的痛经、盆腔肿块、月经异常三大主症与中医的痛经、癥瘕密切相关。瘀血是子宫内膜异位症的病理实质，活血化瘀是治疗本病的基本法则。加味桂枝茯苓丸具有降低患者血液黏滞性和红细胞聚积性，改善局部血循环，有助于异位内膜出血的吸收，降低囊肿张力，促进局部粘连与结缔组织的松解，促进血肿包块吸收，异位结节消散。[金季玲．加味桂枝茯苓丸治疗子宫内膜异位症95例．辽宁中医杂志，1994，6：271]

（5）用桂枝茯苓丸为主，配以自制"肿瘤I号散"治疗子宫癌15例，疗效较佳。本组年龄在30~65岁，而以40岁左右患者居多；均经病理学细胞组织活检确诊。其中子宫癌13例，子宫内膜癌2例；2例诊前曾施放疗2次；3例化疗3个疗程；1例为术后复发；治疗期均停用其他药物；经治后本组病例追踪调查时间均在3年以上。处方及服法：桂枝、茯苓、桃仁、红花、赤芍、紫石英、三七、穿山甲、吴茱萸、半夏、王不留行等。下焦寒甚去牡丹皮，加细辛、干姜、附片、鹿角霜等；痰多加白芥子、生牡蛎、橘核等；气虚体弱加党参、黄芪、甘草等；气滞作胀加香附、乌药、佛手、枳壳等；瘀甚加水蛭、地鳖虫、乳香、没药等。日1剂，水煎分3次服，30剂为1个疗程；另服"肿瘤1号散"（含急性子、硼砂、牛黄、冰片、麝香等），每日3次，每次2g。治疗结果：获最佳疗效3例，有效10例，无效2例。［许世瑞，等. 桂枝茯苓丸治疗子宫癌15例. 四川中医，1992，9：42］

（6）对女性结扎术后腹痛阵作有坠感，连及腰脊酸痛，苔薄，舌边有瘀点，脉细缓而涩，用桂枝茯苓丸加琥珀、香附、茯苓各12g，琥珀末6g装胶囊分两次吞服。因结扎术处理不当，致脉络受损，瘀血内阻。本方实为气、血、水同治之剂，对人流术、结扎术后腹痛无明显感染征象者，投之均有佳效。临床观察表明，桂枝茯苓丸加琥珀、香附改善盆腔微循环，降低血液黏度，消除体内凝、黏、聚等瘀血，表现上优于单纯桂枝茯苓丸。［姚石安. 仲景方与妇科临床. 国医论坛，1993，2：10］

（7）经妇检与B超检查确诊98例卵巢囊肿患者，其中门诊患者96例，住院患者2例，未婚者1例，已婚者97例，平均年龄31.5岁；单侧者91例，双侧者7例。治疗方法：桂枝12~30g，茯苓30~60g，桃仁10g，牡丹皮10g，赤芍10g，香附15g，泽兰30~45g。寒重用桂枝15~30g，甚者加附子10g；热证加蒲公英30g，紫花地丁30g；气虚加黄芪30g；经治2个疗程卵巢囊肿不缩小者加三棱10g，莪术10g，炮山甲10g，水蛭3g（冲）。治疗结果：98例中，痊愈77例，显效19例，无效2例，总有效率97.96%。［刘昭坤，等. 桂枝茯苓丸加味治疗卵巢囊肿98例. 国医论坛，1995，5：14］

（8）用加味桂枝茯苓丸治疗子宫直肠积液20例，痊愈12例，占60%；显效7例，占35%；无效1例，占0.5%。疗程20~60d，平均30~35d。基本方：桂枝12~15g，赤芍、茯苓各15g，桃仁10~15g，甘草、牡丹皮、三棱、莪术各10g，炒贯仲、金银花各30g，连翘20g。可随证加减。子宫直肠窝积液，仍属中医"癥瘕""积聚"范畴。本病每由产褥及经期感染的湿热带下演变而成。其病机为瘀兼湿邪，气血凝滞，又挟有蕴热积毒。治疗以化瘀利湿、消癥散结为主，佐以清热解毒。本病多发生于中年妇女，青少年及老年妇女少见，因生育期妇女多郁、多滞，而致脏腑功能失调。［刘怀敏，等. 加味桂枝茯苓丸治疗子宫直肠窝积液20例. 四川中医，1993，12：44］

（9）妇科确诊宫外孕40例，年龄20~35岁。有停经史者36例；临床有腹痛者30例。宫外孕类型均为输卵管妊娠，其中包块型27例、陈旧型10例、流产型2例、破裂型1例。本组40例，均经B超及尿HCG测定确诊为宫外孕。药用桂枝、茯苓、牡丹皮、赤芍、桃仁、制乳香、制没药各12g，丹参40g，昆布、海藻各15g，生蒲黄10g布包。日服1剂，早中晚分服。疗程15~90d。治愈率97.5%。中医认为宫外孕病理是冲任不调，气血运行受阻而致血瘀气滞，胎孕异位。临床实践中单用本方其力稍逊，故需加用活血化瘀之品，并重用其量，以加强消癥散结之力。［范道远，等. 桂枝茯苓丸加味治疗宫外孕40例. 湖北中医杂志，1996，5：11］

【方药应用及医案举例】

桂枝茯苓丸临床应用非常广泛。凡病机与瘀血阻滞，寒湿（痰）凝滞有关的病证，都可用本方化裁治疗。子宫肌瘤常加三棱、莪术、鳖甲、牡蛎等，卵巢囊肿常加香附、泽兰、苇茎汤、消瘰丸等，慢性盆腔炎或伴积液常加泽泻、益母草、薏苡仁、生黄芪，慢性附件炎常加芦根、冬瓜子、桃仁，附件炎性包块常加红藤、刘寄奴、蒲公英、败酱草、黄芪等，子宫内膜异位症可加血竭、川楝子、延胡索、夏枯草，输卵管阻塞及其引起的不孕常加莪术、王不留行、贯众、丹参、皂角刺、路路通、银花、连翘、土茯苓等，人流后恶露不尽合失笑散，痛经、前列腺肥大及其引起的尿潴留常加牛膝、大黄、益母草、泽兰、海藻、土鳖虫，盆腔瘀血综合征、闭经常加郁金、菖蒲、橘络，子宫直肠窝积液可加三棱、莪术、贯众、银花、连翘、甘草，面部斑块加当归、香附、薏苡仁、红花、甘草，宫外孕加乳香、没药、丹参、昆布、海藻、生蒲黄等。

桂枝茯苓丸治疗附件炎性包块案

刘某，女，30 岁，已婚，农民，1998 年 12 月 16 日初诊。右下腹疼痛反复半年余，加重 10 余天，疼痛拒按，面色晦黯，肌肤乏润，头昏乏力，月经淋漓不净，舌质淡红、边有瘀点，脉沉涩。B 超示：右侧输卵管炎性包块 8.0cm×3.3cm。治拟活血散结，破瘀消癥，佐以益气，予桂枝茯苓丸加味。处方：桂枝 10g，云苓 15g，牡丹皮 6g，桃仁 6g，赤芍 10g，红藤 20g，黄芪 20g，刘寄奴 10g，延胡索 6g，甲珠 5g。每日 1 剂，连服 11 个月后，自觉右侧下腹疼痛明显减轻，精神较佳，面转红润，于 1999 年 1 月 25 日经净后 B 超复查，提示：右侧附件炎性包块约 4.2cm×2.8cm，续守原方服用 1 个月，右下腹痛完全消失，经期正常，神清气爽。于 1999 年 2 月 23 日经净后 B 超复查，提示：子宫附件正常。[江南．桂枝茯苓丸加味治附件炎性包块 98 例．江西中医药，2000（4）：25]

桂枝茯苓丸治疗子宫肌瘤案

田某，女，35 岁。形体肥胖，两年前自觉下腹部有一核桃大包块，月经每月二潮，量多，内有大血块，色紫黯，淋漓 10d，每次需用纸 3~4 包，经行腹痛较剧，拒按，屡治不愈。妇检：子宫大如孕 3 月，附件（-），B 超提示：有 3cm×3.2cm 大小之子宫肌瘤。舌有瘀点，苔薄白，脉弦涩。综合脉症属气滞血结，痰瘀互阻之证。治宜：活血化瘀，理气散结。方用桂枝茯苓丸加蒲黄、五灵脂各 6g，党参 10g，阿胶 15g（烊化），仙鹤草 30g。8 剂，水煎服。二诊：小腹疼痛明显减轻，经行一次无血块，色红，唯腰痛依旧。原方去黄芪、党参，加枸杞子 20g，杜仲 10g，川断 10g，前后共服 20 剂，瘀血忽然下降很多，紫黑成块，杂以脂膜，腹痛、腰痛均瘥。4 个月后 B 超检查，肌瘤消失。原方续服 6 剂，以资巩固，随访 3 年未发。[张寿国．桂枝茯苓丸加味治疗子宫肌瘤 18 例．湖北中医杂志，1994（2）：52]

桂枝茯苓丸治疗子宫肌瘤合并妊娠案

张某，女，38 岁，于 1978 年 3 月 10 日就诊。闭经已 3 月，午后发热，食欲减。诊见：形体枯槁，腹部按痛，曾经他医诊为血虚胃弱，血亏经闭，治以养血健胃舒肝之品，屡治罔效，病势渐重。且腹部膨隆显著，似妊娠五六月状，按之坚硬如石，推之不移，痛当少腹。诊其脉沉滑有力，右关更属明显，舌紫有瘀点。余曰：此胎兼癥瘕也，恐有半产之虞。遵仲景桂枝茯苓丸方意，处以桂枝 15g，牡丹皮 15g，芍药 20g，桃仁 15g，2 剂，水煎服。服后，病情如故。再诊，于前方将桂枝增至 25g，桃仁增至 20g 再投 2 剂。服后，腹内雷鸣；翌晨大便 2 次，便色紫黑且硬，腹痛稍减。三诊：积块坚硬，固定不移，拒按，皮肤不润，舌边紫，苔厚而干，脉沉涩。又投原方 2 剂，牡丹皮增至 35 克。服后，下血盈盆，家人大惊。自此腹部膨隆消失，按之柔软，不再疼痛，食欲渐佳。但细扪脐下，仍有似鹅卵大一枚悸动。余曰此胎气也。调理渐安，至足月顺产一女婴。［宋儒．治验简介．古林中医药，1981，1：38］

桂枝茯苓丸治疗胎死腹中案

廖某，女，32 岁，1984 年 6 月 14 日初诊。主诉：妊娠已 7 个月，20 余天前不慎跌仆，3d 后阴道微量流血，即到某医院妇科就诊，予安胎止血针药，并进安胎中药数剂，血仍未止。10 余天后转流黑豆汁样液体，具臭秽味，经多方检查，断为死胎，欲予入院清除死胎，因患者及其家人慑于手术，执意先做中药治疗，遂转诊张老。症见阴道有黑豆汁样秽臭味液体流出，少腹时有隐痛，伴重坠感，胎动、胎心音皆消失，面色青黯，舌质瘀紫，脉弦数而涩。脉证互参，诊为死胎不下。再三劝导入院治疗不从，唯试用和胃行气下胎法，拟平胃散加芒硝、枳实。处方：厚朴、枳实、玄明粉（冲）、苍术各 10 克，陈皮、甘草各 3 克，1 剂。

6 月 15 日二诊：昨日药后，只排稀便 1 次，余无动静，遂转活血行气，祛瘀下胎法。方用脱花煎加芒硝，处方：当归 15g，川芎、车前子、牛膝各 10g，肉桂（焗）2g，红花 5g，玄明粉（冲）8g，1 剂，以观动静。

6 月 16 日三诊：药后再排稀便 1 次，死胎依然不下。转以桂枝茯苓丸加味，处方：桂枝、茯苓、牡丹皮、赤芍各 10g，桃仁、怀牛膝各 15g，1 剂。上午 10 时服药，下午 3 时许始腹痛，有宫缩现象，5 时半，产程开始，经接生者检查，排出完整男性死胎一具。

按：下死胎，宋代习用平胃散加芒硝，明以后《景岳全书》倡用脱花煎。该案初用平胃散加芒硝、枳实，宗"胃气行则死胎自行"之说，药后毫无动静，故转活血行气祛瘀下胎法，用脱花煎加芒硝 1 剂，死胎依然未下。深思屡用攻下，恐伤正气，故三诊借用治下焦蓄血之法，用桂枝茯苓丸加怀牛膝，祛瘀血，通血脉，且引血下行，使死胎幸获得下。 ［张孔，等．张继高老中医运用桂枝茯苓丸经验介绍．新中医，1991，6：5］

桂枝茯苓丸治疗月经过期不止案

陈某，女，34 岁，医生。1977 年 11 月 17 日初诊。患者于上月 20 日月经来潮时用冷水洗浴，洗后腹痛甚剧。翌日，腹痛虽止，却每日流血少许，若断若续，淋漓不止，为时已近匝月。余尚无不适。脉象沉细而涩，舌质正常，苔薄白。脉证合参，证属血瘀崩漏。盖因经行之际，误予冷浴，冲任之脉，因冷收缩，离经之血，瘀阻不行，故而经水淋漓不止。治法：宜活血行瘀，寓止于行。方用《金匮》桂枝茯苓丸合《内经》乌贼芦茹丸加味：桂枝 6g，茯苓 9g，桃仁 4.5g，芍药 6g，牡丹皮 4.5g，海螵蛸 9g，茜草 6g，三七末 3g（兑服）。水煎服。初服出血量反见增多，2 剂血止。初服出血量多，为瘀去之症，已预料及之，曾预嘱患者毋惧，继服则血当自止。

按：凡事物皆具有两重性，不破不立，不塞不流。笔者治疗子宫内膜炎、产后或小产后恶露不止者，辄用《金匮》桂枝茯苓丸加味以活血化瘀，不止血而血往往自止。［曾绍裘．月经过期不止治验．新医药杂志，1978，12：37］

桂枝茯苓丸治疗瘀阻崩漏案

聂某，女，33岁，1978年7月诊。自诉上月人工流产术后，即感少腹隐痛，阴道有少量出血，初未介意，逾数日，腹痛渐剧、拒按，伴阴道大量出血不止，色暗黑，挟有血块。症见面色㿠白，唇色枯黯，声音低微，眩晕，短气，肌肤甲错，四肢痹痛无力，纳减，便秘，尿短涩，口微渴。察舌质青、苔白，脉来弦而细涩。证属术后冲任虚损，扰动胞宫，血室瘀结，而致血不归经，不通则痛，故少腹痛而拒按，漏下紫黑血块。肾藏精，心藏神，失血过多，脏腑无阴液以濡养，故色萎、音低，属《内经》"血脱者色白，夭然不泽"之候。而眩晕肢痹，肌肤甲错，胃呆，二便不正，诸虚证迭现，是冲任不足累及脏腑，根源则由胞宫瘀阻所引起。治宜化瘀止血，用加味桂枝茯苓丸：桂枝、白芍、茯苓、艾叶各20g，桃仁15g，服1剂腹痛及出血顿减，原方加阿胶15g，兼顾其虚。主证悉除，恐宿瘀未净，再加炮姜6g，以温胞宫，病告痊愈。以归脾汤巩固疗效。[黎若川．瘀阻崩漏．浙江中医药，1979，10：37]

桂枝茯苓丸治疗子宫直肠窝积液案

汪某，女，32岁。1992年9月2日诊。半年前做人工流产后，出现白带增多，赤白兼下，时有腹痛下坠，经当地医院诊断为子宫内膜炎，服西药治疗一度好转。隔不久，上症又发，几经治疗不见好转。症见腹痛下坠，白带甚多，赤白相兼，行经时腹痛加重，大便秘结，量多色紫，有血块，食欲尚可。B超提示子宫直肠窝处见有3.0cm×2.5cm大小液性暗区，双侧附件未见异常。月经史：16岁初潮，周期22～27d，经行4～7d。婚后10年，孕4生1胎，人工流产3次，舌质紫暗，舌体有散在瘀点，苔白厚而腻，脉弦滑。此乃瘀兼湿邪，热伤冲任。予化湿行瘀，软坚散结兼以清热理冲。处方：桂枝、桃仁、赤芍各15g，茯苓12g，炒贯众30g，三棱、莪术各10g，金银花30g，连翘20g，甘草6g。服药4剂后，腹痛下坠减轻，大便畅通，带下由赤转黄，舌质红。而后守方加减共服20剂，B超提示液平面消失，诸症悉平。随访半年，未复发。[刘怀敏，等．加味桂枝茯苓丸治疗子宫直肠窝积液20例．四川中医，1993，12：44]

桂枝茯苓丸治疗输卵管积水案

郦某，女，38岁。1988年10月3日初诊。患者自诉：因经常下腹部胀滞坠痛，带下，月经不调，伴腰骶酸痛已3年余。经妇保院诊断为左侧输卵管积水（患者已生育一男孩，于26岁时行输卵管结扎术）。经中西医治后症状有好转，但未能根治。近年来症状加重；白带增多，胃纳减少，二便尚可，左侧腹部可扪及如鸽蛋大包块，有压痛，面色少华，面目稍浮。舌苔薄白，质偏紫黯，脉沉迟而重按有力。证系痰瘀水湿互结，气血阻滞，聚积成块。遂予桂枝茯苓丸（汤）合泽泻汤加味，方用：桂枝、青皮、牡丹皮、桃仁各10g，象贝、赤芍各12g，泽泻20g，焦冬术15g，茯苓30g。复诊略易加减，共服40余剂，除尚有少量白带外，余症均瘥，临床治愈。经B超复查，积水已消失，一年后再做B超复查，未见积水现象。[季明昌，等．经方桂枝茯苓丸治多囊肾与输卵管积水．浙江中医，1994，1：33]

桂枝茯苓丸治疗输卵管阻塞不孕案

厉某，女，30岁。1972年3月5日初诊。患者婚后9年未育，有时经前乳胀，曾以疏调为治，药后较前为瘥，然少腹有条索状物，苔薄脉弦，治以汤丸并进，助其疏通之力。汤剂：当归12g，制香附9g，乌药9g，婆罗子9g，白术9g，郁金6g，路路通12g，合欢皮9g，青橘叶30g。7剂。丸剂：桂枝、茯苓、牡丹皮、桃仁、赤芍各60g，将上药研末混合，再研极细，炼蜜为丸，如黄豆大，每日3次，每次食后吞服3丸。调治数月患者怀孕。[卢良威．桂枝茯苓丸的应用——读《何任医案》的体会．浙江中医学院学报，1980，2：6]

桂枝茯苓丸治疗慢性盆腔炎继发不孕案

殷某，女，30岁，继发不孕已7年，经常尿频，阴部刺痛，下腹胀痛，腰部酸楚，带下色黄，经期往往提前。妇检：子宫附件略增粗，余无异，诊为慢性盆腔炎。舌质淡，体胖嫩，苔黄腻，色面有瘀点。治宜先清热利湿，调肝健脾，初用萆薢渗湿汤止带，3剂后，仍感腰痛，乃以桂枝茯苓丸加调补肝肾之品，桂枝、桃仁、淮牛膝各10g，茯苓、赤芍各15g，山药20g，枸杞子、川断各12g，共服18剂，诸症悉除，妇检正常，继而获孕。

慢性盆腔炎用桂枝茯苓丸佐活血祛瘀药，较单用抗生素疗效肯定而巩固，如兼带下属湿热证者，应先淡渗清利；若盆腔包块坚大，加鳖甲、三棱、莪术软坚散结；囊性包块，加夏枯草、昆布、牡蛎、橘核、薏苡仁、冬瓜子以化痰消瘕；痛剧，则加蒲黄、五灵脂；腰痛，加川断、寄生等。[刘荣恩，等．桂枝茯苓丸治疗慢性盆腔炎．浙江中医杂志，1980，11：547]

桂枝茯苓丸治疗产后尿潴留案

杨某，女，30岁，教师。该产妇于1979年7月27日临产时即感小便困难，29日下午5时半娩出1死男婴后，小便不通。经当地卫生院导尿2次，后小便仍不通，于31日上午11时送入本院。经尿道置导尿管保留4d，小便仍不能自排，虽用利尿剂肌内注射、热敷、针刺等法治疗，诸症如故。8月2日邀中医会诊。见患者面色苍白，头眼微肿，声音低弱，舌嫩苔薄白，脉迟。处方：桂枝25g，茯苓15g，桃仁10g，赤芍10g，牡丹皮10g，益母草30g。2剂，每剂浓煎2次，于1d内分4次服完。患者于8月2日上午11时服药至当天下午2时，服完2次，在下午7时开始自行排尿100mL左右，下午8时起继服2次药，约半小时后又排尿600mL。第2剂服完，排尿正常，痊愈出院。

按：产后尿潴留，是因产创伤致膀胱黏膜充血水肿堵塞尿道口，或会阴伤口疼痛，膀胱括约肌痉挛等。属中医的血瘀气滞，气化不利，或阳虚火衰不能化水。治应始终抓住活血化瘀，通阳利尿。药证相符，效如桴鼓。[谭俊臣．加减桂枝茯苓丸治疗产后尿潴留．上海中医药杂志，1981，12：28]

附：《金匮要略》原文及释义
【原文】
妇人宿有癥病[①]，经断未及三月，而得漏下不止，胎动在脐上者，为癥痼害。妊娠六月动者，前三月经水利者，胎也。下血者，后断三月衃[②]也。所以血不止者，其癥不去故也，当下其癥，桂枝茯苓丸主之。（2）

桂枝茯苓丸方：

桂枝　茯苓　牡丹（去心）　　桃仁（去皮尖，熬）　　芍药各等分

上五味，末之，炼蜜和丸，如兔屎大，每日食前服一丸。不知，加至三丸。

【词解】

①癥病：病名。指腹内有瘀阻积块的疾病。

②䘌（䘌音胚）：一般指色紫而暗的瘀血。

【释义】

本条论述妊娠与癥病的鉴别及癥病漏下的治疗。

妇女素有癥病史，停经不到 3 个月，又漏下不止，并觉脐上似乎有胎动。其实这不是真正胎动，而是癥积作祟，故曰"为癥痼害"。因一般胎动均在受孕 5 个月左右出现，且此时其部位应在脐下，而不会在脐上。

如果怀孕 6 个月感觉有胎动，且停经前 3 个月，月经正常，受孕后胞宫按月增大，这才属于胎孕；若前 3 个月，经水失常，后 3 个月又经停不行，胞宫也未按月增大，复见漏下不止，这是癥病造成的。宿有癥积，血瘀气滞，所以经水异常，渐至经停。瘀血内阻，血不归经，则漏下不止。须知癥积不去，漏下难止，故当消瘀化癥，使瘀去血止，所以用桂枝茯苓丸治疗。

【思辨】

对于本条历代注家多从癥胎互见释之，即宿有癥病又兼受孕，并因癥病致孕后下血不止，故均以"有故无殒"作为使用本方的理论依据。亦有认为素有癥病复又受孕者毕竟少见，故解释为胎癥的鉴别及癥病的治疗者。结合临床实际，以上两种情况均可用桂枝茯苓丸治疗，只是在加减变化上有所不同，孕期重视保胎，活血药宜轻，并加保胎药。

【文献摘录】

经断有孕，名曰妊娠。妊娠下血，则为漏下，妇人宿有癥痼之疾而育胎者，未及三月而得漏下，下血不止，胎动不安者，此为癥痼害之也；已及六月而得漏下，下血胎动不安者，此亦癥痼害之也。然有血䘌成块者，以前三月经虽断，血未盛，胎尚弱，未可下其癥痼也。

后三月血成䘌，胎已强，故主之桂枝茯苓丸，当下其癥痼也。此示人妊娠有病当攻病之义也。此条文义不纯，其中必有缺文，故存其理可也。（2）（《金鉴》）

二、历代沿革

《灵枢·水胀》论述了肠覃、石瘕发生的病因病机及临床特点，今天看来应属妇科癥瘕的范畴。癥瘕病名见于《神农本草经》及《金匮要略·疟病篇》。《诸病源候论》较全面地阐述了癥瘕的病因病机及临床证候特点，病因多责于脏腑虚弱，气候变化，寒温不调，饮食生冷不洁，并依据病因、病型分别命名为七癥八瘕。《千金方》《外台秘要》皆遵巢氏所论治疗癥瘕。明清医家不再将癥瘕勉强分为七癥八瘕，叶天士在《临证指南医案·瘕瘕》中认为，"昔有七癥八瘕之说，终属强分名目"。《女科经纶·杂证》直评巢氏妇人八瘕是"惑世诬名"。目前看来，肠覃、石瘕、七癥八瘕，不过是

古人的一种辨证分类方法，今人不必拘泥。

三、现代诊治

（一）胎与癥的鉴别

（1）尿妊娠试验阳性为妊娠。

（2）B超可确诊生殖器官有无形质改变及妊娠。

（二）癥病合并妊娠

癥病合并妊娠同本章第四节胎漏、胎动不安、妊娠下血、半产下血、妊娠养胎。

（三）癥病

【诊断】

（1）病史有情志抑郁、经行产后感受外邪、月经不调、带下异常等病史。

（2）临床表现妇人下腹部胞宫有肿块，兼有或胀满、或疼痛、或月经不调、或带下异常等症状者，即可诊为癥瘕。

（3）检查：①妇科检查：妇科良性癥瘕盆腔内可触及子宫或卵巢的肿瘤，或盆腔炎症性肿块，或陈旧性宫外孕包块。尤以子宫肌瘤多见。②辅助检查：B超、CT、MRI、PET等影像学检查，或腹腔镜、宫腔镜等检查。

【病因病机】

癥瘕的发生，主要是由于机体正气不足，风寒湿热之邪内侵，或七情、房室、饮食内伤，脏腑功能失调，气机阻滞，瘀血、痰饮、湿浊等有形之邪长期凝结不散，停聚下腹，留滞日积，逐渐而成。主要病因病机为气机阻滞，瘀血内停。

（1）血瘀（同仲景证治要点）。

（2）痰湿的形成，与肝脾肾功能失调有关。因肝主疏泄，调畅气机；脾为枢纽，运化水湿；肾乃水脏，开阖司从，气化膀胱。然痰湿致癥，每多与气血相并，因为津液亦随气血而运行，小腹经脉丛集，气血易于瘀滞，津液随之蕴蓄而成。亦可因痰湿内蕴日久化热，致湿热与瘀血相并为癥者。

【辨证论治】

本病辨证，重在辨别性质、虚实及善恶。分辨病之性质：包块坚实硬结者，多为血癥；聚散无常者，多为气瘕；包块呈囊性感者，多为湿（热）癥；包块软而僵硬，多为痰积。从病程分虚实：病之初期，肿块胀痛明显者，此乃邪实为主；中期包块增大，质地较硬，隐隐作痛，月事异常，面色欠润者，多邪实正虚；后期胀痛甚剧，肿块坚硬如石，全身羸弱者，正虚为主。辨善恶：癥瘕发展缓慢，按之柔软活动，精神如常，面色有泽者多善证；若癥瘕日益增大，按之坚硬如石，疼痛甚剧，伴有或崩或漏，或五色带下，形瘦面黯者，多恶证。

本病的治疗，总的治则不外攻邪、扶正两端。体质强者，攻积为主，若肿块有形可征，属血瘀者，治宜活血破瘀消癥；肿块无形可征，聚散无常，属气滞者，当以理气行滞散瘕为主。然攻伐之剂当遵"衰其大半而止"之旨，不可猛攻、峻伐，以免损伤元气；对于体质虚弱则应攻补，兼施或先补后攻。

1. 血瘀证　同本病仲景论治要点。

2. 痰湿证

证候：下腹部包块按之柔软，时或作痛，带下量多，色白质黏腻，形寒，胸脘痞闷，小便不多，舌苔白腻，质暗紫，脉细濡或沉滑。

分析：痰湿结于下腹，与气血相结，癥瘕乃成。包块系痰湿凝聚而成，故按之柔软，时或作痛；痰湿下注，故带下量多，色白而腻；痰湿内阻，则胸脘痞闷；苔白腻，脉细濡或沉滑，均为痰湿内阻之征；舌暗紫乃气血瘀滞之象。

治法：理气化痰，破瘀消癥。

方药：苍附导痰丸（方见月经过少）。

若脾胃虚弱，正气不足，加党参、白术、黄芪以健脾益气扶正；胸脘痞闷食少加鸡内金、神曲以消食导滞；腰痛加寄生、续断以补肾强腰膝；腹坠痛加槟榔以行气消胀；顽痰胶结，日久不去，加瓦楞子、昆布、急性子以涤痰散结。

【其他疗法】

（1）贴敷法：三品一条枪（《医宗金鉴·外科心法》）：白砒、白矾、雄黄、乳香，加工制成药饼及酊剂，消毒备用。贴敷宫颈外口或插入宫颈管。适用于宫颈癌早期及癌前病变或肥大性宫颈炎。

（2）热敷法：千年健、追地风、川椒、白芷、羌活、独活、红花、没药、乳香、血竭、川断、寄生、当归、防风、艾叶、透骨草、五加皮共为粗末加醋蒸热外敷。

（3）针刺疗法。

取穴：关元、水道、足三里、三阴交。

针法：中等刺激，留针 30min，每日 1 次，10 天 1 个疗程。

【西医治疗】

（1）手术：开腹切除；腹腔镜或宫腔镜下手术切除。

（2）介入治疗经股动脉插管，栓塞子宫动脉，治疗子宫肌瘤。

【预防与调摄】

坚持做好妇女卫生保健工作，定期开展以防癌为主的妇女病普查。40 岁以上者，最好每年普查 1 次，以期早发现，早治疗。患病后，及时采取有效的综合治疗措施，在治疗中定期复查，排除恶性病变。一经明确诊断为恶性肿瘤，按恶性肿瘤及早论治。

【转归与预后】

中医药治疗良性肿瘤，大多有效。湿热瘀阻者，迁延日久，常遗留腰腹部疼痛，难以在短期内康复。盆腔炎症包块、陈旧血肿、卵巢非赘生性囊肿大都可通过中医药治疗而加速康复。子宫肌瘤则要分清瘤体生长的部位、大小及患者年龄，对生育的要求等区别对待。中医药着重整体调治，对改善症状、缩小瘤体、调经助孕、安胎有确切疗效，无明显毒副作用。

第三节　妊娠腹痛

妊娠期因胞脉阻滞或失养，发生小腹疼痛者，称为"妊娠腹痛"，也称"痛胎""胎痛""妊娠小腹痛"。

妊娠腹痛属于西医学先兆流产及异位妊娠的症状之一。

一、仲景论治要点

(一) 阳虚寒盛

【症候】

主证：妊娠六七个月，腹痛腹胀，伴少腹阵阵作冷，形寒怯冷，自觉微热，脉弦。

以方测证：舌质淡，苔白润，脉弦而无力或沉迟无力。

【病因病机】

命火不足，寒气内盛致子宫不能固摄闭藏，胎儿有欲堕之势。妊娠六七月时，出现脉弦发热，胎胀愈加明显，腹痛恶寒，少腹阵阵作冷有如吹的感觉，这是肾阳亏虚，阴寒内盛所致，而致子宫阳虚阴盛，寒凝气滞，所以其腹胀、腹痛。肾阳虚不能温煦，胞宫失于温摄，故恶寒少腹冷。弦脉主寒主痛。发热非外感，亦不是真热，而是寒盛阳郁之象。

【治法】

温阳散寒暖宫安胎。

【方药组成及方义】

可能为附子汤《伤寒论·少阴病》。

炮附子、茯苓、人参、白术、芍药。

方中附子温阳散寒，人参、白术健脾益气安胎，茯苓健脾，芍药和营养血以制约附子之辛燥。

妊娠期用附子应当慎用。附子被后世医家列为妊娠忌药，这是因为附子辛热有毒，有耗津液、损胎元之可能。仲景将其用于阳虚阴盛的腹痛，是本《素问》"有故无殒"之意。

妊娠期使用附子应当注意两点：一是确属阳虚阴盛的腹痛才能用之；二是一定要与扶正安胎的人参（或党参）、白术等配伍应用。

【现代研究】

附子是妊娠期忌药，《本经》列为下品，大辛大热，有破坚作用，不利于妊娠。故张石顽以为"附子堕胎为百药长"。《金匮要略》用"附子温其脏"，历代医家评注颇多。通过临床观察，用之对证，其效颇佳，符合《内经》"有故无殒，亦无殒也"的说法。张隐菴评附子云："攻其邪而正气复，是攻之即所以补之。"陈修园亦评附子："《素问》谓以毒药攻邪，是回生妙手，后人立补养等法，是模棱巧术。"综上所述，孕妇患寒证服附子，似不宜视为禁忌。治疗妊娠4～7个月之寒证，配伍附子，连用1月上下，未见堕胎等副作用，反似有固胎之效果。[王靖寰. 妊娠期应用附子的临床经验初步报告. 中医杂志，1964，5：10]

临床应用附子汤加减治疗53例先兆流产和习惯性流产有效率为98.1%。其中习惯性流产40例，有效率为97.3%，先兆流产13例，有效率为100%。53例年龄在25～40岁，就诊时妊娠时间平均55d，有流产史者40例。治疗方法：制附子、当归、炙甘草各10g，台参、黄芪、煅龙骨、煅牡蛎各30g，菟丝子、白术各15g，川断12g，随证加减，水煎 3 次合并药液，早晚分服，每 3~5d 1 剂，自妊娠 1 个月开始服用至流产月份过后即停药。依据中医辨证论治、治病求本的原则，对气血不足、冲任不足、命门火衰所致的胎漏、胎动不安、滑胎可用附子汤治疗。重用附子以温肾阳壮命门之火；参、术、归、芪、草大补气血，以治其本；龙牡煅后固涩之性大增，以涩滑胎之脱，治其标；川断、菟丝子为益肾安胎之要药。本方标本兼治，能强体保胎。[刘玉海，等．附子汤加减治疗先兆和习惯性流产 53 例临床观察．四川中医，1993，12：45]

【方药应用及医案举例】

对于确属阳虚阴盛的妊娠腹痛、子肿、胎水、先兆流产、习惯性流产、早产等病证，均可用。亦可将本方重剂煎汤，温洗或热敷腹部。

附子汤治疗虚寒妊娠腹痛案

王某，女，35 岁。经产妇，怀孕 7 个月，忽感腹部疼痛绵绵不休，经多方治疗痛反益甚。余诊时已延月余，畏寒，腹部更甚，口中和，喜热饮，泛清涎，脉弦而无力。先以逍遥散加味治之，无效。不得已乃用《伤寒论》附子汤原方：附子 15g，茯苓 15g，党参 25g，白术 25g，白芍 15g，连服 3 剂而愈。至期产 1 男婴，甚壮。[刘长天．略谈妊娠用附子的体会并兼论妊娠禁忌药．辽宁中医杂志，1980，(4)：15]

附子汤治疗恶露不下案

董某，26 岁。因产后昏晕而饮凉水两碗，第二天恶露停止，第五天腹胀疼痛，恶心呕吐，不思饮食，当地治疗无效，第七天送我院。患者因腹胀疼痛，转侧不得，腹膨胀，疼痛拒按，重按阴道流出黏液、色灰白、味恶臭。诊断为寒侵胞宫，气血凝滞之恶露不下。拟附子汤合生化汤以温阳行露。处方：附子 6g，人参 6g，茯苓 9g，白术 12g，白芍 9g，当归 9g，川芎 6g，桃仁 6g，炮干姜 6g，炙甘草 3g。水煎分 2 次服。

二诊：服头煎后全身即觉轻松，服第二煎后恶露始下，并逐渐增多，今晨胀痛消失。[苟鼎立．附子汤治愈妇科重症 29 例．甘肃中医，1992 (3)：28]

附子汤治疗妊娠腹凉痛案

江某，29 岁。患者第一、二次妊娠均 6 个月小产，做卵巢瘤手术后第三次妊娠，3 个多月小产，每次经西药治疗未效。本次妊娠经闭于 1962 年 9 月 1 日，妊娠 4 个月始出现少腹发凉、脚凉（下地尤甚）、食不下等症状。脉滑数，舌滑日淡，乃投附子，每剂 6g，伍以吴萸、厚朴、枳实等，连用 20d，当时下腹寒虽轻，痛仍重，乃用少腹逐瘀汤等 10 余剂，近妊娠 6 个月时，又以胃脘及少腹寒凉，故连用附子 6 方，每方附子 6g。妊娠 7 个月又第三次连用附子 10 方，每方附子 1.5~6g，后以凉痛减轻而停药，胎儿发育良好，足月产一 3 400g 女婴。[王靖寰．妊娠期应用附子的临床经验初步报告．中医杂志，1964，5：10]

附子汤治疗胎胀案

张某，女，22 岁，于 1963 年 3 月 8 日诊治。妊娠 6 个月，经常少腹冷痛，又感受寒邪，引起剧痛，腹胀如鼓，不能入眠，微觉恶寒，小便清长，大便溏薄，剧痛眉皱，舌白多津，四肢常冷，痛时尤甚，脉弦有力。此乃肾寒阳微，胞宫失于温煦，治以温经散寒，扶阳抑阴。方用：炮附子、茯苓、白芍、白术各 30g，潞党参 15g。上方服后，疼痛止，腹满减，少腹仍冷。继服上方 10 余剂，诸证悉除，至 10 月顺产一男婴。

按：此案由于肾阳衰微，胞宫失于温养，用附子汤温经散寒，益气止痛。治投病机，故能获效。历代医家多认为"附子堕胎为百病药长"，故妊娠时很少运用。本案用附子，乃遵《内经》"有故无殒，亦无殒也"之旨，辨证正确，治投病机，故有祛邪之功，而无堕胎之弊，何况仲景垂法，证脉分明，焉有不用之理？[周连三．医案二则．河南中医学院学报，1979，4：11]

附子汤治疗子肿案

陈某，女，27岁，1977年5月诊。妊娠6个月，两足肿胀，下肢重坠，行动不便，精神倦怠，胃纳不佳，口淡不渴，小便不利，舌质淡，脉细滑。证属脾肾阳虚，气机不运，水气凝聚而成子肿。治从温肾阳、健脾运、养血行水为主：附子、党参、茯苓各30g，苍术、白术、桂枝各20g，干姜、当归、川芎各14g，炙甘草7g，煎服；外用苏叶、苍术、桂枝各30g，水煎浸洗足部。7剂后，小便较长，足肿渐消，原方加熟地黄、黄芪、白芍各15g。服2剂，患者自觉口渴思饮，两目多眵，而脉舌同前，考虑到患者阳气尚虚微，但辛燥之品，不宜过量，乃遵《内经》"大毒治病，十去其六"之训，仿前法减其制，先后共服17剂（外用方持续使用），最后溲畅肿退，按期顺产，母子健康。[陈芝高．附子汤加味治疗子肿．浙江中医药，1979，10：388]

附子汤治疗遗尿案

李某，女，29岁。1969年3月6日初诊。患者元阳素虚，兼产后失于调摄，渐觉气短神疲，腰酸肢冷，纳少乏力，溺频且余沥不尽，后诸症加重，常于梦中遗溺，曾用补中益气汤治疗罔效，连服桑螵蛸散、缩泉丸，效亦不显。至诊时，几乎每晚入寐即遗，溺已稍寐复遗，甚至昼日见流水时也自遗，诚苦恼之至矣。患者精神萎靡，恍惚自汗，诊其脉沉而细紧，舌淡苔灰黑。问曰："腰脊少腹寒凉否？"答曰："如冰浸然。"遂命笔疏方：制附片15g，别直参（另煎）9g，炒白术15g，覆盆子18g，桑螵蛸15g。6剂。

二诊：腰腹凉减，一昼日仅遗1次，夜遗似仍如故。诊脉象稍紧，原方增附片至24克，加鱼鳔胶（烊化）9克，6剂。

三诊：共服18剂，遗尿已减，数夜1次，苔转灰白，守方再服9剂。

四诊：遗止，但尚有溺后余沥之状。上方加鹿角胶、龟板胶配丸剂，服用3个月。两年后因患他病来诊时告之，一直未曾复遗。

按：因产后伤肾，真阳坠微，致中土失于温煦，州都失于约束，故致此疾。[朱广仁．附子汤运用举隅．辽宁中医杂志，1980，2：13]

附子汤治疗月经延期案

吴某，女，42岁，1994年9月初诊。今年4月，因月经刚来，适为寒水所浸，以致数月来月经延期，每40余日一至。经水色暗，量不多。经来前后，腹痛绵绵不断，得温暖稍舒。面色晦暗，恶寒肢冷，大便带稀，小便量少，小腿部肿，按之呈现凹陷状，舌苔白，脉缓无力。拟用温肾培元，健脾利湿，调经理气之法。处方：附子汤合当归芍药散加砂仁、制香附，守方12剂，症状减轻。以后月经来时提前，量亦较多，证情缓和。妇女胞宫虚寒，冲任失调，以致月经迟至，经来腹痛，色暗及虚冷带下等病，附子汤都有效验。近时多弃置不用，殊为可惜。[李培生．附子汤的临床运用．湖

北中医杂志，1980，5：21]

附：《金匮要略》原文及释义

【原文】

妇人怀娠六七月，脉弦发热，其胎愈胀，腹痛恶寒者，少腹如扇①，所以然者，子脏②开故也，当以附子汤温其藏。方未见。

【词解】

①少腹如扇：扇（shān 山），此指风吹。形容少腹恶寒犹如风吹状。

②子脏：即子宫，又称胞宫。

【释义】

本条论述妊娠阳虚寒盛腹痛的证治。妊娠六七月时，出现脉弦发热，胎胀愈加明显，腹痛恶寒，少腹阵阵作冷有如风吹的感觉，这是肾阳亏虚，阴寒内盛作致。用附子汤温阳散寒，暖宫安胎。原方未见，徐忠可等注家认为可能是《伤寒论·少阴病》的附子汤。

【文献摘录】

妊娠脉弦为虚寒，虚阳外散故发热，阴寒内逆故胎胀。腹痛恶寒者，其内无阳，子脏不能司闭藏之令，故阴中觉寒气习习如扇也。用附子汤以温其脏，则胎自安。世人皆以附子为堕胎百药长，仲景独用以为安胎圣药，非神而明之，莫敢轻试也。（3）《医通》。

（二）肝脾失调

【证候】

主证：腹中拘急而痛，或绵绵作痛。

以方测证：或有另外两方面症候，一是肝血虚少的表现，如小腹绵绵作痛，喜揉喜按，面唇少华，头昏，目眩，爪甲不荣，肢体麻木，舌质淡、苔薄白，脉细滑；二是脾虚湿阻的见症，如纳少体倦，白带量多，面浮或下肢微肿，小便不利或泄泻等。同时，可见舌淡苔白腻或薄腻，脉弦细。

【病因病机】 总为肝脾失调，气郁血滞湿阻。

肝藏血主疏泄，脾主运化水湿，妊娠时血聚胞宫养胎，肝血相对不足，则肝失调畅而气郁血滞，木不疏土，脾虚失运则湿生。肝血虚胞宫失养则腹痛；机体失养而唇少华，头昏，目眩，爪甲不荣，肢体麻木；血虚不能上荣，故面色萎黄，舌淡苔薄白，脉细滑，为血虚之征。脾虚湿盛则白带量多，面浮或下肢微肿，小便不利或泄泻等。舌淡苔白腻或薄腻为脾虚湿盛，脉弦细为肝血虚之象。

【治法】

养血调肝，渗湿健脾。

【方药】

当归芍药散。

当归、芍药、茯苓、白术、泽泻、川芎。

方中重用芍药敛肝养肝血，缓急止痛，当归助芍药补养肝血，川芎行血中之滞气，三药共以调肝；泽泻用量亦较重，意在渗利湿浊，白术、茯苓健脾除湿，三者合以治脾。肝血足则气条达，脾运健则湿邪除。可加党参、首乌、桑寄生。若血虚甚者，酌加菟丝子、枸杞子、制首乌以滋肾养血，濡养胞脉；心悸失眠甚者，酌加酸枣仁、龙眼肉、五味子养血宁心安神。

当归芍药散体现了肝脾两调，血水同治的特点，治妊娠病时，应注意方中川芎的用量宜小。因其为血中气药，味辛走窜。

本方与附子汤均治妊娠腹痛，但主症、病机、治法各异，列于表4-2比较。

表4-2　附子汤证与当归芍药散证比较表

方证	主症	病机	治法
附子汤证	腹痛恶寒，少腹如扇，其胎愈胀，脉弦，发热	肾阳不足阴寒内盛	温阳散寒暖宫安胎
当归芍药散证	腹中拘急，绵绵作痛，伴头昏，面唇少华，或肢肿，小便不利	肝脾失调气郁血滞湿阻	养血调肝健脾渗湿

【方药研究】

（1）在经活体探讨当归芍药散对小鼠着床期子宫内膜的作用实验中发现，子宫内局部高浓度的过氧化物抑制小鼠的受孕力，而给予当归芍药散，小鼠的受孕力明显得到改善，组织学所见也接近正常。由此认为，当归芍药散改善受孕力的机制是对过氧化物的清除作用。[太田博孝．当归芍药散的清除过氧化物作用对受孕力的影响．国外医学，中医中药分册，2001（4）：17]

（2）当归芍药散水提物、醇提物均可抑制大鼠离体子宫的自发收缩，对抗垂体后叶素及前列腺素E引起的子宫平滑肌痉挛，对各种妇科痛症有效。另有实验证明，当归芍药散有抗炎、镇静、调节下丘脑—垂体—卵巢轴的内分泌平衡，调节自主神经功能、降低血黏度、改善微循环、抑制血凝及血小板聚集以及抗贫血作用，这为本方治疗以上妇科诸证提供了有力的佐证。[王双乾．当归芍药散的临床应用［J］．陕西中医，2002，23（11）：1037-1038]

（3）应用加味当归芍药散共治217例胎位不正患者，收到满意效果。处方：酒当归、焦白术、杭白芍、白茯苓、盐泽泻、酒续断、桑寄生、菟丝子、大腹皮各9克，酒川芎、紫苏叶、陈皮各6克。水煎，早、晚空腹服药。胞宫的功能与冲任二脉关系密切。冲脉之精血充盛，才能保证胞宫正常生理功能活动。冲任二脉调和则胞宫自无疾患。冲任二脉亏虚势必影响胎儿在胞宫内的位置改变。根据此理论，以生血来强壮冲任二脉，维持冲任之生理功能。血生于中土，土过燥不能生物，故以当归、川芎、白芍滋之；土过湿也不能生物，故以茯苓、白术、泽泻渗之。湿燥适宜，则中气治而自生。苏叶、陈皮、大腹皮下降胎气；菟丝子、续断、桑寄生固肾安胎，诸药合用使生血有源，冲任脉盛，肾固胎安，胎儿得养，因而胎位自转正常。[吴光烈．加味当归芍药散治疗胎位不正217例临床观察．福建中医药，1984，4：18]

（4）当归芍药散治疗妊娠高血压综合征46例，平均年龄26岁，就诊时孕周28～36周，轻度妊娠高血压综合征25例，中度妊娠高血压综合征17例，重度妊娠高血压综合征 4 例。治疗方法：当归 20 克，白芍 40 克，川芎 10 克，茯苓 15 克，白术 30 克，泽泻 15 克。上药加水 800mL，煎取 300mL，每日早晚 2 次分服，7d 为 1 个疗程。本组 46 例经治 2 个疗程后，结果：痊愈 26 例；好转 15 例；无效 5 例，总有效率 89.1%。妊高征的主要病理改变为全身小动脉痉挛，血液流变性差，血黏度增加。当归、白芍、川芎有缓解小动脉痉挛、改善微循环的作用；白术、茯苓、泽泻可利尿消肿。[赵凯．当归芍药散治妊娠高血压综合征．国医论坛，1995，5：19]

（5）当归芍药散治疗羊水过多 36 例，均经 B 超检查排除胎儿畸形。B 超报告羊水最大深度为 8~9cm 者 23 例，9.1~10cm 者 8 例，10cm 以上者 5 例。治疗方法：当归、广木香、砂仁各 10g，川芎 9g，白芍、泽泻、白术各 12g，茯苓、猪苓、陈皮、大腹皮各 15g。加减：兼见体倦乏力属气虚者，加党参 15g，黄芪 20g；肾虚腰膝酸软者加菟丝子、杜仲各 15g，胸闷气喘偏重者加桑白皮 5g，苏子 12g。服法：水煎取汁 500mL，分次温服，1 日 1 剂。治疗结果：治愈 23 例，有效 11 例，无效 2 例，总有效率为 94.4%。[胡晓华．当归芍药散治疗羊水过多 36 例．湖北中医杂志，1964，5：24]

（5）加味当归芍药汤治疗先兆流产 52 例，总有效率为 92.3%。方药组成：当归 10g，芍药 15g，茯苓 15g，泽泻 10g，川芎 10g，川断 30g，寄生 30g，苎麻根 30g。每日 1 剂两煎，每煎 200mL，早晚各服 1 次，1 个月为 1 个疗程。[谷宝森．加味当归芍药汤治疗先兆流产．天津中医，1986，6：39]

（6）为探讨本方对功能性子宫出血患者垂体—卵巢轴内分泌激素的影响，运用放射免疫的测定方法，对 12 例服药前后血清 FSH（促卵泡激素）、LH（促黄体生成素）、E2（雌二醇）、P（孕酮）含量变化进行观察。初步提示本方对上述 4 种分泌激素有一定影响。服法：当归、芍药、川芎、茯苓、泽泻、白术按比例配方，共研细末，每次 3 克，每日 2 次，整个月经周期持续服用，疗程 3~6 个月。结果，5 例青春期无排卵型，4 种激素表现上升的趋势，并以 E2 上升较明显；4 例更年期无排卵型则表现为 E2 降低，FSH、LH 的升高；3 例育龄期有排卵型，4 种激素均表现出降低趋势，以黄体期 E2 和 P 的降低最为显著（$P<0.5$），青春期无排卵型 4 例有效患者月经中期治疗后 E2 含量较治疗前显著升高（$P<0.5$）。而 1 例无效患者治疗后 E2 含量却较治疗前降低。说明本方对无排卵型内分泌失调的疗效较好，有排卵型疗效较差，本方是激素的激活剂，对不同年龄及有无排卵型患者的内分泌状态的影响是不同的，其作用可能是通过调节体内 E2 合成的量，从而反馈地影响垂体 FSH、LH 的释放。但对体内 E2 含量的影响，可能是基于机体病理生理状态的不同，而呈双向作用，使异常状态恢复正常。[刘平，等．当归芍药散对功能性子宫出血患者血清 FSH. LH. E2. P 含量的影响．浙江中医杂志，1983，18（10）：472]

【方药应用及医案举例】

本方广泛用于妇科、内科、五官科、外科等病证，但其病机都与肝脾失调，气郁血滞湿阻有关。妇科病如胎位不正可加续断、菟丝子、桑寄生、大腹皮、苏叶、陈皮等，先兆流产可加川断、桑寄生、菟丝子、苎麻根，功能性子宫出血以及多种原因引起的妇科前阴出血可加茜草、仙鹤草、黑蒲黄等，慢性盆腔炎可加白花蛇舌草、红藤、薏苡仁，特发性浮肿、痛经、不孕、妊娠高血压综合征、妊娠贫血，妊娠坐骨神经痛、子宫肿瘤、更年期综合征、羊水过多可加猪苓、陈皮、大腹皮、广木香、砂仁。内科病如心绞痛可加太子参、丹参、水蛭。

外科病如慢性阑尾炎可加败酱草。

当归芍药散治疗妊娠腹痛案

于某，23岁。自孕后1个月，觉小腹隐痛，时作时止，4个月后痛及上腹，有时牵及两胁，呈游走痛，而且胀满，伴胸闷太息，嗳气，身沉，食少，面色萎黄，脉弦滑、关脉弦细。脉症合参，属肝郁脾虚之妊娠腹痛。治以养血疏肝，健脾利湿，方以当归芍药散为汤剂：当归、川芎、茯苓各10g，白术、白芍各15g，泽泻6g。水煎服。服2剂后腹痛即除。随访足月顺产一男婴。[张天恩，等．当归芍药散的临床应用．陕西中医，1985（7）：315]

当归芍药散治疗妊娠腹痛案

童某，女，24岁。1980年5月25日就诊。妊娠4个月，腹痛2d，以阑尾炎收住外科，经检查诊断胆囊炎待排、妊娠并肠蛔虫。因是孕妇，故邀余用中药治疗，诊得面色不华，神疲倦怠，腹痛隐隐，辄时加重，喜暖，食欲不佳，口淡乏味，大便不爽，舌胖大质淡，苔薄白，脉细紧而滑。此妊娠已排除外科急腹症，患者不愿用抗生素及驱虫药而求治于中医。以肝脾不调，脾虚湿滞，经脉失濡辨治，故用当归芍药散养血健脾，柔肝缓急止痛。当归身15g，杭芍50g，川芎5g，茯苓20g，泽泻15g，白术15g。

5月30日二诊，服上方后痛减大半，食欲不佳，口淡乏味，神倦，继服上方加砂仁、炙甘草。

5月31日三诊，腹痛除，余症减继服上方加砂仁、桑寄生3剂善后，调理而愈。[罗增发．当归芍药散临床运用．云南中医杂志，1995，1：49]

当归芍药散治疗宫外孕案

陈某，女，35岁，干部。1982年10月28日入院。患者人流术后57d未行经，经检查、化验等，诊断为宫外孕。因患者惧手术，要求中药治疗，经投当归芍药散加味：当归10g，赤芍30g，茯苓15g，泽泻10g，炒白术15g，川芎10g，牡丹皮15g，桃仁9g，红花6g，甘草3g。2剂后下腹仍有压痛，尿妊娠试验仍为阳性，继用上方加川牛膝15g，蜈蚣2条。再服2剂，腹痛消失。阴道下血，色暗红有块，尿妊娠试验转阴。上方去蜈蚣继进2剂，至11月5日四诊时患者能起床活动，腹软，无明显腹痛及反跳痛，尿妊娠试验阴性，阴道下血色鲜，量不多。上方去牛膝、桃仁、红花，加党参15g，连服7剂，症状消失而愈。[王武振．当归芍药散加味治愈宫外孕．上海中医药杂志，1989，4：25]

当归芍药散治疗妊娠合并急性阑尾炎案

患者，女，27岁，工人。妊娠6个月，右下腹痛1周，伴发热，恶心，不思饮食，口干不欲饮，大便3d未行。经外院诊为急性阑尾炎，曾注射庆大霉素，口服红霉素等，腹痛仍未减轻。检查，体温38℃，右腹部有轻度肌紧张，于脐右侧压痛明显，宫底于脐上一指处可及，胎心（-），血常规：白细胞计数15 000/mm³，中性粒细胞80%，舌质红、苔黄，脉滑数。证属热毒内蕴，血瘀内结所致，治以除瘀解毒，止痛安胎。方拟当归芍药散加减：当归10g，杭芍30g，川芎10g，云苓12g，薏苡仁10g，红藤 20g，鱼腥草 20g，金银花 10g，蒲公英 10g，牡丹皮 10g。服药 3 剂，体温 37℃，腹痛明显减轻，大便如常，原方减去牡丹皮、薏苡仁，加白术 10g、苎麻根 20g 以安胎，进服 4 剂，腹痛消失，体温正常，血常规：白细胞计数 7 800/mm³，病告痊愈，于 1986 年 1 月足月顺产一女婴，发育良好。[张莹. 当归芍药散加减治疗妊娠合并急性阑尾炎. 天津中医，1990，4：38]

当归芍药散治疗子晕案

陈某，女，26 岁。患者孕 7 个月，头昏脑重，视物不清，面浮肢肿，按之没指，四肢倦怠，食欲不振，腰酸软，大便细软，苔白腻，舌质淡红，脉滑。血压 21.3/13.3kPa，尿蛋白（+）。证属子晕（先兆子痫），脾虚肝旺，血水同病。治宜健脾利水，养血柔肝。方用当归芍药散加味：当归 10g，白芍 20g，川芎 5g，茯苓 10g，白术 10g，泽泻 10g，杜仲 12g，生黄芪 12g，陈皮 5g。服 15 剂后，血压和尿蛋白转为正常，水肿减退。后期妊娠正常，顺产一男婴。

按：本案因脾虚失运，水湿内阻，聚而为痰，气血生化之源不足，复因孕 7 个月，阴血养胎，血虚肝失所养，痰热上蒙清窍发为子晕。肾气虚精不固则腰酸；脾肾失调，水液代谢障碍发为水肿。其病理为血水同病。方中白芍敛阴柔肝，养血安胎，调和肝脾；白术治痰饮水气病之首药，具有健脾利尿养胎之功；黄芪益气利尿，固摄尿蛋白；杜仲扩张血管降低血压。全方共奏健脾利水，养血安胎之效。[戴冬生. 当归芍药散治验二则. 河南中医，1996，3：151]

当归芍药散治疗妊娠期黄疸案

陶某，女，22 岁，农民。妊娠 8 个月，今证见全身黄色鲜明，周身浮肿，以面部及双下肢为甚，按之凹陷，恶心呕吐，纳呆，腹胀食后为甚，口渴不欲饮，大便溏，小便深黄，舌质淡，苔白厚，根部稍黄，脉弦细滑数。肝功：黄疸指数 40u，碘试验（++，麝浊 20u，谷丙转氨酶 175u（赖氏法）。辨证为肝郁脾虚、湿热内蕴。治以养血调肝，健脾利湿，清热退黄。药用当归 12g，白芍、白术各 15g，川芎 6g，茯苓、泽泻各 20g，茵陈 40g，藿香 10g。3 剂后呕吐止，但腹胀甚。上方去藿香加枳壳 15g，连进 20 剂，顺产一男，黄疸、浮肿均消退、食欲增加。复查肝功：黄疸指数 7u，谷丙转氨酶 30u。改用逍遥散 10 剂以调理肝脾善后。

按：妊娠黄疸属重险证候，治疗要慎重，既要逐邪，而弗伤胎。由于妇人怀孕期间，血聚养胎，阴血偏虚，肝阳偏亢，肝旺则乘脾土，湿热病邪为患，故投当归芍药散养血调肝培土，加茵陈清热退黄，藿香芳香降浊止呕。药切病机，则黄退而婴儿保全。[金芝芳. 当归芍药散的异病同治. 浙江中医杂志，1986，10：467]

当归芍药散治疗习惯性流产案

倪某，女，32 岁，农民。怀孕 3 胎皆于 2~4 月伤时流产。现停经 70d，恶心呕吐，食欲不振，尿妊娠试验阳性。3d 前开始阴道出血，淋漓不断，伴有腹痛腰酸，少腹坠胀。因前 3 胎均用西药治疗未效，要求服中药保胎。视其面色萎黄，目睑轻度浮肿，舌苔薄白质淡胖，脉细弱。症由肝脾两亏，气虚失摄，血不养胎，胎元不固，治以当归芍药散化裁。处方：当归身、炒白芍、茯苓各 12g，川芎 5g，炙黄芪 15g，炒白术 10g，升麻 5g，阿胶（化冲）10g，艾叶炭 5g。服药 3 帖，腰酸腹痛均减，面消肿，阴道出血止，少腹坠胀亦减轻。胎系于肾，续予上方加川断、菟丝子各12g，连服7剂，诸症消失，足月分娩一女。

按：胎之长养，全赖母气，其精血虽由肝肾，输运尚恃乎脾，如肝脾亏损，气血虚弱，胎失所养，亦可致胎元不固。本方适用于血不养胎，气失固摄之证。当归芍药散功能补血养肝益气健脾，加升麻、黄芪升健脾气，增强其提携固摄之权；阿胶、艾叶炭助芍药以养血安胎，温经止血，去泽泻者避其分利伤气。中州气旺，生化有源，气血充盛，冲任得养，则胎元自安。［李兰舫．当归芍药散的临床运用．江苏中医杂志，1982，5：36］

当归芍药散治疗胎漏、胎动不安（先兆流产）案

蓝某，女，34岁，1972年2月5日初诊。患者停经60余天，阴道出血1周，出血量少，色暗红，淋漓不绝，无血块，伴有腰胀、少腹胀痛，胃纳尚佳，无呕吐、泛酸、口不干、略苦，二便正常。近半月来情绪不佳。经用黄体酮等止血之剂，血量稍少，但仍有阴道出血，脉弦，舌质淡红、苔薄白。妊娠试验阳性。此为肝脾不和，湿热内停，迫血妄行。以当归芍药散加味：当归10g，白芍15g，白术10g，泽泻10g，云苓10g，川芎5g，桑寄生15g，阿胶9g，苎麻根10g，杜仲10g。共服10剂，血止，随诊，足月顺产一男婴。［江西中医药，2001，32（1）：4～5］

当归芍药散治疗胎水肿满案

刘某，女，30岁，教师。1991年10月25日就诊。妊娠5月余，双腿浮肿，胸闷腹胀，纳差便溏，小便量少，腹围较大，舌淡红、苔薄白，脉细稍弱。证属妊娠脾虚，水气不利。治宜健脾渗湿，行气消肿。处方：白术10g，茯苓12g，川芎6g，当归12g，白芍12g，泽泻12g，黄芪15g，枳壳10g，陈皮10g，大腹皮10g。服7剂后，双腿浮肿消退，尿量增加，胸闷腹胀缓解，继服5剂巩固疗效。此后未再出现浮肿，足月顺产一女婴。［张素华．当归芍药散在妇科临床的运用．山西中医，1996，12（5）：43］

当归芍药散治疗妊娠突发右下腹绞痛案（妊娠合并尿路结石）

李某，女，28岁，农民，2003年3月6日诊。妊娠3月，突发右下腹绞痛，并向会阴部放射，尿频、尿急，肛门坠胀欲解大便而不能，舌质红，苔薄白腻，脉弦滑。B超提示右输尿管结石（1.0cm×0.6cm）并有肾轻度积水。考虑妊娠3月，用药甚为棘手，初用氨苄青霉素静脉滴注，肌内注射黄体酮治疗2d，疼痛仍未缓解。处方：当归15g，白芍20g，赤芍10g，茯苓10g，泽泻10g，白术10g，甘草8g，金钱草30g，郁金15g，白花蛇舌草30g，3剂，每日1剂。服1剂疼痛即未作，服至第3天排出结石1枚。半年后顺产一男婴，母子安康。［江西中医药，2006（02）：28］

附：《金匮要略》原文及释义
【原文】
妇人妊娠，腹中痛①，当归芍药散主之。（5）
当归芍药散方：
当归三两　芍药一斤　茯苓四两　白术四两　泽泻半斤　芎䓖半斤　一作三两
上六味，杵为散，取方寸匕，酒和，日三服。

【词解】

①痛：疞（jiāo 绞），腹中急痛。《汉语大字典》解作"腹中绞痛"；而徐忠可则谓"痛"者，"绵绵而痛，不若寒疝之绞痛，血气之刺痛也"；《金匮要略校注语译》又认为"痛，即拧着痛"（根据临床实践，以上三种情况本方都可治疗。故不必拘泥于其痛是腹中拘急，绵绵而痛，还是腹中绞痛，或者拧着痛）。

【释义】

本条论述妊娠肝脾不和所致腹痛的治法。导本证腹痛是由于肝血虚，气机不畅，脾气虚，运化失职，湿停于内所致。用当归芍药散养血疏肝，健脾利湿，使肝血足气机调，脾运健湿邪除，肝脾调和而自愈。

【文献摘录】

（1）徐忠可：痛者，绵绵而痛，不若寒疝之绞痛，血气之刺痛也，乃正气不足，使阴得乘阳，而水气胜土，脾郁不伸，郁而求伸，土气不调，则痛绵绵矣。故以归芍养血，苓术扶脾，泽泻泻其有余之蓄水，芎䓖畅其欲遂之血气，不用黄芩，疗痛因虚，则稍挟寒也，然不用热药，原非大寒，正气充则微寒自去耳。（《金匮要略论注》）

（2）赵以德：此与胞阻痛者不同，乃因脾土为木邪所克，谷气不举，其湿化淫，下流以塞，搏阴血而痛也。由是用芍药数倍多于他药，以泻肝木，利阴塞；更与芎、归补血止痛，而又佐以茯苓等收其湿邪，以降于小便也，白术益脾燥湿，茯苓、泽泻行其所积，从小便出之。以此而观，内外六淫，皆能伤胎成痛，岂独湿而已哉了兹立一法则，余者可准而推也。（《金匮方论衍义》）

二、历代沿革

"妊娠腹痛"始于隋代《诸病源候论·妇人妊娠病诸候》，根据疼痛发生的部位不同分别有"妊娠心腹痛候""妊娠腰腹痛候""妊娠小腹痛候"等，并云"其腹痛不已，邪正相干，血气相乱，致伤损胞络，则令动胎也"，对妊娠腹痛与胎动不安病证间的转归关系有了明确的认识。后世医家所指妊娠腹痛为不伴下血者。清代《胎产心法·诸痛论》云："如不时腹痛，名曰胎痛，有血虚、气滞二因，然血虚居多。"突出妊娠腹痛以"不时腹痛"为主证，正是本节讨论的妊娠腹痛的特点。

三、现代诊治

【诊断】

1. 病史 有停经史及早孕反应。

2. 临床表现 妊娠期出现小腹部疼痛，程度不甚，以病势较缓的小腹绵绵作痛，或冷痛不适，或隐隐作痛，或小腹连及胁肋胀痛为多见。

3. 检查

（1）妇科检查：妊娠子宫、腹部柔软。不拒按。

（2）辅助检查：尿妊娠试验阳性；B超检查：子宫体腔内可见妊娠囊，或可见胎心搏动。

【鉴别诊断】

本病应与能引起腹痛的其他妊娠疾病和发生于妊娠期间的内、外科性腹痛疾病相鉴别：

1. 输卵管妊娠 妊娠早期腹痛者应与本病相鉴别。输卵管妊娠未破损期下腹部一侧隐痛、坠胀，已破损期突发下腹部一侧撕裂样疼痛，但 B 超检查子宫体腔内空虚，一侧附件区可见妊娠囊及胎心搏动，腹腔或有积液。已破损期腹部有压痛反跳痛，腹肌紧张，腹部叩诊有移动性浊音，可伴见晕厥、休克，后穹隆穿刺多可抽到暗红色不凝固的血液。

2. 葡萄胎 妊娠早期腹痛者应与葡萄胎相鉴别。葡萄胎患者可有阵发性腹痛，若发生卵巢黄素化囊肿扭转或破裂，则可出现急腹痛，但葡萄胎患者尚有阴道不规则流血，子宫异常增大变软，B 超检查无妊娠囊或胎心搏动，宫腔内充满不均质密集状或短条状回声，呈"落雪状"或"蜂窝状"图像，常可测到双侧或一侧卵巢囊肿。

3. 胎盘早剥 妊娠中、晚期腹痛者应与胎盘早剥相鉴别。胎盘剥离面小可有轻度腹痛，胎盘剥离面积大则可突然发生持续性腹痛、腰酸或腰背痛，伴或不伴阴道流血，严重时出现休克、弥散性血管内凝血，B 超检查显示胎盘与子宫壁之间出现边缘不清楚的液性低回声即为胎盘后血肿，胎盘异常增厚或胎盘边缘"圆形"裂开。

4. 妊娠合并卵巢囊肿蒂扭转 多发生于妊娠中期，以突然出现一侧下腹部绞痛，甚则昏厥，或伴恶心呕吐为特征。结合病史、妇科检查、B 超检查可做出鉴别。

5. 妊娠合并阑尾炎 详见妊娠恶阻。

【病因病机】

本病的发病机理主要是胞脉阻滞或胞脉失养，气血运行不畅而致。不通则痛为实，不荣而痛为虚。其病变仅在胞脉，尚未损及胎元，但若病情发展也可损伤胎元。本病的病因病机有血虚、虚寒、气郁。

1. 血虚 血虚的病因病机同仲景证治要点。

2. 虚寒 患者素体阳虚，孕后复感寒邪，胞脉失于温煦，有碍气血畅行，致使小腹疼痛。《圣济总录》云："妊娠脏腑虚弱，冒寒湿之气，邪气与正气相击，故令腹痛。"

3. 气郁 孕妇素性抑郁，或情志所伤，致使肝失条达，血海气机失调，气血不畅，胞脉阻滞，不通则痛。

【辨证论治】

临床辨病思路：患者停经后出现以小腹疼痛为主要症状的病症，应首先做妊娠试验和 B 超检查以确诊是否正常宫内妊娠，以排除异位妊娠、葡萄胎、妊娠合并卵巢囊肿蒂扭转、胎盘早剥、妊娠合并阑尾炎等疾病引起的腹痛，再按本病辨证施治。

本病辨证主要根据腹痛的性质和程度，结合兼证及舌脉辨其虚、实。

本病的治法以调理气血为主，使胞脉气血畅通，则其痛自止，并佐以补肾安胎。若病情发展，出现胎动不安或堕胎、小产时，则须按胎动不安或堕胎、小产处理。

1. 血虚证 血虚证的辨证论治同仲景证治要点中的肝脾失调证。

2. 虚寒证

证候：妊娠期间，小腹冷痛，喜温喜按，形寒肢冷，倦怠无力，纳少便溏，面色晄白，舌淡，苔白，脉沉细滑。

分析：阳虚内寒，胞脉失于温煦，故小腹冷痛，喜温喜按；中阳不振，则纳少便溏、倦怠无力；阳气不能外达，故形寒肢冷，面色㿠白。舌淡，苔白，脉细滑，为虚寒之征。

治法：暖宫止痛，养血安胎。

方药：胶艾汤（《金匮要略》）加巴戟天、杜仲、补骨脂。

阿胶、艾叶、当归、川芎、白芍、干地黄、甘草。

方义：方中艾叶暖宫止痛；当归、川芎养血行滞；白芍、甘草缓急止痛；阿胶、干地黄养血安胎。全方共奏暖宫止痛，养血安胎之效。

3. 气郁证

证候：妊娠期间，小腹或少腹胀痛，按之痛甚，连及两胁，情志抑郁，或烦躁易怒，舌苔薄黄，脉象弦滑。

分析：素性忧郁，肝失条达，气机不畅，孕后胞脉阻滞，故小腹胀痛；气滞肝脉，故胸胁胀满；气郁无以宣达，气机不畅，故情志抑郁，肝气郁结而化火，故烦躁易怒；舌苔薄，脉弦滑，为肝郁气滞之征。

治法：疏肝解郁，止痛安胎。

方药：逍遥散（方见月经先后无定期）。

可加苏梗宽中行气安胎。若小腹胀甚者，加香附、乌药、陈皮疏肝理气止痛。

郁而化热，加栀子、黄芩清热除烦。亦可服逍遥浓缩丸（《中华人民共和国卫生部·药品标准中药·成药制剂》）。

【其他疗法】

经验方：

（1）桑寄生 3g，艾叶 4.5g，水煎，阿胶 4.5g，烊化冲服。用于虚寒证腹痛兼腰痛者。

（《中医妇科学》胡小怡）

（2）延胡四物汤：当归、川芎、白芍、熟地黄、延胡索，水煎服，有和血止痛安胎之效，主治妊娠腰酸腹作痛。

（《医宗金鉴·妇科心法要诀》）

（3）白术汤：白术、黄芩、赤芍，水煎服。主治妊娠腹痛不已者，气乘胞络伤损子脏也。

（《妇人大全良方》）

（4）中成药：艾附暖宫丸，每次 5g，每日 2 次，用于虚寒腹痛。

（《中医妇科学》胡小怡）

【预防与调摄】

孕期应注意避免过劳、持重、登高、剧烈运动，禁房事，保持心情舒畅。既病之后注意适当休息，积极治疗。

【转归与预后】

妊娠腹痛，病位在胞脉，尚未损及胎元，病势亦多较轻，经及时有效治疗，多能渐愈，预后良好。若痛久不止，病势日进损动胎元，而变生胎漏、胎动不安，甚至可导致胎元离胞，发展为堕胎、小产。

【临证参考】

妊娠腹痛为临床常见病，凡妊娠期间出现与妊娠有关的腹痛而无阴道出血者，都属本病范围。其疼痛不仅局限于小腹，少腹疼痛亦多见，病势较缓且疼痛无规律性，子宫硬度无变化，病位在胞脉，未损及胎元。临证必须注意与相似病尤其是异位妊娠相鉴别。妊娠腹痛若失治或误治，则可发展为胎漏、胎动不安，甚则堕胎、小产。若腹痛较甚，尤其是小腹阵发性疼痛，腰酸或伴阴道少量出血者，应按胎动不安诊治。

第四节　胎漏、胎动不安（妊娠下血、半产下血、妊娠养胎）

妊娠期间，阴道少量出血，时下时止，或淋漓不断，而无腰酸腹痛者，称为"胎漏"，亦称"胞漏""漏胞"等。

妊娠期间，出现腰酸腹痛，小腹下坠，或伴阴道少量出血者，称为"胎动不安"，又称"胎气不安"。

胎漏、胎动不安是堕胎、小产的先兆，西医称之为"先兆流产"。流产是一个动态变化的过程，若先兆流产安胎成功，可继续正常妊娠。若病情发展可成为"难免流产""完全流产""不全流产""过期流产""感染性流产""习惯性流产"。中医基本上有相应的病名，本节仅讨论先兆流产，即胎漏、胎动不安。

胎漏、胎动不安病名虽不同，但临床表现难以截然分开。更由于两者的病因病机、辨证论治、转归预后、预防调摄等基本相同，故一并讨论。

西医妇产科学中的先兆流产和早产可参照胎漏、胎动不安辨证论治；西医妇产科学中的早期流产和晚期流产类似堕胎、小产。

一、仲景论治要点

（一）血虚湿热

【症候】

以方测证：可见胎动下坠或妊娠下血，或腹痛，或曾经半产等，并伴神疲肢倦，口干口苦，纳少，面黄形瘦，大便或结或溏，舌尖微红或苔薄黄，脉细滑。

【病因病机】

妇人妊娠后，最需重视肝脾两脏。因胎在母腹，全赖气血以养之。肝血足则胎得养，脾运健则气血充。若肝血不足，脾运不健，酿湿蕴热，则胞胎失养，影响胎儿，甚至可导致胎动不安。

【治法】

养血健脾，清热除湿。

【方药组成及方义】

当归散

当归、黄芩、芍药、川芎、白术

方中当归、芍药补肝养血，配芎蓣则补而不滞；白术健脾除湿，黄芩坚阴清热，合用之，使血虚得补，湿热得除，收到邪去胎自安，血足胎得养的效果。

后世医家将白术、黄芩视为安胎圣药，其源概出于此。但这 2 味药仅适宜于脾虚失运、湿热内蕴而致胎动不安者，并非安胎通用之品。

【现代研究】

黎清婵等报道以加味当归散治疗胎动不安 60 例，治疗组有效率为 90.1%；何胜利引以当归散预防母婴血型不合之新生儿溶血 84 例，结果孕妇血清免疫抗体测降至 1∶32 以下 67 例，降至 1∶64 为 11 例，总下降率 92.81%。86 个新生儿（2 例双胞胎）中，11 例发生黄疸，重度 2 例，中度 3 例，轻度 7 例；胡素英报道当归散治疗浅层点状角膜炎 62 例，1～4 周治疗后，38 例痊愈，20 例显效，4 例无效，总有效率 93.5%。

[黎清婵，朱勤芬．加味当归散治疗胎动不安 60 例疗效观察．湖南中医杂志，2004，20（4）：33～34]

[何胜利．当归散预防母婴血型不合之新生儿溶血病 84 例临床观察．贵阳中医学院学报．1998：20]

[胡素英．当归散加减治疗浅层点状角膜炎 62 例．浙江中医杂志，1998，04：173]

【方药应用及医案举例】

临床上常用治妊娠腹痛和胎漏，防治新生儿溶血，还可用于治疗浅层点状角膜炎、黄褐斑。本方加补肾之品如生熟地黄、桑寄生、续断、菟丝子、阿胶、杜仲等可预防习惯性流产，加茵陈、大黄、丹参等可预防母婴血型不合之新生儿溶血病等。如长期服用，以散剂为佳；短期服用，以汤剂为宜。本方用于胎动不安或预防滑胎时，方中川芎用量宜小，一般为 3～6g。如：

当归散防治习惯性流产案

汪某，女，30 岁，工人，1983 年 9 月 10 日初诊。结婚 3 年内流产 5 次，既往流产时间于 60～70d，末次流产期 1983 年 2 月 16 日，来诊时已停经 42d，尿妊娠试验阳性，因恐惧紧张而来本院要求用中药保胎。症见头昏乏力，心悸口干，纳差，苔薄黄，脉弦滑。予以当归、白术、黄芩、川断、麦冬各 10g，白芍、茯苓、太子参、阿胶各 12g，桑寄生、菟丝子各 15g，川芎 5g。每周服 3 剂，至 3 个月时停药。于 1984 年 5 月顺产 1 女婴。[赵荣胜．中药防治习惯性流产 11 例．湖北中医杂志，1985（6）：21]

当归散治疗胎动不安案

关某，30 岁。妊娠近 5 个月，右下腹痛已逾 3 日，头昏肢倦，纳少，口苦而干，咳嗽干呕，大便时结时溏，舌尖赤，苔薄白，脉滑数。徐老诊为脾胃不和，湿热内阻，不通则痛，治宜清热解毒，健脾利湿，缓急止痛，予当归散加味。处方：当归 10g，炒白术 10g，白芍 10g，炒黄芩 9g，川芎 3g，银花 15g，连翘 10g，茯苓 10g，紫花地丁 15g，红藤 12g。3 剂，每日 1 剂，水煎服。复诊：药后腹痛减，唯口苦诸症尚存，原方去红藤，加蒲公英 12g，服 5 剂病愈。[徐寅，等．经方治疗妇产病证经验．湖南中医杂志，1992（3）：17]

当归散治疗黄褐斑案

黄某，女，28 岁。1987 年 6 月 13 日初诊。两颧部起黄褐斑 5 年。患者 5 年前妊娠时脸部逐渐出现黄褐斑，入夏色泽变深，冬季转淡，伴有月经延期，量少色淡，劳累后自觉脘腹胀满，口苦，肢倦。肝功能检查正常。察舌质红、苔薄黄，面色萎黄，脉弦细。证属脾虚血不荣肤，兼有湿热内蕴。治拟健脾养血，佐以清化湿热。方选当归散加减：当归、生白术、茯苓各15g，生熟地黄各20g，白芍、黄芩、白芷各10g，川芎6g，每日1剂，水煎2次分服。外擦3%双氧水，每日3次。前后调治35剂，黄褐斑消失，月经正常。（四川中医，1995，9：48~49）

附：《金匮要略》原文及释义

【原文】

妇人妊娠，宜常服当归散主之。

当归散方：

当归　黄芩　芍药　芎䓖各一斤　白术半斤

上五味，杵为散，酒饮服方寸匕，日再服。妊娠常服即易产，胎无苦疾。产后百病悉主之。

【释义】

本条论述血虚湿热胎动不安的治法。妇人妊娠后，若肝血不足，脾运不健，酿湿蕴热，则胞胎失养，影响胎儿，甚至可导致胎动不安，故用当归散使血虚得补，湿热得除，收到邪去胎自安，血足胎得养的效果。

原文"常服"二字宜活看。妊娠肝脾不调，血虚湿热者常服之，确能清化湿热，安胎保产；若孕妇体健无病，胎有所养，胎元自安，则无须服药。对方后"妊娠常服即易产，胎无苦疾。产后百病悉主之"，亦应从肝虚脾弱，血虚湿热着眼，并非产后百病，都可概用当归散。

【文献摘录】

妊娠之后，最虑湿热伤动胎气，故于芎、归、芍药养血之中，用白术除湿，黄芩除热，丹溪称黄芩、白术为安胎之圣药，夫芩、术非能安胎者，去其湿热而胎自安耳。（《心典》）

（二）脾虚寒湿

【症候】

以方测证：脘腹疼痛，恶心，呕吐，不思饮食，肢倦，便溏，带下量多，甚至胎动不安，舌淡，苔白润或滑，脉缓滑。

【病因病机】

总病机为脾气虚弱，寒湿中阻。

妇人怀孕后，因体质差异，其病理转化有热化寒化之不同。前证为血虚湿热，此证则属阳气虚弱，寒湿内生。其脘腹疼痛，呕吐清涎，不思饮食，即为寒湿中阻之相。因脾气虚弱，运化障碍，血液生成不足，胎失所养，故胎动不安。

【治法】

健脾除湿，温中散寒。

【方药组成及方义】

白术散

白术、川芎、蜀椒、牡蛎。

方中白术健脾燥湿；川芎疏肝活血；蜀椒温中散寒；牡蛎可直接驱寒湿病邪以达安胎固胎之效。所谓"养胎"实际仍是去病养胎，或祛病安胎。若腹痛者，于白术散中加芍药以缓急止痛；脘腹剧痛者加大川芎量以加强活血止痛；心烦呕吐，不能食饮，加细辛、半夏散寒降逆止呕开胃。服药后进少量醋浆水，取其甘酸以调中和胃；若呕吐者用浆水服药，药后仍呕吐者，再服小麦汁以补脾和胃止呕；呕吐止后见口渴者，此为胃液已伤，再服大麦粥以补脾和胃生津。病愈后常服大麦粥可益母养胎。

本方与当归散都是去病安胎之剂，兹比较如表。

表 4-3 白术散证和当归散证比较表

证名	病机	主症	治法
当归散证	湿热血虚	体形偏瘦属血虚湿热而胎动不安或素有流产史者	养血健脾，清热除湿，重在补血
白术散证	脾虚寒湿	体形肥胖属脾虚寒湿而胎动不安者	温中除湿，健脾安胎，重在健脾

【方药研究】

（1）白术散用于机能衰弱的孕妇，效力是确实的。牡蛎含极其丰富的钙质，与西药的氯化钙、乳酸钙、葡萄糖酸钙，同属钙盐类药物……所以钙对妊娠和授乳妇女是非常重要的，方中白术含大量维生素甲丁，丁种维生素能够促进钙的吸收，并能减少从大便中排泄，所以丁种维生素和钙在生理上起着一定的协同作用。[邓惠民. 我对张仲景白术散中牡蛎的体会. 浙江中医杂志，1957，2：64]

（2）毛宏亮报道以白术散治疗小儿慢性腹泻28例，痊愈14例，显效9例，有效3例，无效2例，痊愈显效率为82.1%。邓德明报道以白术散加味治疗药源性自汗症27例，结果全部治愈。27例中服药最少为2剂，最多12剂。[毛宏亮，李丹. 白术散治疗小儿慢性腹泻28例. 广西中医学院学报，2002，5（4）：40~41]

【方药应用及医案选】

用于妊娠腹痛，胎动不安，小儿腹泻等，还可用于药源性自汗。

白术散治疗妊娠水肿案

焦某，女，23岁。无产育史。无慢性肾炎及其他特殊病史。妊娠26周发生两足浮肿，逐渐蔓延至全身。就诊时全身浮肿并伴腹水。患者肤色淡黄，精神萎靡，舌苔薄腻，舌质淡胖有齿痕，脉滑无力。证属脾虚水泛，治以健脾温中除寒湿。方用白术12g，川芎6g，蜀椒3g，牡蛎30g，黄芪、泽泻各15g，通草6g，车前子15g。5剂后肿势减轻，随症加减服15剂后，水肿基本消失，足月顺利分娩。[王桂生. 白术散加减治疗子肿84例报告. 北京中医，1994（6）：28]

白术散治疗妊娠腹痛案

陈某，29岁。1996年3月8日诊。妊娠近2个月，下腹一直隐隐作痛，甚时胃亦痛，恶心口苦口干，身冷腰痛，大便溏软，时疏时频。舌稍淡、苔薄白，脉细。治法：温中化湿，佐清湿热。方剂：白术散合左金丸（《丹溪心法》）、香连丸（《和剂局方》）加味：川芎、砂仁（冲）、吴茱萸各3g，川椒15g，白术、牡蛎各10g，黄连2g，乌梅2枚，半夏、杜仲各 12g，木香 5g，3 剂。4 月 4 日复诊：服药期间腹痛消失，停药 20d 后，每晚下腹疼痛又作，大便不畅，便后痛减，舌脉如上。原方加减：川芎、槟榔、吴茱萸各 3g，川椒 15g，白术、牡蛎各 10g，白芍 15g，木香 6g，黄连 2g，陈皮 9g，3 剂。二诊：服药后腹痛消失，并随访 1 个月，未再发作。[浙江中医杂志，2005，12：538-539]

附：《金匮要略》原文及释义

【原文】

妊娠养胎，白术散主之。

白术散方：见《外台》。

白术四分　芎䓖四分　蜀椒三分（去汗）　　牡蛎二分

上四味，杵为散，酒服一钱匕，日三服，夜一服。但苦痛，加芍药；心下毒痛，倍加芎䓖；心烦吐痛，不能食欲，加细辛一两，半夏大者二十枚。服之后，更以醋浆水服之；若呕，以醋浆水服之；复不解者，小麦汁服之。已后渴者，大麦粥服之。病虽愈，服之勿置。

【校勘】

《外台秘要·胎数伤及不长方三首》引"《古今录验》疗妊娠养胎，白术散方"为"白术芎䓖各四分，蜀椒三分，汗牡蛎二分……忌桃李雀肉等"，并附小注曰："裴伏张仲景方出第十一卷中"。可从。

【释义】

本条论述脾虚寒湿的养胎方法。古人虽有多种养胎方法，但一般都是借防治疾病，以收安胎的效果。若孕妇素体健康，则无需服药养胎。唯禀赋薄弱，屡为半产或漏下，或已见胎动不安或漏红者，则需积极治疗，此即所谓养胎或安胎。

原文"妊娠养胎"是泛指之词，白术散只适用于脾虚而寒湿中阻之人，通过治病而达到养胎安胎的作用。

【思辨】

从妊娠病方用当归芍药散、当归散、白术散药物组成看，可知仲景治妊娠病，非常重视调理肝脾两脏，此二脏功能协调，则母健胎旺，气血调畅充裕，寒、湿、热即不会滋生。如用当归、芍药、川芎以养血活血调肝，用茯苓、白术、泽泻、牡蛎以健脾利湿养胎，用蜀椒温中散寒，用黄芩清化湿热。用上述各药出入化裁组方，若肝脾失调，血滞湿聚者用当归芍药散和调之；若肝脾失调，湿热内生者用当归散清养之；若脾气虚弱，寒湿中阻者，用白术散温散之。

【参考文献】

妊娠伤胎，有因湿热者，亦有因湿寒者，随人脏气之阴阳而各异也。当归散正治湿热之剂，白术散白术、牡蛎燥湿，川芎温血，蜀椒去寒，则正治湿寒之剂也。仲景并列此，其所以昭示后人者深矣。（《心典》）

（三）血虚兼寒

【症候】

主证：一为经水淋漓不断的漏下，二为半产后的下血不止，三为妊娠腹痛下血。

以方测证：以三种下血应色多浅淡，或黯淡，质清稀，并常伴头晕目眩，神疲体倦，舌淡，脉细等。

【病因病机】 总病机为冲任脉虚，阴血不能内守，冲为血海，任主胞胎，冲任虚损，不能约制经血，致淋漓漏下或半产后下血不止，冲任虚而不固，胎失所系，则妊娠下血，腹中疼痛。

【治法】
补冲任、固经、安胎。

【方药组成及方义】
芎归胶艾汤方：
川芎、阿胶、甘草、艾叶、当归、芍药、干地黄。

方中阿胶补血止血，艾叶温经止血，二药均能安胎。干地黄、芍药、当归、芎劳养血和血，甘草调和诸药，清酒助行药力。诸药合用，具有养血止血，固经安胎，调补冲任之功。

本方所治三种下血病，以冲任虚损，血虚兼寒最为适宜。因为方中的艾叶、当归、川芎皆为辛温之品，又有辛温行滞的清酒同煎。若纯属血分有热或瘕痼为害导致下血者，则非本方所宜。《太平惠民和剂局方》中的补血调经妇科要方四物汤即本方去阿胶、艾叶、甘草衍变而来，故芎归胶艾汤可视为补血剂之祖方。又归、芎辛温走窜，有活血行血之弊，应量少，慎用。

【方药研究】

（1）不全流产是妇产科住院患者中常见的疾患。其唯一方法是刮宫术，此术存在一定缺点，如绒毛膜或蜕膜残留，子宫内膜损伤，以致引起他患。芎归胶艾汤加味治疗 41 例不全流产获显效。处方：当归身（盐水炒）9g，炮姜炭 4.5g，生地黄炭 12g，炒白芍 4.5g，炙甘草 2.4g，艾绒炭 4.5g，川芎炭 4.5g，炙海螵蛸 9g，阿胶珠 12g。41例平均服药 4.6 剂，其中 36 例痊愈，5 例显效。

（2）不全流产之所以出血不停，主要是因组织残留，妨碍子宫收缩与恢复，宫壁血管不能完全关闭所致，只要清除宫内残留组织，便可治愈，此亦即刮宫止血的原理。但刮宫术纯粹由一个脏器出发，虽能治愈，不无缺点，祖国医学从整体出发，既疗局部病变，又兼顾全身。此方以当归为主，有收缩子宫作用，由于子宫收缩，子宫壁血管紧扎，既能使残留排出，又能达到止血目的；阿胶能改善体内钙的平衡，促使钙的吸收及存留，使血中钙量略增而增加血凝，兼有补血作用；生地黄、海螵蛸有消瘀通经、止血强心作用；白芍可通血脉、散恶血、解痉挛，增进组织代谢；艾叶有强壮镇静止血作用；生姜促进消化，增强食欲；甘草除矫味缓和外，尚含有动情素物质，可使白鼠阴道上皮细胞发生动情期角化现象，因此推测，对子宫内膜恢复有一定作用。据以上药性，不仅可使子宫收缩，残留排出，且有止血、消毒、镇痛、促进新陈代谢、增进食欲等功用，较之纯以局部脏器出发更为科学。[汪声敏．芎归胶艾汤加味治疗不全流产 41 例报告．浙江中医杂志，1957，7：26]

（3）仲景有关安胎诸法：①活血化瘀，消瘕安胎，用桂枝茯苓丸增损，以适其利而避其弊。②温阳祛寒，暖宫安胎，方用附子汤。③养血止血，固冲安胎，方用胶艾汤。④疏肝健脾，利湿安胎，方用当归芍药散。⑤清化湿热，养血安胎，方用当归散。⑥温散寒湿，健脾安胎，方用白术散。⑦通窍利水，化气安胎，方用葵子茯苓散。以上安胎诸法，是以祛邪扶正，治病安胎为主，所重在肝脾。其治法或行气，或消瘀，或利水，或散寒，目的在使肝脾调和，气机畅达，胎元得养。［哈孝贤，等．金匮安胎法述略．广西中医药，1991，2：70］

【方药应用及医案举例】

本方常用于治疗多种妇科出血病，包括崩漏、产后恶露不绝、胎漏、胎动不安、滑胎等，涉及功能性子宫出血、宫外孕、先兆流产、习惯性流产等疾病。其病机多与冲任脉虚，气血两亏，血分虚寒有关。但临床应随证化裁，如治下血时，腹不痛者，可去川芎；出血多者，酌减当归用量，并加贯众炭、地榆炭、白及；气虚伴少腹下坠者，加党参、黄芪、升麻；腰酸痛者加杜仲、川断、桑寄生；胎动不安者，加苎麻根。本方还可用于胎位不正等。

胶艾汤治疗先兆流产案

刘某，女，24岁，工人，结婚2年，婚后未采取任何避孕措施，分别于1996年2月及1996年9月流产2胎，均为孕80d左右时流产。末次月经1997年3月2日，已停经48d，查尿妊娠试验为阳性，入院前2d因劳累后出现阴道少许出血，色淡红，腰酸痛，小腹略感坠痛。入院时上述症状仍在，面黄少华，肢软乏力，轻度恶心，纳食一般，小便正常，大便略结，舌质淡红，苔薄黄，脉细滑。证属血虚肾亏，冲任不固。即予胶艾合剂（阿胶珠、艾叶炭、当归身、白芍、熟地黄、川芎、炙甘草、菟丝子、桑寄生、川续断、黄芩）30mL口服，3次/d。服药3d，阴道出血即止，腹部坠感消失。继续给予胶艾合剂30mL，2次/d，口服。服药15d，患者阴道一直无出血，腰腹不痛，早孕反应存。B超检查示：早孕存活。改为胶艾合剂20mL，2次/d，口服，持续1个月，症状完全消失，出院时已孕3月余，做B超示胎儿存活。1年后随访，足月顺产1女婴，生长发育均正常。［王敏，等．胶艾合剂治疗先兆流产临床疗效观察．时珍国医国药，2000（5）：452］

胶艾汤治疗功能性子宫出血案

廖某某，女，25岁。平日经期错后，经量时多时少，色淡清稀，少腹痛，有冷感。已婚5年，未孕育。日前夫妻口角，月经超前而至，暴下如注。诊见面色惨淡无华，神疲体倦，少腹胀痛，腰痛绵绵，舌淡苔白，脉弦无力。证属血分虚寒而兼气滞。法宜温经养血，佐以理气，胶艾四物汤加味。处方：阿胶12g（烊化），炒艾叶12g，熟地黄15g，白芍12g，当归9g，川芎6g，醋制香附12g，台乌药9g，小茴香9g。服药2剂，血量减少过半。守方加入益气补肾药，又服3剂而经止。嗣后，月经正常，一年后生一男婴。［陈源生．谈谈崩漏辨证治疗的几个问题．中医杂志，1979（8）：27］

附：《金匮要略》原文及释义

【原文】

师曰：妇人有漏下①者，有半产后②因续下血都不绝者，有妊娠下血者。假令妊娠腹中痛，为胞阻③，胶艾汤主之。（4）

芎归胶艾汤方：一方加干姜一两。胡氏治妇人胞动，无干姜。

芎䓖阿胶甘草各二两　艾叶当归各三两　芍药四两　干地黄④

上七味，以水五升，清酒三升，合煮取三升，去滓，内胶，令消尽，温服一升，日三服。不差，更作。

【词解】

①漏下：指妇女经血非时而下，淋漓不断如漏。

②半产：即小产。

③胞阻：指妊娠下血伴腹痛的病证。

④干地黄：《金匮玉函经二注》中本处干地为六两。

【释义】

本条论述妇人冲任脉虚三种下血的证治。妇人下血之证，常见以下三种病情，一为经水淋漓不断的漏下，二为半产后的下血不止，三为妊娠胞阻下血。"假令"二字是承"有妊娠下血者"而言，意指若妊娠下血而又腹痛者，即属胞阻。因妊娠时阴血下漏，以致不能入胞养胎，"而阻其化育"，故称胞阻。以上三种下血，虽出现于不同的病证，但病机皆属冲任脉虚，阴血不能内守。冲为血海，任主胞胎，冲任虚损，不能约制经血，致淋漓漏下或半产后下血不止，冲任虚而不固，胎失所系，则妊娠下血，腹中疼痛，故皆可用胶艾汤调补冲任，固经安胎，异病同治。

【参考文献】

妇人经水淋沥，及胎产前后下血不止者，皆冲任脉虚，而阴气不能守也，是唯胶艾汤为能补而固之，中有芎、归能于血中行气，艾叶利阴气，止痛安胎，故亦治妊娠胞阻。胞阻者，胞脉阻滞，血少而气不行也。(4)(《心典》)

二、历代沿革

隋代《诸病源候论》分列病源，首先提出母病、胎病的病因及论治原则。唐代《经效产宝》指出"安胎有二法"。宋代《女科百问》提出曾有胎动不安之苦者，"可预服杜仲丸"（即杜仲、川断为丸），首创补肾安胎防治反复自然流产。元代朱丹溪源于当归散并加以发挥，提出"黄芩、白术乃安胎圣药"之说，影响后世。明代《妇人规》强调辨证论治安胎，并首先提出动态观察"腹痛、下血、腰酸、下坠"胎动不安四大症状的轻重变化，预测胚胎存活与否，以决定安胎抑或下胎，完善了妊娠病"治病与安胎并举"和"下胎"两大治则，至今指导临床。清代《傅青主女科》广泛论述安胎七法，王清任重视祛瘀安胎，叶天士提出"保胎以绝欲为第一要策"，张锡纯创制寿胎丸治疗滑胎和预防流产，都已成为经临床和实验室研究所公认有效安全的安胎方。

三、现代诊治

【诊断】

（1）病史常有孕后不节房事史，人工流产、自然流产史或宿有癥瘕史。

（2）临床表现妊娠期间出现少量阴道出血，而无明显的腰酸、腹痛，脉滑，可诊断为胎漏；若妊娠期出现腰酸、腹痛、下坠，或伴有少量阴道出血，脉滑，可诊断为胎动不安。

（3）检查。①妇科检查：子宫颈口未开，子宫增大与孕月相符。②辅助检查：尿妊娠试验阳性。B超提示宫内妊娠、活胎。

【鉴别诊断】

胎漏、胎动不安属西医先兆流产，应与各种流产鉴别，以辨胚胎存活与否，并与妊娠期间有阴道出血或腹痛的疾病相鉴别，如：

1. 激经 妊娠后虽有少量出血，但按月行经能自止。胎漏出血则无规律，不能自止。

2. 输卵管妊娠 妊娠早期有间断或持续的少量出血，应与胎漏相鉴别，未破损期下腹部一侧隐痛或坠胀应与胎动不安相鉴别。但输卵管妊娠B超检查子宫体腔内空虚，一侧附件区可见妊娠囊及胎心搏动，腹腔或有积液。

3. 葡萄胎 葡萄胎不规则阴道流血或有腹痛易与本病相混淆。但葡萄胎患者子宫大小明显大于停经月份，血HCG明显升高。B超检查无妊娠囊或胎心搏动，宫腔内充满不均质密集状或短条状回声，呈"落雪状"或"蜂窝状"图像，常可测到双侧或一侧卵巢囊肿。

4. 宫颈出血 宫颈癌或宫颈炎也可在妊娠期引起出血，注意做妇科检查予以鉴别。

5. 前置胎盘 前置胎盘发生无诱因、无痛性、反复阴道流血多在妊娠晚期，B超检查可见胎盘附着于子宫下段，下缘达到或覆盖宫颈内口，位置低于胎儿先露部。

6. 胎盘早剥 胎盘早剥发生阴道流血或腹痛多在妊娠中、晚期。B超检查显示胎盘与子宫壁之间出现边缘不清楚的液性低回声即为胎盘后血肿，胎盘异常增厚或胎盘边缘"圆形"裂开。多见于妊娠期高血压疾病、慢性高血压、慢性肾脏疾病或全身血管病变者或腹部外伤及孕妇长时间仰卧位之后。

临床辨病思路：育龄期患者，出现月经量突然减少，并淋漓不断，或停经后出现少量阴道出血或伴轻度腹痛、腰酸、下坠者首先应做妊娠试验、B超及妇科检查，以确诊是否正常宫内妊娠，以排除葡萄胎、输卵管妊娠、宫颈原因出血等疾病；妊娠中晚期出现上述症状者，应注意是否有前置胎盘和胎盘早剥，以采取中西医结合的方法辨病和辨证相结合施治。

此外，保胎治疗仍出血难止者，要排除宫颈息肉所致的阴道出血，必要时在消毒下进行阴道内窥检查以明确诊断。

【病因病机】

本病发生的主要机制是冲任气血失调，胎元不固。

1. 肾虚 素禀肾气不足，或孕后房事不节，或惊恐伤肾，损伤肾气，肾虚冲任不固，胎失所系，以致胎动不安。《女科经论·引女科集略》云："女之肾脉系于胎，是母之真气，子之所赖也，若肾气亏损，便不能固摄胎元。"

2. 气血虚弱 胎居母腹赖气载血养而发育成实，若孕妇素体虚弱，气血不足；或饮食不节、过劳、忧思伤脾，脾虚化源不充；或大病久病损伤气血，气血虚弱，胎失载养，冲任不固，以致胎漏、胎动不安。正如《女科秘诀大全》云："胎动不安者，盖因子宫久虚气血两弱，不能摄元养胎，致令不安欲坠。"

3. 血热　孕妇素体阳盛，或肝郁化热，或过食辛燥动阳之品，或外感邪热，热扰冲任，或阴虚生热，迫血妄行，损伤胎气，以致胎漏、胎动不安。正如《医宗金鉴》云："胎漏下血，多属血热。"《景岳全书·妇人规》曰"凡胎热者，血易动，血动者，胎不安。"

4. 外伤　孕后不慎，跌仆闪挫，或登高持重，或劳力过度，使气血紊乱，冲任失调，不能载胎养胎，而致胎动不安。《医学入门》云："孕妇从高坠下，或为重物所压，致动胎元。"

【辨证论治】

胎漏、胎动不安临床以腰酸腹痛、胎动下坠及阴道少量流血为其辨证要点。故辨证中应注意腰腹疼痛的性质、程度，阴道流血的量、色、质，以及出现的兼证、舌脉进行综合分析，指导治疗。对有外伤史、他病史、服药史者，应在诊察胎儿状况的基础上确定安胎还是去胎的原则。安胎大法以补肾固冲为主，并根据不同病机辅以益气、养血、清热等法，总宜辨证施治。若经治疗后腰酸腹痛加重，阴道流血增多，以致胎堕难留者，又当去胎益母。

1. 肾虚证

证候：妊娠期间，腰酸腹痛，胎动下坠及阴道少量流血，色黯淡，质稀薄，头晕耳鸣，两膝酸软，小便频数，或曾有堕胎，舌淡黯，苔薄白，脉沉细而滑。

分析：肾虚冲任不固，胎失所系，因而腰酸腹痛，胎动下坠，阴道少量流血，色黯淡；肾虚髓海不充，故头晕耳鸣；肾主骨，肾虚则两膝酸软；肾与膀胱相表里，肾虚膀胱失约，故小便频数；肾虚冲任不固，无力系胎，故曾有堕胎。舌淡黯，苔薄白，脉沉细而滑，均为肾虚之征。

治法：补肾益气，固冲安胎。

方药：寿胎丸（《医学衷中参西录》）。

菟丝子、桑寄生、续断、阿胶。

方义：方中菟丝子补肾气，填肾精，固冲任；桑寄生、续断补肾强腰系胎；阿胶补血止血。

若气虚小腹坠胀加炙黄芪、党参、炒白术；阴虚五心烦热加生地黄、山萸肉、地骨皮；阳虚畏寒肢冷加补骨脂、益智仁、鹿角霜；腰膝酸软加杜仲、狗脊；阴道流血者，酌加女贞子、旱莲草；夜尿频多加桑螵蛸、覆盆子。

2. 气血虚弱证

证候：妊娠期间，腰酸腹痛，胎动下坠，阴道少量流血，色淡红，质稀薄，眩晕心悸，气短神疲，面色㿠白，舌质淡，苔薄白，脉细弱略滑。

分析：气血虚弱，胎失载养，冲任不固，以致腰酸腹痛，胎动下坠，阴道少量下血；气血虚弱，不能上荣清窍，则头晕眼花；不能养心，则心悸气短；不能充养肌肤，故面色㿠白。舌淡，苔薄，脉细弱，也为气血虚弱之象。

治法：益气养血，固冲安胎。

方药：胎元饮（《景岳全书·妇人规》）加川断、桑寄生。

人参、当归、杜仲、白芍、熟地黄、白术、陈皮、炙甘草。

胎元饮为八珍汤加减变化而成，方中人参、白术、炙甘草益气健脾载胎；当归、白芍、熟地黄补血养胎；川断、杜仲、桑寄生补肾安胎；陈皮理气，使补而不滞。诸药合用补益气血，固肾安胎，使胎元内有载养，自无不安之患。

若小腹下坠明显加黄芪、升麻益气升提，固摄胎元；若腰酸明显可与寿胎丸合用，以益气养血，补肾安胎。

3. 血热证

证候：妊娠期间，腰酸腹痛，胎动下坠，阴道少量流血，血色深红或鲜红，心烦少寐，渴喜冷饮，便秘溲赤，舌质红，苔黄，脉滑数。

分析：热伤冲任，迫血妄行，损伤胎气，而致腰酸腹痛，胎动下坠，阴道少量流血，血色紫红或鲜红；热扰心神，故心烦少寐；热伤津液，故口渴喜冷饮，便秘溲赤；舌红，苔黄，脉滑数，为血热之征。

治法：清热凉血，固冲安胎。

方药：保阴煎（《景岳全书》）加地榆、茜草。

生地黄、熟地黄、黄芩、黄柏、白芍、山药、续断、甘草。

方中生地黄清热凉血；熟地黄、白芍养血敛阴；黄芩、黄柏清热泻火；山药、续断补肾固冲；甘草调和诸药；加地榆、茜草清热凉血，化瘀止血，共奏清热凉血，固冲止血之效。

若下血较多者，酌加阿胶、旱莲草、地榆炭凉血止血；腰痛甚者，酌加菟丝子、桑寄生杜仲固肾安胎。

4. 外伤证

证候：妊娠期间，跌仆闪挫，或劳力过度，继发腰酸腹痛，胎动下坠，阴道少量流血，神疲倦怠，舌质正常，脉滑无力。

分析：孕后起居不慎，或跌仆闪挫，或为劳力所伤，以致气血紊乱，气乱则胎失所载，血乱则胎失所养，是以胎元内失摄养而不固，故腰腹疼痛，胎动下坠；气血紊乱，冲任不固，故阴道下血；气耗血伤，则精神倦怠，脉滑无力。

治法：益气养血，固肾安胎。

方药：加味圣愈汤（《医宗金鉴》）。

当归、白芍、川芎、熟地黄、人参、黄芪、杜仲、续断、砂仁。

方义：方中四物汤补血；人参、黄芪补气，使气充血足，胎元自固；杜仲、续断补肾安胎；砂仁理气安胎。全方有益气养血，固肾安胎之效。《傅青主女科》云："唯内之气血素亏，故略有闪挫，胎便不安。若只作闪挫外伤治，断难奏功，必须大补气血。"

若阴道流血量多者，去当归、川芎之辛温动血之品，酌加阿胶、艾叶炭止血安胎。

【其他疗法】

1. 经验方

（1）补肾固胎饮：熟地黄、山萸肉各10g，阿胶9g（烊化冲服），桑寄生、杜仲各10g，菟丝子、党参各15g，苎麻根30g，适用于肾虚型流产。

（《中国妇科秘方全书》包高文等）

（2）苎麻根30g，旱莲草30g，仙鹤草30g，水煎服，每日1剂。适用于血热型流产。

(《偏方验方》李莉)

（3）桑寄生30g，艾叶15g，以上2味加水煎汤，去渣取汁，代茶饮，安胎止痛。适用于肾虚宫寒型流产。

(《偏方验方》李莉)

（4）黑豆50g，菟丝子30g，糯米100g。将菟丝子用纱布包好，与淘洗干净的糯米黑豆一同入锅，加1 000g水用大火烧开后转用文火煮成稀粥，顿服。补肾安胎。适用于肾虚型流产。

(《偏方验方》李莉)

2. 食疗

（1）糯米黄芪饮：糯米30g，黄芪15g，川芎5g。以上三味加水1 000mL，煎至500mL，去渣。每日1剂，分两次温服。有调气血安胎的功效。

(《中医妇科护理学》胡秀荣)

（2）艾叶煲鸡蛋：艾叶6g，鸡蛋2个，放入砂锅内，加水适量，用文火煮熟鸡蛋，早晨起来食用，饮汤吃蛋。每日1次。

(《妇科病饮食疗法》刘国普等)

（3）阿胶鸡蛋羹：阿胶10g，鸡蛋1个。阿胶先熔化，鸡蛋去壳放碗内搅匀，加入阿胶，继续搅拌均匀，加清水适量及少量食盐，放锅内隔水蒸熟成羹，即可食用。

(《妇科病饮食疗法》刘国普等)

（4）苎麻根红枣饮：红枣10枚，核桃仁10g，苎麻根15g。先水煎苎麻根，去渣，加入红枣与核桃仁共煮，饮汤吃枣与核桃仁，每日1剂。具有补肾养血，止血安胎的功效。

(《中医妇科护理学》胡秀荣)

（5）菟丝子煨鸡肉汤：鸡肉60g，菟丝子30g。将菟丝子用纱布包裹后与鸡肉同放入瓦煲中，文火炖至鸡烂，食肉喝汤。每日1剂，连服5~7剂。有补肾养血安胎之功。

3. 先兆流产者的西医治疗

①卧床休息，禁止性生活，阴道检查操作应轻柔。②黄体功能不足者，黄体酮每日肌内注射20mL。③甲状腺功能低下者，给维生素E及小剂量甲状腺粉。④精神紧张者患者应情绪稳定，配合心理暗示治疗。⑤经治疗2周，不见缓解，反而加重者，提示可能胚胎发育异常，进行B超检查及HCG测定，若胚胎异常，应终止妊娠。

【预防与调摄】

流产大多是可以预防的。应提倡婚前、孕前检查，在夫妇双方身体最佳状态下妊娠，未病先防。孕后首忌交合，以静养胎。调畅情怀，生活有节。已病防变，及早安胎。围产保健，母子平安。

(《中医妇科护理学》胡秀荣)

【转归与预后】

胎漏、胎动不安，经积极稳妥治疗后，大多可继续正常妊娠，分娩健康的婴儿。若安胎失败，原因复杂，若为父母遗传基因的缺陷或子宫畸形等是非药物所能奏效的。故流产后必须检查夫妇双方的原因，预防滑胎发生。

【临证参考】

胎漏、胎动不安是常见妊娠病，临床应首辨胚胎是否存活，在整个治疗过程中都要动态观察病情的变化。除细心诊查阴道出血、腰酸、腹痛、下坠四大症状外，还须辨别妊娠滑脉是否存在及其强弱，同时做尿妊娠试验及 B 超辅助诊断。要与流产各病及相似病证做鉴别，避免盲目安胎。安胎重视补肾，并按不同的证型辨证论治。安胎后，一般在妊娠 3 个月后开始较为稳定。若有条件，尽量做围产期保健，确保母子平安。若安胎失败，要查找流产的原因，避孕半年至一年再孕，孕后及早安胎。

近代医家在继承和发扬中医传统安胎法的基础上，采用现代实验手段对安胎机制进行探讨，不断发展和创新。在全国较早研究安胎并取得成果的是广州罗元恺教授，其学术继承人及所在单位专家学者抓住中医安胎疗效高，安全性强的要点，早在 20 世纪 80 年代初就开发了安胎新药，并积极推广应用。经 20 多年来的研究，通过实验进一步阐明肾虚是流产的主要病机，补肾在流产防治中起主导作用，而健脾起协同作用。

各地专家对胎漏、胎动不安进行了辨证论治、专方专药、辨证与辨病相结合的研究，安胎后代的追踪以及对安胎机制的实验研究。如江西朱金风教授"寿胎丸加味治疗先兆流产的临床观察及实验研究"等。近代研究胎漏、胎动不安的临床和实验表明，安胎是中医妇科的优势和特长之一，必须继承、发扬并不断创新。

第五节　子淋（妊娠小便难）

妊娠期间出现尿频、尿急、淋漓涩痛等症，称为"妊娠小便难"，后世称"子淋"、"妊娠小便淋痛"。

西医妇产科学中的妊娠合并泌尿系统感染的疾病可参照本病辨证论治。

一、仲景论治要点

【症候】

主证：妊娠小便难，饮食如常。

以方测证：可表现为小便短黄，淋漓不爽，或尿频尿急，淋漓涩痛，伴小便灼热，小腹胀痛。

【病因病机】

本病为孕期血虚热郁所致。孕妇津血常苦不足，而气分相对有余，津血不足即易生燥热，气分有余则易致热郁，燥热与郁热相合，又可耗伤津血，加重气分邪热，导致下焦膀胱津液严重缺损；另外，随着胞胎逐日增大，压迫膀胱变小，使下源津液储存减少，便见小便不爽利等症。饮食如常，说明病变不在中焦脾胃，而在下焦膀胱。

【治法】

养血开郁，清热除湿。

【方药组成及方义】

当归贝母苦参丸

当归、贝母、苦参。

方中当归养血润燥；贝母利气解郁，清除上焦热结；苦参清利下焦湿热。本方贝母与苦参为伍，既可散肺中郁热，以清水之上源；又能除膀胱郁热，以利水之下源。蜜丸可润燥缓急。诸药合用，可正本清源，使津血得养，燥热得除，小便转入正常。当归贝母苦参丸兼有养血通便之效。本方体现了下病上取的治疗思路。原方治"妊娠小便难"，除清热利湿治下焦外，还用贝母开郁下气治上焦，体现了正本清源，下病上取，故临床治疗小便难，若单纯清利下焦无效时，可资借鉴。

妊娠小便难，虽与湿热有关，但不可通利太过。因怀孕后阴血下聚胞中养胎，全身阴血相对不足，若渗利太过，不仅耗伤津血，还恐引起滑胎。所以原方后注"男子加滑石四两"，说明虽同属一病，但妊娠妇女与男子用药有别。

【现代研究】

（1）用当归贝母苦参汤加味治疗妊娠膀胱炎 52 例，取得一定疗效。52 例中有 42 例用本方前曾用青霉素及中药清热利尿剂治疗 17d；5 例用呋喃坦啶、庆大霉素治疗 12d。基本方：当归 10g，川贝母 12g，苦参 10g。阴虚型者，兼以滋阴清热通淋，加生地黄、枸杞子、车前子、木通；实热型者，兼以清热泻火，解毒利湿，加黄柏、淡竹叶、瓜蒌；热甚者加生栀子、黄芩；渴甚者加麦冬、沙参以生津；气虚型者，兼以益气通淋，加黄芪、党参、川断等。水煎服，每日 1 剂，早晚服。忌食辛辣之食物，7d 为 1 疗程。结果：本组 52 例中治愈 49 例占 94%，显效 3 例占 6%。其中病程最长者 5 例服 7 剂痊愈，病程最短者 1 例服 3 剂而愈。[张宽智 . 当归贝母苦参汤加味治疗妊娠膀胱炎 52 例体会 . 中西医结合杂志，1986，3：68]

（2）王珏以当归贝母苦参丸加味治疗产后尿潴留 76 例，2 剂后恢复自主排尿 19 例；3 剂后恢复自主排尿 40 例；5 剂后恢复自主排尿者 11 例；6 剂后恢复自主排尿者 6 例。蒋翅等报道以本方治疗膀胱炎 230 例，治愈 227 例，好转 3 例，总有效率 100%。褚洪飞以本方治疗前列腺增生症 31 例，显效 17 例，有效 11 例，无效 3 例，总有效率 90.3%。程晓春等报道以本方治疗阴囊湿疹 60 例，痊愈 55 例，占 91.7%；好转 5 例，占 8.3%。

[王珏 . 当归贝母苦参丸加味治疗产后尿潴留 76 例 . 中国中医药科技 . 2002，9（4）：218]

[蒋翅，何焕秀 . 当归贝母苦参丸加味治疗膀胱炎 230 例 . 国医论坛 . 1999，14（5）：9]

[褚洪飞 . 当归贝母苦参丸治疗前列腺增生症 31 例 . 实用中医药 . 2002，18（11）：14]

[程晓春，等 . 当归贝母苦参丸加味为主治疗阴囊湿疹 60 例 . 实用中医药杂志 2004，20（4）：181]

【方药应用及医案举例】

本方除能治疗妊娠膀胱炎、妊娠尿潴留外，也可用于妊娠津血亏损的大便燥结症。还可用于慢性支气管炎、肾盂肾炎、输尿管结石、阴囊湿疹、急慢性前列腺炎等疾病。运用时应随证加味，习惯性便秘者，加麻仁、生首乌、莱菔子、玄参以滋阴润肠；前列腺炎，湿热结于下焦者，加滑石合知柏地黄汤，以滋肾养血，清热利湿；妊娠小便涩痛重者，加甘草梢、滑石以通利；热盛小溲色深者，加萹蓄、瞿麦、野菊花、败酱草等以清热解毒。治疗妊娠膀胱炎，偏阴虚者可加生地黄、枸杞子、车前子、木通；偏实热者，可加黄柏、淡竹叶、栝楼；兼气虚者，可加黄芪、党参、川断等。

当归贝母苦参丸治疗妊娠期尿路感染案

张某，女，28岁，农民。孕8个月，因小便滴沥难下，小腹胀急，于1976年6月15日住院。西医诊断为妊娠尿潴留。经用抗生素、导尿等法治疗10余日，不但无效，反而出现发热等症。患者苦于导尿，故邀余会诊。症见口干苦，气短，少腹及尿道热痛，脉弦细滑数，舌质绛，苔黄腻，面赤。体温38.5℃；血常规：白细胞13 000/mm^3；尿常规：脓球（+++）、红细胞（++）、白细胞（++），诊断为妊娠癃闭。辨证：始由膀胱湿热蕴结，气化失常，分清泌浊失司，小便滞涩难下而为癃；复因反复导尿，尿道感染，终至尿路阻塞，小便点滴不下而为闭。治宜清热解毒，利尿除湿。方选导赤散加味。6剂尽，证无转机、后投以当归贝母苦参丸治之。药用：当归12g，贝母12g，苦参12g。3剂，水煎服。三诊：体温37.5℃，小腹、尿道热痛减轻，脉细滑稍数，口干但不苦，气已不短，舌质红，苔黄腻，原方加银花15g，败酱草30g。3剂。四诊：拔除导尿管1天，小便通，色微黄，便时微感不适，伴体倦，手足心热，脉滑细稍数，舌质红，苔微黄，余热未尽，气阴两伤。前方加太子参60g，生山药30g，鸡内金10g。3剂。五诊：体温、血象、尿检均正常，诸症悉除，出院调养。[薛璞．当归贝母苦参丸临床应用举隅．山西中医．1990，（2）：14]

当归贝母苦参丸治疗妊娠小便难案

张某，女，27岁，已婚。1979年4月2日就诊。妊娠6个月，近2周感小便不畅，呈口干多饮而小便仍不多，尿时无所苦痛，大便秘结，苔薄黄，脉细滑略数。证属血虚热郁津液涩少所致，治以滋阴润燥，清热散结，方选当归贝母苦参汤。川贝10克，苦参10克，当归10克。服3剂，小便通畅而告愈。[沈波涵．妇科验案四则．江西医药，1981，3：17]

当归贝母苦参丸治疗妊娠小便不通案

陈某，24岁。1976年6月15日诊。第2胎怀孕3个月多，小便不通已8d，经治无效。少腹胀坠，尿时更甚，小便点滴不能成流，食欲稍减，口渴微苦，不敢多饮。脉左沉细，右中取微现弦滑，舌质红，苔薄白微腻。证属血虚热郁，膀胱津液涩少。治宜养血润燥，清热散结。当归、贝母、苦参、南沙参、柴胡、黄芩、白芍、麦冬各12g，半夏、泽泻、大枣各10g，生姜、川楝子各6g，甘草3g。1剂小便即通，2剂后小便渐多，诸恙大减。稍加外感，咽痛微咳，前方加桔梗、薄荷，服2剂。后予沙参、百合、生地黄、麦冬、当归、白芍、桔梗、黄芩、知母、茯苓、紫菀、天花粉、甘草、川楝子等品，养血安胎，清肺金而愈。[屈荣森．当归贝母苦参丸合小柴胡汤加味治疗妊娠小便不通．浙江中医杂志，1981，11：506]

当归贝母苦参丸治疗妊娠癃闭案

张某，女，28岁，农民。孕8个月，因小便滴沥难下，小腹胀急，于1976年6月15日住院。西医诊断为妊娠尿潴留。经用抗生素、导尿等法治疗10余日，不但无效，反而现发热等症。患者苦于导尿，故邀余会诊。证见口干苦，气短，少腹及尿道热痛，脉弦细滑数，舌质绛，苔黄腻，面赤。体温38.5℃；血常规：白细胞13 000/mm³；尿常规：脓球（+++）、红细胞（++）、白细胞（++）。诊断为妊娠癃闭。辨证：始由膀胱湿热蕴结，气化失常，分清泌浊失司，小便滞涩难下而为癃；复因反复导尿，尿道感染，终至尿路阻塞，小便点滴不下而为闭。治宜清热解毒，利尿除湿。方选导赤散加味，6剂尽，证无转机。后投以当归贝母苦参丸治之。药用：当归12g，贝母12g，苦参12g。3剂，水煎服。

三诊：体温37.5℃，小腹、尿道热痛减轻，脉细滑稍数，口干但不苦，气已不短，舌质红，苔黄腻，原方加银花15g，败酱草30g。3剂。

四诊：拔除导尿管1天，小便通，色微黄，便时微感不适，伴体倦，手足心热，脉滑细稍数，舌质红，苔微黄，余热未尽，气阴两伤。前方加太子参60g，生山药30g，鸡内金10g。3剂。

五诊：体温、血象、尿检均正常，诸证悉除，出院调养。

按：程国彭在《医学心悟》中曰："知其浅而不知其深，犹未知也；知偏而不知其全，犹未知也。"本病治之初，即如是说。导赤散与当归贝母苦参丸，虽同俱清心养阴，利尿导热之用，但导赤无宣肺降气之功。肺气不降，不能通调水道，下输膀胱，利尿之药再多，于病无济。故首用导赤散不效，中用当归贝母苦参丸见功。所以然者，前者只重视心火而忽略了肺郁，知之浅而偏也；后者心肺并举，下病上取，知之深而全也。继增金银花、败酱草，清热解毒，活血排脓，后加太子参诸药，扶正祛邪而获全胜，皆师圣之指迷也。[薛璞．当归贝母苦参丸临床运用举隅．山西中医．1990，2：14]

当归贝母苦参丸治疗妊娠便秘案

于某，女，26岁，闭经2个月，呕吐便秘半月余，恶心呕吐，日呕吐5～10次不等，吐物黏稠，嗜酸，但不影响进食。大便秘结，五六日不行，勉强如厕偶便出几枚干粪，病者腹中满闷不适。尿少而黄，但无尿道涩痛。舌质红，苔黄略腻，脉濡数。诊断为妊娠呕吐。其证为痰热阻于中焦，胎气上逆，胃失和降而致呕吐，予加味温胆汤2剂，呕吐缓解。但便秘仍在，腹仍不适，舌质红，黄腻苔已通，脉仍细数。此系妊娠呕吐伤及胃阴，又胎气初结，血去养胎，阴血不足而生虚热，虚热耗津，致大便秘而不解。故用当归贝母苦参丸方，养血清热散结。重用当归40g，苦参15g，贝母10g。日1剂，分2次服，连服4剂，大便得通，舌红转淡，腹满消失。妊娠至6个月，便秘复作，再投此方3剂，至分娩，便秘未再出现。

体会：妊娠后血养胞胎而致妊妇血虚，虚热灼津，膀胱津液不足，小便为津液之余，津不足则小便难，是由于膀胱无液。推而言之，津不足，大肠亦必失其润，而致大便难。故本方用当归养血润燥滑肠为主药，又贝母甘苦微寒，具有润肺止咳，清热散结之功。肺与大肠相表里，肺得润，肺气得利，津液得降，肠胃受其荫。苦参与贝母相伍，能清肺与膀胱之郁热，三药共用，使血得养，肺得润，肺气得降，津液得下，虚热得清，大小便自调。[高永祥．当归贝母苦参丸的临床应用．黑龙江中医，1991，1：23]

附：《金匮要略》原文释义

【原文】

妊娠，小便难，饮食如故，当归贝母苦参丸主之。(7)

当归贝母苦参丸方：男子加滑石半两。

当归　贝母　苦参各四两

上三味，末之，炼蜜丸如小豆大，饮服三丸，加至十丸。

【释义】

本条论述妊娠血虚热郁小便难的证治。妊娠小便难，即后世所称"子淋"。妊娠妇女但见小便难而饮食如常，可知病不在中焦，而在下焦。从方测之，此由妊娠血虚热郁，通调失职，兼膀胱湿热蕴结，导致小便不利，故用当归贝母苦参丸养血开郁，清热除湿。

对于原文中的"小便难"，有医家认为应是大便难之误。观当归贝母苦参丸除能养血润燥外，还有下气开郁，清热除湿作用，且方名后又注云"男子加滑石半两"，意在加强清热渗湿利窍之功．故仍以小便难为是。不过，肺为水之上源，又与大肠相表里，肺热气郁通调失职，则小便不利；若影响传导之功，则大便难。所以妊娠血虚热郁，大小便不利，均可用本方治疗。

【文献摘录】

妊娠小便难，饮食如故者，血虚生热，津液伤而气化斯不利也。主之以当归贝母苦参丸。当归生血，贝母清气化之源，苦参降血热之火，又为虚热之妊娠家立一法也（《本义》）。

二、历代沿革

隋代巢元方《诸病源候论·诸淋候》明确指出淋证病位在肾与膀胱，其机制是"淋者，肾虚膀胱热故也"。后世较多妇产科医著如《妇人大全良方》《胎产心法》等都推崇这一观点，并提出用"六味地黄汤加车前子或知柏治之"。《产科心法》："肾开窍于二阴，与膀胱为表里，热则小便淋沥，甚者心烦闷乱，用子淋散主之。"《妇人大全良方》："夫淋者，由肾虚膀胱热也，肾虚不能制水，则小便频数，膀胱热，则小便行涩而数不宣。妊娠之人，胞系于肾，肾间虚热而或淋，疾甚者心烦意乱故谓之子淋。"以后《沈氏女科辑要笺正》指出本病"阴虚热炽，津液耗伤者为多。不比寻常淋沥皆由膀胱湿热郁结也。非一味苦寒胜湿淡渗利水可治"，《陈素庵妇科补解》："妊娠胞系于肾，淋久不止，肾水亏损，小肠为心之腑，水火不交必心神烦闷，口燥咽干，以致胎动"，进一步完善了本病的病因病机及治疗。

三、现代诊治

【诊断】

(1) 病史：孕前有尿频、尿急、尿痛病史或有不洁性生活史。

(2) 临床表现：妊娠期间，尿频、尿急、尿痛或伴小腹坠胀，腰部酸痛。

(3) 检查尿常规可见红细胞、白细胞或少量蛋白。

【鉴别诊断】

（1）转胞即妊娠小便不通。根据病情程度不同，可表现为尿不得出或淋沥点滴而下，与子淋相似，但无灼热疼痛感，尿液常规检查基本正常。

（2）妊娠遗尿为孕期小便不能控制而自遗，也可出现小便淋沥不禁与子淋相似，但遗尿无尿痛灼热感，尿液常规检查基本正常。

【病因病机】

本病的原因，主要是肾虚膀胱热故也。肾虚不能制水，则小便频数，膀胱有热，则水行涩。古人认为："妊娠之人，胞系于肾，肾患虚热而成淋。"即是说子淋与妊娠期肾水养胎的生理状态有关，病之本在肾虚，病之标在膀胱有热，此观点为后世医家们所推崇，至今对本病的治疗具有临床指导意义。

1. 心火偏亢　孕妇素体阳盛，或孕后嗜食辛温之品蕴生内热，引动心火，心火偏亢，移热小肠，传入膀胱，灼伤津液，水道不畅，则见小便淋漓涩痛。

2. 阴虚津亏　孕妇素体阴血不足，孕后精血下聚养胎，而致阴血更伤，阴不济阳，虚火内生，肾中虚热传至膀胱，灼伤津液，气化不行，水道不利，发为子淋。

3. 湿热下注　孕妇生活失摄，洗浴不洁，感受湿热之邪；或恣食膏粱厚味酿生湿热；或肝经湿热下注，流于膀胱；或脾虚湿盛，郁久化热等致湿热蕴结，灼伤膀胱津液，发为小便淋漓涩痛。

【辨证论治】

本病病因多是由热而生，辨证中重点了解尿频、尿痛及病程长短、反复发作情况等，以作为辨别虚实的依据。再配合兼证、舌、脉变化，综合分析，方可做出正确诊断。

治疗时应以清润为主，不宜过于通利，以免损伤胎气，引起小产。对胎儿有影响的药物，一定要慎用，防止伤胎。必予通利者，应佐以固肾安胎之品。

1. 心火偏亢证

证候：妊娠期间，小便频数，淋漓涩痛，尿少色黄，尿道灼热疼痛，面赤心烦，口苦而渴，甚则口舌生疮，舌红，苔薄黄而干，脉滑数。

分析：心与小肠相表里，心火亢盛，移热于小肠，传于膀胱，致膀胱气化不利，故小便频数，淋漓涩痛，尿道灼热；热结膀胱，灼伤津液，故尿少色黄；心火上炎则面赤；热扰心神则心烦；热伤津液则口苦而渴；舌为心之苗，心火上炎，灼伤苗窍，则见口舌生疮。舌红，苔薄黄而干，脉滑数，均为心火偏亢之征。

治则：清心、泻火、通淋。

方药：导赤散（《小儿药证直诀》）加麦冬、玄参。

生地黄、木通、淡竹叶、甘草梢。

方中生地黄凉血养阴生津，木通清心降火，利水通淋，二药合用既可利水又不伤阴；淡竹叶清心泻火，甘草梢清热和中，通淋止痛，二药合用可使心与小肠之火从小便而出；再加麦冬、玄参以养阴润燥。故此方有清心、泻火、通淋的功能，而又不耗阴伤液。

热甚者，加黄芩、栀子泻火养阴；口渴甚者，加芦根、石斛、花粉、玉竹清热生津；口舌生疮，加黄连、栀子、莲子心清心热；尿中带血，加白茅根、地榆、大小蓟凉血止血。

2. 阴虚津亏证

证候：妊娠期间，小便频数，淋漓涩痛，尿少色黄，尿道灼热刺痛，午后潮热，或五心烦热，两颧潮红，心烦不寐，大便干燥，唇、舌质红，苔少或无苔，或苔薄黄少津，脉细数而滑。

分析：此证为肾阴不足，虚火内生，虚热下移于膀胱，灼伤津液，而致气化不利，故见小便频数，淋漓涩痛，尿道灼热，尿少色黄；阴虚生内热，故五心烦热，午后潮热；虚火上浮，则两颧潮红，唇红；肾水不能上济于心，则神明不宁，心烦不寐；阴虚津亏，肠道失于润养，故大便干燥；舌红、苔少或无苔，或苔薄黄而干，脉细数而滑，均为阴虚内热之征。

治则：滋阴、润燥、通淋。

方药：知柏地黄汤（《医宗金鉴》）。

知母、黄柏、熟地黄、山药、山萸肉、牡丹皮、泽泻、茯苓。

方中熟地黄、山药、山萸肉滋补肝肾之阴；知母、黄柏清肝泻火；茯苓、泽泻导热从小便而出。

3. 湿热下注证

证候：妊娠期间，突然小便频数灼痛，淋漓涩滞，尿短色黄赤，口苦咽干，胸闷食少，面色黄垢，舌质红、苔黄腻，脉滑数。

分析：因孕妇素有湿热，或孕后感受湿热之邪而致。湿热蕴结膀胱，气化不行，水道不利，见小便频急灼热、淋漓疼痛，尿色黄赤；湿热熏蒸于上，则口苦咽干；湿困脾胃，则胸闷食少；舌质红、苔黄腻，脉滑数，均为湿热内盛之象。

治则：清热利湿，通淋。

方药：加味五淋散（《医宗金鉴》）。

黑栀子、赤茯苓、当归、白芍、甘草梢、车前子、黄芩、生地黄、泽泻、滑石、木通。

方中黑栀子、黄芩、滑石、木通清热泻火通淋；茯苓、泽泻、车前子利湿通淋；甘草梢泻火、止痛、缓急，使热邪从小便排出；佐当归、白芍、生地黄养血安胎。

使用本方时应特别注意：方中的木通苦寒通利，重用可损害肾功能；滑石滑利较甚，当归气味俱厚，易动胎气，均须慎用。

若伴高热寒战为热盛毒甚，加金银花、连翘、蒲公英、牡丹皮清热解毒；尿中带血者，加大小蓟、侧柏叶、炒地榆凉血止血。

在本病各型的治疗过程中，必要时应中西药结合治疗。

【其他疗法】

1. 经验方

（1）鲜马齿苋 250g 捣汁，口服，每日 3 次。用于湿热较盛者。

（2）大青叶 50g，海金沙 25g，金钱草 50g，水煎服。用于下焦湿热证。

（《全国中医妇科验方集锦》王耀延）

2. 食疗

（1）竹叶粥：鲜竹叶 30~50g（亦可干品 15~30g 或淡竹叶 30~60g），生石膏 30g，糯米 100g，砂糖少许。

制作方法：将竹叶洗净，同石膏加水煎汁，去渣，放入糯米煮成粥。日分两次服用。适用于心火偏亢的子淋。

（《老老恒言》）

（2）熟地黄粥：熟地黄 20~30g，小蓟 10~15g，糯米 100g，冰糖适量。

制作方法：将熟地黄、小蓟煎汁去渣，与糯米同煮成粥，放入冰糖，日分两次服用。适用于阴虚子淋。

3. 孕期泌尿系感染的西医治疗原则　治疗应及时彻底，3 次尿液培养均无细菌生长始停药，对抗生素的选用要慎重，尤其在孕早期 3 个月以内，不能用伤胎之药。

【预防与调摄】

妊娠期间注意阴部卫生，节制性生活，以防湿热秽浊之邪上犯膀胱，饮食禁温燥、辛辣及油腻之品。一旦患子淋，应多饮开水，左侧卧位或左右轮换以减少子宫对输尿管的压迫，使尿液通畅。

【转归与预后】

子淋是常见的妊娠并发症，如能及时正确的治疗则预后良好。严重者可出现寒战、高热，甚至可因高热引起流产、早产，如反复发作，可发展成慢性肾盂肾炎，必要时可中西医结合治疗。

【临证参考】

子淋一证，热证、虚证居多，多属肾虚膀胱有热，即或实证，也多本虚标实。治疗以清润为主，本着治病与安胎并举的原则，慎用苦寒清降滑利之品以防碍胎。运用中药治疗子淋，副作用小，疗效满意，既能治疗母体的尿路感染，又无损于胎儿。

第六节　妊娠水肿

妊娠中、晚期，肢体面目发生肿胀者，称为"妊娠肿胀"，亦称"子肿"。《医宗金鉴》根据肿胀部位及程度的不同，分别有子气、子肿、皱脚、脆脚等名称。如在妊娠七八个月以后，只见脚部浮肿，无其他不适者，为妊娠晚期常有现象，可不必治疗，产后自消。

西医妇产科学中的妊娠高血压综合征，妊娠合并肾炎、肾盂肾炎、低蛋白血症等出现的水肿可参照本病辨证论治。

一、仲景论治要点

【症候】

主证：身体浮肿，洒淅恶寒，起即头目眩晕，小便不利。

以方测证：口中淡腻，舌苔白腻，脉象沉滑。

【病因病机】　膀胱气化受阻，水气内停。本证是由胎气影响，膀胱气化受阻，水湿停聚所致。水盛身肿则身重；水气阻通卫阳，则洒淅恶寒；水湿内阻，清阳不升，故起则头眩。此非脾肾虚所致，关键在于气化受阻，小便不利。

【治法】

通窍利水。

【方药组成及方义】

葵子茯苓散。

葵子、茯苓。

方中葵子滑利通窍，茯苓淡渗利水，两药合用，利水通窍，渗湿通阳。

若见腹满，可加紫苏、砂仁；头面四肢皆肿者，可加泽泻、猪苓；喘者可加葶苈子、桑白皮。

葵子，又名冬葵子，性滑利，后世列为妊娠慎用药。此处用之，取"有病则病当之"之意。不过临床须谨慎使用，一是服药量不可太大。原方虽用1斤，但每次只服方寸匕，用量并不大。二是不可久服，小便利则宜停服，以免造成滑胎。此外，若孕妇素体虚弱或有滑胎史者，则不宜用本方。

本方证与当归贝母苦参丸证都可出现小便不利，兹列表比较如表4-4所示。

表4-4　当归贝母苦参丸证与葵子茯苓散证比较表

方证	症状	病机	治法
葵子茯苓散证	身肿、身重，洒淅恶寒，头眩小便不利	水气内阻 属于实证	利水通阳
当归贝母苦参丸证	小便短黄不爽，尿频尿急，淋漓涩痛，小便灼热，小腹胀痛	血虚热郁 虚实夹杂	养血开郁 清热除湿

【方药应用及医案举例】

仲景用此方治疗妊娠水气证，即子肿证。现临床亦可用于胎水肿满，妊娠高血压综合征，产后胞衣不下、腹痛、小便不通、大便难、恶露不下、缺乳、乳痈等证。亦可与当归贝母苦参丸化裁合用，治疗急性肾炎。如：

葵子茯苓散治疗妊娠小便不利案

患者，女，30岁，2000年3月27日初诊。妊娠6个月，身水肿，头眩，近10d水肿加剧，腹部隆起，小便不利，西医检查羊水过多，伴高血压，腹围160cm，测血压186/110mmHg。脉滑数，苔白腻，行动气促，卧不安，当淡渗利湿，健脾导水。予葵子茯苓散合千金鲤鱼汤加减：葵子10g，猪苓10g，茯苓10g，泽泻10g，焦白术24g，车前子10g（包煎），黄芩6g，扁豆10g，赤小豆15g，太子参12g，冬瓜皮15g，5剂，另用鲤鱼1条（忌铁），清蒸分食，3d吃1条，服5剂，水肿渐退，腹围缩小18cm，头眩减轻，小便量明显增加，能安卧。二诊再进原方7剂。产科复查羊水确已减退，胎心音、胎动比前阶段好转，后除鲤鱼，服药改为白术、茯苓、冬瓜皮、车前子，直到分娩。因盆腔狭窄胎儿过大行剖宫产术，母子俱安。妊娠水肿在早期过用淡渗分利之剂，将影响胎儿，宜从脾考虑；后期胎元固体质好，张仲景二方用于临床确有效果，但对有流产史者以避、慎为好。[现代中西医结合杂志，2006，15（7）：864-866]

葵子茯苓散治疗产后小便不通案

袁某，女，23 岁。1996 年 5 月 21 日诊，产后次日早晨即发现小便点滴而下，渐至闭塞不通，小腹胀急疼痛。西医拟诊为膀胱麻痹，尿路感染。经用青霉素、庆大霉素、新斯的明、乌洛托品等药治疗 5d 未效。无奈放置导尿管以缓解小腹胀痛之苦。闻其语音低弱，少气懒言；观其面色少华，舌质淡、苔薄白；察其脉缓弱。处方：炒冬葵子（杵碎）、云茯苓、党参各 30g，黄芪 60g，焦白术 12g，桔梗 3g。第 1 剂后，小便即畅通自如，小腹亦无胀急疼痛感，3 剂服完，诸证悉除，一如常人。[浙江中医杂志，1997，07：309]

葵子茯苓散治疗产后缺乳案

尹某，25 岁。1996 年 6 月 8 日诊。分娩 1 周后，乳汁仍浓稠涩少，乳房胀硬，乳头痛，胸胁胃脘胀闷不舒，情志抑郁，食欲不振。舌质稍红，苔薄黄，脉弦数。处方：炒冬葵子（杵碎）、云茯苓、王不留行、白芍各 30g，醋炒柴胡、炮山甲各 10g，当归 20g，青皮、陈皮各 6g。药服 3 剂，乳下渐多，余证均减，又接服 3 剂，乳下如涌泉，神爽纳增。[浙江中医杂志，1997，07：309]

葵子茯苓散治疗妊娠水肿案

胡某，女，28 岁，1998 年 4 月 16 日初诊。患者妊娠 7 月，小便量少，下肢及双足浮肿。查血压 16/12kPa，平素体健，舌苔白腻，脉象滑数。辨证：妊娠水肿。遵仲景淡渗利湿之法，拟葵子茯苓散加减治之。处方：茯苓 20g，泽泻 12g，猪苓 15g，白术 12g，白茅根 30g，车前子 30g，桔梗 9g，杏仁 12g，白扁豆 15g，贝母 12g。服上方 3 剂后，尿量明显增多，水肿逐渐减轻。后间断用至分娩时，血压保持正常，水肿不著。[云南中医学院学报，2003，26（2）：8-10]

葵子茯苓散治疗急性肾炎案

刘某，女，9 岁。恶寒发热 2d，面目浮肿，后延四肢皆肿，咳嗽喘息，风疹遍及全身，口干喜饮，尿少色黄，舌质红，苔黄，脉浮数。体温 38.6℃，诊为急性肾炎，证属湿热内郁，外受风热，风水相搏发为水肿。治以疏风解表，清热利湿。用冬葵子 6g，茯苓 10g，当归 3g，贝母 6g，苦参 6g，加麻黄 4g，连翘 10g，石膏 15g，蝉衣 6g。服药 3 剂寒热止，浮肿大减，咳喘平，风疹消退。再诊仍用前 5 味加白术 10g，薏苡仁 12g，山药 9g。服药 1 周后尿常规检查正常。再续原方治疗 1 周，余症消除。[王水才. 葵子茯苓散和当归贝母苦参丸加减治疗急性肾炎 38 例. 湖北中医杂志，1986（6）：25]

附：《金匮要略》原文释义

【原文】

妊娠有水气，身重，小便不利，洒淅恶寒，起即头眩，葵子茯苓散主之。

葵子茯苓散方：

葵子一斤　茯苓三两

上二味，杵为散，饮服方寸匕，日三服。小便利则愈。

【释义】

本条论述妊娠水气的证治。妊娠水气即后世的"妊娠肿胀"，亦称"子肿"。本证是由胎气影响，膀胱气化受阻，水湿停聚所致。水盛身肿则身重；水气阻通卫阳，则洒淅恶寒；水湿内阻，清阳不升，故起则头眩。此非脾肾虚所致，关键在于气化受阻，小便不利，故用葵子茯苓散利水通阳。使小便通利，水湿下走，阳气宣通，气化复常，则诸症悉除。因而，疗后注云"小便利则愈"。据此，后世叶天土治湿温提出"通阳不在温，而在利小便"。

【文献摘录】

妊娠小便不利，与上条同，而身重恶寒头眩，则全是水气为病，视虚热液少者，霄壤悬殊矣。葵子、茯苓滑窍行水，水气既行，不淫机体，身不重矣；不侵卫阳，不恶寒矣；不犯清道，不头眩矣。经曰：有者求之，无者求之，盛虚之变，不可不审也。（8）（《心典》）安胎养胎。

二、历代沿革

《增补胎产心法·子肿子气子满论》云："所谓子肿者，面目虚浮，多因脾胃气虚或久泻所致。"《沈氏女科辑要》认为妊娠肿胀："不外有形之水病，与无形之气病而已。"对该病的病因与治疗做了探讨。《医宗金鉴·妇科心法要诀》云："头面遍身浮肿，小水短少者，属水气为病，故名曰子肿。自膝至足肿，小水长者，属湿气为病，故名曰子气。遍身俱肿，腹胀而喘，在6~7个月时者，名曰子满。但两脚肿而肤厚者，属湿，名曰皱脚；皮薄者属水，名曰脆脚。"

三、现代诊治

【诊断】

（1）病史素体脾、肾虚，情志抑郁；严重贫血、原发性高血压、慢性肾炎、糖尿病等合并妊娠；多胎妊娠等。

（2）临床表现主要特征为浮肿，多发生于妊娠20周以后，开始由踝部肿起，渐延至小腿、大腿、外阴部、腹部甚至全身。要警惕隐性水肿，即体表浮肿并不明显而体重增加每周超过0.5kg或每月超过2.3kg。

（3）检查：水肿的程度分为四度：

Ⅰ0（+）：小腿及足部明显浮肿，休息后不消退。

Ⅱ0（++）：水肿上延至大腿与外阴部。

Ⅲ0（+++）：水肿延至外阴及腹部，肿势较前明显。

Ⅳ0（++++）：全身浮肿或伴有腹水。

尿检：可有少许红、白细胞及管型。24h尿蛋白定量1L>0.5rag为异常。同时关注血压、体重变化。

B超：了解有无畸胎、双胎、多胎以及羊水情况。

【鉴别诊断】

（1）妊娠合并慢性肾炎：孕前有急、慢性肾炎病史，孕前浮肿，孕后逐渐加重，浮肿首先发生在眼睑，24h 蛋白尿>0.5g，尿中有各种管型或红、白细胞，血中尿素氮升高。

（2）妊娠合并心脏病孕前有心脏病史，通过心电图、心功能检查可确诊。

【病因病机】

本病主要机制是脾阳虚不能运化水湿，肾阳虚不能化气行水，以致水湿内停，泛溢肌肤而为肿胀。此外，胎气壅滞，气机不畅，水湿不化，也可造成肿胀。常见病因病机有脾虚、肾虚、气滞。

1. 脾虚　脾气素虚，或孕后过食生冷，内伤脾阳，脾虚运化失职，水湿停滞，流于四末，泛溢于肌肤，遂为肿胀。

2. 肾虚　素体肾虚，孕后阴血下聚养胎，有碍肾阳敷布，不能化气行水，且肾为胃之关，肾阳不布，则关门不利，聚水而从其类，以致水湿泛溢肌肤而为肿胀。

3. 气滞　素多忧郁，气机不畅，孕后胎体渐长，有碍气机升降，气滞湿郁，泛溢肌肤，遂发肿胀。

【辨证论治】

本病辨证首先要注意肿胀的特点和程度，同时根据兼症及舌脉等辨别水肿和气滞肿。

治疗以化湿利水为主。按照"治病与安胎并举"的原则，随证加入养血安胎之品，慎用温燥、寒凉、滑利之药，以免伤胎。若水肿明显，需适当休息，必要时需要住院治疗，并进低盐饮食。

1. 脾虚证

证候：妊娠数月，面目四肢浮肿，或遍及全身，肤色淡黄或淡白，皮薄而光亮，按之凹陷，胸闷气短，懒于言语，口淡无味，食欲不振，大便溏薄，舌质胖嫩、苔薄白或薄腻，边有齿痕，脉缓滑无力。

分析：脾主肌肉四肢，脾虚不运，水湿停聚，泛溢肌肤四肢，故面浮肢肿，甚则遍身俱肿，水溢皮下，故皮肤光亮，按之凹陷；脾虚中阳不振，故胸闷气短，懒于言语；中焦运化失司，故口淡纳少，大便溏薄；舌质胖嫩、苔薄白或薄腻，脉缓滑无力，为脾虚湿盛之征。

治法：健脾除湿，行水消肿。

方药：白术散（《全生指迷方》）。

白术、茯苓、大腹皮、生姜皮、橘皮。

白术、茯苓健脾除湿行水；生姜皮温中理气化饮；大腹皮下气宽中行水；橘皮理气和中。全方有健脾除湿，行水消肿之效。

若肿势明显，小便短少者，酌加猪苓、泽泻、防己利水消肿；肿甚以致胸闷而喘者，酌加葶苈子、杏仁、厚朴以宽中行气，降逆平喘；食少便溏者，酌加山药、薏苡仁、扁豆、芡实以实脾利湿；脾虚气弱，见气短懒言，神疲乏力者，酌加党参、黄芪以补脾益气。

2. 肾虚证

证候：孕后数月，面浮肢肿，下肢尤甚，按之没指，头晕耳鸣，腰酸无力，下肢逆冷，心悸气短，小便不利，面色晦黯，舌质淡、苔白滑、脉沉迟。

分析：肾气不足，气化失常，水湿内停，泛溢于肌肤，故面浮肢肿按之没指，湿性下趋，故下肢肿甚；肾虚髓海不足，故头晕耳鸣、腰酸无力；肾阳不足，气化无力则小便不利，不能温煦则下肢逆冷；水气上凌心肺则心悸气短；面色晦黯，舌质淡、苔白滑，脉沉迟，为肾阳不足之征。

治法：温阳化气，行水消肿。

方药：真武汤（《伤寒论》）。

附子、白术、茯苓、白芍、生姜。

附子温肾助阳，化气行水；生姜、白术、茯苓运脾阳以行水；白芍开阴结，与附子同用能引阳药入阴以消阴霾之气。全方有温阳化气、行水消肿的功效。方中附子有毒，用量不宜过重，同时应予久煎，以减少毒性。

若腰痛甚者，酌加杜仲、续断、桑寄生、菟丝子固肾强腰安胎。

3. 气滞证

证候：妊娠数月，肢体肿胀，始肿两足，渐及于腿，皮色不变，压痕不显，头晕胀痛，胸胁胀满，饮食减少，苔薄腻，脉弦滑。

分析：证因气机郁滞，升降失司，清阳不升，浊阴下滞，故始肿两足，渐及于腿，此因气滞而湿气内停，故皮色不变，压痕不显；清阳不升，浊阴上扰，故头晕胀痛；气滞不宣，横侮中土，故胸胁胀满，饮食减少。苔薄腻，脉弦滑，为妊娠气滞之征。

治法：理气行滞，化湿消肿。

方药：天仙藤散（《妇人大全良方》）。

天仙藤、香附、陈皮、甘草、乌药、生姜、木瓜、紫苏叶。

天仙藤、香附理气行滞；陈皮、生姜温中行气；苏叶宣上焦之滞气，乌药开下焦之郁滞；木瓜行气除湿，舒筋活络；甘草调和诸药。全方共奏理气行滞、化湿消肿之效。

若脾虚湿阻，便溏尿少者，可合四苓散（茯苓、猪苓、泽泻、白术）健脾除湿利小便。

【其他疗法】

1. 经验方

（1）车前草30g，金钱草15g，玉米须15g，水煎取汁，分早晚服。治妊娠肿胀全身浮肿者。

（2）罗布麻12g，水煎服，每日2次。治妊娠肿胀小便不利。

（3）玉米须60g，海金沙藤30g，水煎服，每日2次。治妊娠肿胀，腰部胀痛，小腹灼热感，有低热者。

（4）桑白皮12g，玉米须15g，冬瓜皮30g，水煎服，每日2次。治妊娠肿胀，小便不利。

（5）铁苋菜15g，白花蛇舌草15g，水煎服，每日2次。治妊娠肿胀。

（吴熙《妊娠肿胀的中医调治》）

2. 食疗

（1）乌鱼、老母鸡分别熬浓汁，隔日交替食用。配合药物治疗，对妊娠水肿救本保胎有效果。

（《中医药研究》1986）

（2）大鲤鱼1条（500g左右），冬瓜500g，调料适量。将鲤鱼洗净，冬瓜切块，同放瓦锅煮烂，加少许葱白、大蒜，不加盐，煮熟后吃鱼喝汤。或加大枣20枚，共煮汤食用，可常服。治脾虚妊娠水肿。

（《李青山方》）

（3）红鲤鱼（或牛肉）250g，赤小豆200g，花生仁50g，红辣椒3枚（干品）。将鲤鱼洗净，共放瓦锅内，加水适量，混合煲极烂，空腹温服，分2次服完，连服3~5d，对妊娠水肿气滞证有调气、健脾利水之功。

（《妊娠水肿的食疗验方》）

【预防与调摄】

重视孕期保健，定期产前检查，注意体重、水肿、蛋白尿、血压的变化情况。发病后予低盐饮食，控制饮水量，禁生冷油腻之品。浮肿严重者应休息，抬高两下肢，注意保暖。

【转归与预后】

若因子宫增大压迫下腔静脉所致的下肢水肿为主，或低蛋白血症则预后良好；子肿属于妊娠高血压的症状之一时，若早期发现，早期治疗，对控制病情发展、防止向子痫转化有重要意义。

【临证参考】

妊娠水肿是妊娠高血压综合征的症状之一，为中药治疗该病的有效时期。该病病机，古人多主脾肾阳虚，治以温阳化气行水。限于历史条件，中医古籍将妊娠水肿与子晕、子痫分开论治。然从西医学看，妊娠水肿多伴有高血压（先兆子痫），若不辨证与辨病相结合，浪投温阳助火之品，致血压骤升，造成子痫危症，后果不堪设想。妇女妊娠期间，阴血聚以养胎，肝阴不足，相火偏旺，临床实为多见。因而对该病治疗，一定要临证详辨，深思再三。

有人针对西医治疗该病的原则提出不宜使用利尿剂，认为利尿剂可使血液浓缩，导致脏器灌流量进一步减少，致使胎盘缺血加重，使病情恶化，这与中医治疗该病不可一味利尿除湿，而以补脏为主，使脏腑功能健运，湿邪自消，同时注意养血安胎的治法有所印证。

第七节　妊娠伤胎

妊娠期间，小便不通，甚至小腹胀急疼痛，心烦不得卧，称妊娠小便不通，古称"转胞"或"胞转"。以妊娠晚期7~8个月时较为多见。

（一）仲景论治要点

【症候】

妊娠胀满异常，小便不通，腰以下沉重不适。

【病因病机】

按逐月份经养胎之说，妊娠7月，为手太阴肺经养胎之时。若此时心火气盛，火乘肺金，致肺失清肃治节之职，影响气血津液的敷布，将使胎失所养，还可妨碍水道通调，气滞水停，故见上述诸症。

【治法】 泻心火，利水道。

针刺穴位：劳宫，关元。

劳宫为手厥阴心包经的荥穴，针刺该穴，能清心泻火；关元乃小肠募穴，刺之能利小便，导心火下行。如此配合，使心火得泻，肺气清肃，治节复常，小便通利，则诸证自愈，胎亦自得所养。

对于针刺劳宫、关元二穴，后世医家有不同的看法。程云来云："此穴（注：关元）不可妄用，刺之能落胎。"今人王渭川亦指出："此二穴孕妇禁用，刺之有堕胎危险。"但《针灸学》中，劳宫并非妊娠禁用之穴，唯有孕妇慎用关元穴之训。可见，关元穴孕妇一般不要轻易使用。本条所述证候中有"不得小便"，实属标急之证，仲景提出刺关元，亦寓"有故无殒"、急则治标之意。总之，非针刺手法精熟者，切莫轻试，若不审慎，易致流产或早产。

附：《金匮要略》原文及释义

【原文】

妇人伤胎，怀身腹满，不得小便①，从腰以下重，如有水气状，怀身七月，太阴当养②不养，此心气实③，当刺泻劳宫④及关元⑤，小便微利则愈。见《玉函》。

【词解】

①不得小便：指小便不通。

②太阴当养：《脉经》《诸病源候论》《千金要方》等书均有"妊娠七月，手太阴脉养之"的记载。

③心气实：气有余便是火。此指心火亢盛。

④劳宫：经穴名。位于手的掌部中央，为手厥阴心包经的荥穴。

⑤关元：经穴名。属任脉，位于脐下三寸，为小肠募穴。

【释义】

本条论述妊娠伤胎的证治。此所言伤胎，是指因脏腑功能失调，胎失所养而引起的证候。

妇女怀孕后，腹部本应逐月增大，但若胀满异常，并见小便不通，腰以下感觉沉重不适，如患水气病一样，这是心肺两脏功能失调导致的伤胎证。按逐月份经养胎之说，妊娠七月，为手太阴肺经养胎之时。若此时心火气盛，火乘肺金，致肺失清肃治节之职，影响气血津液的敷布，将使胎失所养，还可妨碍水道通调，气滞水停，故见上述诸症。法当泻心火，利水道，宜针刺劳宫、关元两穴。劳宫为手厥阴心包经的荥穴，针刺该穴，能清心泻火；关元乃小肠募穴，刺之能利小便，导心火下行。如此配合，使心火得泻，肺气清肃，治节复常，小便通利，则诸证自愈，胎亦自得所养。

【文献摘录】

伤胎，胎伤而病也，腹满不得小便，从腰以下重，如有水气，而实非水也。所以然者，心气实故也。心，君火也，为肺所畏，而妊娠七月，肺当养胎，心气实则肺不敢降，而胎失其养，所谓太阴当养不养也。夫肺主气化者也，肺不养胎，则胞中之气化阻，而水乃不行矣，腹满便难身重是故也。是不可治其肺，当刺劳宫以泻心气，刺关元以行水气，使小便微利则心气降而肺气自行矣。（《心典》）

小 结

妊娠与癥病的鉴别，应从以下三方面考虑，即停经前 3 个月月经是否正常，胎动出现部位和时间是否与停经月份相吻合，腹部柔软无痛还是疼痛有块。若属于癥病漏下不止当消瘀化癥，用桂枝茯苓丸。

妊娠恶阻轻证，属阴阳失调、冲气上逆者，用桂枝汤调和阴阳，平冲降逆。妊娠恶阻重证，属胃虚寒饮者，用干姜人参半夏丸温中散寒，化饮降逆。对妊娠腹痛的辨治，应注意其疼痛性质与兼证。若腹痛伴少腹恶寒有如冷风吹者，为阳虚阴盛，治宜温阳散寒，暖宫安胎，用附子汤，若腹中拘急，绵绵作痛，或腹中绞痛，属肝脾失调，气郁血滞湿阻者，用当归芍药散养血调肝，健脾除湿。妊娠下血伴腹痛者，名胞阻，属冲任虚寒的，用胶艾汤养血止血，固经安胎，调补冲任。妊娠血虚热郁，湿热蕴结，致小便难者，用当归贝母苦参丸养血开郁，清热除湿。妊娠气化受阻致水停，身体肿重者，用葵子茯苓散利水通阳。因母病致胎动不安的，宜祛病安胎，其中偏血虚湿热者，用当归散养血健脾，清化湿热。偏脾虚寒湿者，用白术散温中除湿，健脾安胎。若妊娠七月伤胎，不得小便，属心火气盛者，可刺劳宫与关元穴，以泻心火，利小便。

本篇对妊娠病的调治体现了三个特点：一是重视肝脾，如当归芍药散、当归散、白术散都调治肝脾。二是宗"有故无殒"之旨，治病不拘于有身孕，如用药不避附子、半夏，针刺选用关元穴等。三是勿忘有身孕，如用附子、半夏时，十分重视配伍，并且多选用丸、散剂型，以避免伤及胎元。

本篇共有 8 首方剂，其中桂枝茯苓丸、当归芍药散、胶艾汤应用广泛，应重点掌握。

第五章　产后病

产妇在新产后或产褥期内所发生的与分娩或产褥有关的疾病，称为"产后病"。"新产"多指产后7d内；"产褥期"是分娩后至母体恢复到孕前状态的一段时间，一般需6~8周。中医统称为"产后"。

本篇共计原文13条，方9首，附方2首。所论产后病包括产后三证即痉病、郁冒、大便难及产后腹痛、产后中风、产后下利、产后虚烦、产后呕逆等。

产后病的病因病机可概括为四方面。一是亡血伤津：由于分娩出血、出汗，使阴血暴亡，虚阳浮散。二是元气受损：产时用力耗气，或失血过多，气随血耗，或产后操劳过早，均可伤气而致气虚。三是瘀血内阻：产后余血浊液因故不能顺利排出，则瘀血内阻，败血为病。四是六淫、饮食、房劳、情志所伤：产后元气、津血俱伤，脏腑亏损，所谓"产后百节空虚"，稍有感触或生活失慎，可致产后诸病。可见产后病的病机特点是"多虚多瘀"。

产后病的诊断：除运用四诊八纲外，还须根据产后的生理、病理特点进行"三审"：即先审小腹痛与不痛，以辨恶露有无停滞；次审大便通与不通以验津液之盛衰；再审乳汁行与不行和饮食多少以察胃气之强弱。通过三审可辨产妇虚、瘀的有无及轻重，再结合产妇体质、产时情况、症状、舌象、脉象及辅助检查等进行综合分析，才能做出全面诊断。

产后病的治疗：应根据多虚多瘀的病理特点，本着"勿拘于产后，亦勿忘于产后"的原则，灵活运用补虚、祛瘀等法，做到补虚不滞邪，攻邪勿伤正。正如《景岳全书·妇人规》云："产后气血俱去，诚多虚证。然有虚者，有不虚者，有全实者。凡此三者，但当随症随人，辨其虚实，以常法治疗，不得执有诚心，概行大补，以致助邪。"选方用药，必须照顾气血，行气勿过耗散，消导必兼扶脾，寒证不宜过用温燥，热证不宜过用寒凉。还应注意产后用药"三禁"，即禁大汗以防亡阳、禁峻下以防亡阴、禁过利小便以防亡津液。此外，对产后病中的急重症，如产后血晕、产后痉病、产后发热等，必要时应中西医结合救治。

第一节　痉郁冒大便难（产后三病）

产后三病即痉、郁冒、大便难。

【原文】　问曰：新产妇人有三病，一者病痉，二者病郁冒①，三者大便难，何谓也？师曰：新产血虚，多汗出，喜中风②，故令病痉；亡血复汗，寒多，故令郁冒；亡津液，胃燥③，故大便难。

【词解】

①郁冒：郁，郁闷不舒；冒，头昏目不明，如有物冒蔽。郁冒意即头昏眼花，郁闷不舒。

②喜中风：指容易感受风邪。

③胃燥："胃"泛指胃与肠，由于津液耗伤，胃肠失濡而致燥结成实。

【释义】

本条论述产后三病的形成原因及病机。痉病、郁冒、大便难是妇人产后容易发生的三种病证，乃产亡血伤津，气血足所致。

痉病主要原因是产后失血过多，以致血虚而营卫俱虚，腠理不固，感受风邪。而风为阳邪，最易化燥伤津，致使筋脉失养，则发为以筋脉痉挛抽搐。

郁冒多由于产后失血多汗，既伤津血又损阳气，寒邪乘虚侵袭而致。由于正气内虚，寒闭于内，阳气不能伸展外选，反逆而上冲，故以头眩目瞀郁闷不舒为主证，郁冒既是一种病名，也是一种症状，不一定发于产后。郁冒与产后血晕不同，产后血晕以突然发作的头昏眼花，不能坐起，甚则昏厥不省人事为特点，若抢救不及时可致死亡。血晕证有虚实之分，虚者因产后失血过多，气随血脱所致，伴见虚脱症状；实者因产后恶露不下，血瘀于内，气反上逆而晕厥，伴腹胀等症。

大便难的形成，亦由产后失血多汗，损耗津液，肠胃失润而成。

【思辨】

产后痉病、郁冒和大便难之病虽然其临床表现各不相同，但亡血伤津的病机则一。

产后痉病是指产褥期内，突然发生四肢抽搐，项背强直，甚至口噤不开，角弓反张者，又称"产后发痉""产后痉风"。

西医妇产科学中的产后抽搐症和产后破伤风可参照本病辨证论治。

一、仲景论治要点

【症候】

主证：产后筋脉挛急抽搐，甚至角弓反张、口噤不开等症，可伴有汗出及血虚体征。

【病因病机】

因产后失血过多，以致血虚而营卫俱虚，腠理不固，感受风邪。而风为阳邪，最易化燥伤津，致使筋脉失养，则发为以筋脉痉挛抽搐。

【治法】

无。

【方药】

无。（根据其病机特点，可用三甲复脉汤加党参、钩藤以育阴滋液，柔肝熄风）

产后痉病与《痉湿暍病》篇所论痉病，症状虽同，但病因不一。《痉湿暍病》之痉，由外感误治伤津，筋脉失养引起；本病为产后亡血伤津、复感风邪、筋脉失养所致，见表5-1。

表5-1　产后痉病与《痉湿暍病》篇痉病鉴别表

共同点	病证	病因病机	治法
项背强急 口噤不开	产后痉病	血虚津伤为主， 外受风邪为次	养血育阴为主， 少佐祛风散邪
甚至角弓反张	外感痉病	外感风寒为主， 津液不足为次	解肌祛邪为主， 兼以养阴生津

二、历代沿革

继张仲景之后，隋代《诸病源候论》已专设"产后中风痉候"，从病因病机、症状及预后方面进行论述，提出"产后中风痉者，因产伤动血脉，脏腑虚竭，饮食未复，未满日月，荣卫虚伤，风气得入五脏，伤太阳之经，复感寒湿，寒搏于筋，则发痉。其状口急噤，背强直，头摇耳鸣，腰为反折，须臾十发。气急如绝，汗出如雨，手拭不及者，皆死"。宋代《妇人大全良方》认为"产后汗多变痉，因气血亏损，肉理不密，风邪所乘"，以小续命汤速灌之。明代《景岳全书·妇人规》强调"凡遇此症，速当察其阴阳，大补气血。用大补元煎或理阴煎及十全大补汤之类，庶保其生，若认为风痰而用发散消导等剂，则死无疑矣"。清代《傅青主女科》则用加减生化汤治疗本病。

三、现代诊治

【诊断】

1. 病史　有素体血虚阴亏，产时或产后失血过多，复多汗出；或接生不慎，护理不洁，产创感染等病史，或产时产后大出血史。

2. 临床表现　产后四肢抽搐，项背强直，甚则牙关紧闭，或全身轻度搐搦。

3. 检查

（1）产科检查：阴道流血量多，或软产道损伤。

（2）实验室检查：血常规、血钙、细菌培养等可协助诊断。

【鉴别诊断】

1. 产后子痫　产后子痫多发生于产后24h以内，既往有妊娠高血压综合征病史，临床上患者出现抽搐，同时伴有神昏；而本病多在产后数日后发病，可有产时、产后失血过多或不洁接产史，且出现四肢抽搐、角弓反张等症状的同时，神志清楚。

2. 癫痫　产后发作产妇既往有癫痫病史。大发作时意识突然丧失，口吐白沫，四肢抽动，醒后如常。

临床辨病思路：本病诊断时，应首先询问患者既往有无癫痫病史、分娩前有无妊娠期高血压病史及急产、软产道裂伤、产后大出血等病史有助于疾病的鉴别诊断。

【病因病机】

产后痉病的病机主要是亡血伤津，筋脉失养，或感染邪毒，直窜经络。常见证型有阴血亏虚和感染邪毒。

1. 阴血亏虚　素体阴血亏虚，复加产后亡血伤津，营阴耗损，津液虚竭，筋脉失养，阴虚风动而致发痉。《景岳全书·妇人规》曰："产后发痉，乃阴血大亏症也。"

2. 感染邪毒 接生不慎，或产创出血，护理不洁，邪毒乘虚入侵，直窜筋脉，以致筋脉拘急而发痉。《校注妇人良方·产后门》曰："去血过多，元气亏极，或外邪相搏，以致牙关紧急，四肢痉强。"

【急症处理】

1. 控制抽搐 一旦抽搐发作，首先控制病情，选用解痉、镇静药物。同时配用针刺疗法。取穴：长强、鸠尾、阳陵泉、人中、颊车、筋缩、合谷、百会等，采取强刺激手法。（详参《针灸治疗学》）

2. 患者护理 护理患者应置于单人暗室，保持空气流通，避免一切外来刺激；防止受伤，有义齿者取出义齿，将压舌板或开口器置于上下白齿之间，同时保证患者呼吸道通畅。

【辨证论治】

产后痉病，首辨虚实。有失血过多病史者多属于虚证，当以养血熄风为主；有产伤史或发热恶寒者多属于实证，当以解毒镇痉为主。感染邪毒型病情急重，应采取中西医结合的急救措施。

1. 阴血亏虚证

证候：产后失血过多，骤然发痉，头项强直，牙关紧闭，四肢抽搐，面色苍白或萎黄，舌质淡红，少苔或无苔，脉虚细。

分析：产时或产后失血过多而致亡血伤津，筋脉失养，血虚肝风内动，故头项强直，牙关紧闭，四肢抽搐；血虚不能上荣于面，故面色苍白或萎黄；舌质淡红，少苔或无苔，脉虚细，皆为阴虚亏虚之征。

治法：育阴养血，柔肝熄风。

方药：三甲复脉汤（《温病条辨》）加天麻、钩藤、石菖蒲。

白芍、阿胶、干地黄、麦冬、龟甲、鳖甲、牡蛎、麻仁、炙甘草。

方中白芍、阿胶、干地黄、麦冬、麻仁滋阴养血为君；龟甲、鳖甲、牡蛎育阴潜阳为臣；天麻、钩藤平肝熄风，石菖蒲芳香开窍，合而为佐；炙甘草健脾和中为使。全方共奏育阴养血，柔肝熄风之效。使津充血足，筋脉得养则诸证可愈。

若出血多，加黑荆芥、炮姜炭；若汗出多加山萸肉、糯稻根。

2. 感染邪毒证

证候：产后头项强痛，发热恶寒，牙关紧闭，口角抽动，面呈苦笑，继而项背强直，角弓反张，舌质正常，苔薄白，脉弦大而浮。

病因病机：产后邪毒乘虚入侵，循经窜注，正邪交争故头项强痛，发热恶寒；邪毒内窜经脉故牙关紧闭，口角抽动，面呈苦笑；邪毒入里，直犯筋脉，则筋脉拘急，故项背强直，角弓反张；脉弦大而浮为感染邪毒之征。

治法：解毒镇痉，理血祛风 。

方药：五虎追风散（《晋南·史全恩家传方》）加蜈蚣、白附子、防风、羌活。

全蝎、僵蚕、蝉衣、天南星、天麻。

方中全蝎、僵蚕解毒镇痉，白附子、天南星祛风化痰，定抽解痉；蝉衣祛风解痉；

天麻熄风解痉，羌活、防风、疏散经络中风邪，诸药配伍，共奏祛风解痉止痛之效。

若喉中痰鸣，气喘急促，脉滑者，为挟痰热，加天竺黄、竹沥汁、橘红；若邪毒内传攻心，伴高热不退，抽搐频发者，当配合西医方法抢救。

【其他疗法】

1. 针刺疗法　大椎、百会、合谷、曲池、风府、承山、足三里、阳陵泉、昆仑等交替针刺。

2. 外治方

（1）麻油 300g，当归 24g，黑荆芥 15g，川芎 12g，防风 9g，炮姜 1.5g，黑豆 1 撮，葱白 3 根。麻油煎药，药枯去渣，入黄丹收膏。摊制膏药，分别贴在心口、背部、脐孔，2 日 1 次，至效方可停顿。

（《理瀹骈文》）

（2）天麻、川芎、当归、羌活、熟地黄各等分研细末。用时取药末 15～30g，加入陈醋适量调成稠膏，然后敷于产妇脐上，外盖纱布，胶布固定，每日换药 1 次。

（《理瀹骈文》）

（3）鲜生姜 30g，白胡椒、生桃仁各 7 粒，血余炭 3g，大葱 3 根带须。共捣烂分 3 份布包，左右腋下各挟 1 包，另 1 份平放于患者手上，解开布包，让患者捧着用鼻子闻药，以小腿发潮微汗为度。本方适用于产后发痉，牙关紧闭、角弓反张、心烦、身热者。

（《妇科疾病中医治疗全书》马大正）

【预防与调摄】

提高产科手术质量，减少分娩过程中的出血量。在接生过程中，严格执行无菌操作，防止产时感染。免疫接种破伤风抗毒素是防治产后破伤风的最佳方法。

【临证参考】

产后痉病常发于产后 24h 后至产后数日之内，以突发四肢抽搐，项背强直，甚则口噤不张，角弓反张为主要临床表现。可与西医学中的产后抽搐症或产后破伤风互参。近代《中华医学大辞典》已明确指出产后痉证是因产后血虚，腠理不密，汗出而风邪搏之所致；亦有因去血过多，致孤阳无依；或类伤寒而误服表汗攻下之药致气愈虚而血愈耗，筋脉失于荣养，而致燥极生风，并提出审因论治的方案。

产后痉病重在预防，一旦发现有感染邪毒的可能应及时予以免疫接种破伤风抗毒素。对阴血亏虚致痉者当注意产后起居、饮食的调摄。

产后郁冒，产后大便难。

新产后出现以心胸郁闷不舒，头昏目眩，如有物蒙蔽状，郁冒病名首见于《内经·至真要大论》"郁冒不知人，乃洒淅恶寒，振慄，谵妄，寒已而热，渴而欲饮，少气，骨痿，隔肠不便，外为浮肿，哕噫"。

郁冒与现代医学的产褥热、产后感冒相似。

产后饮食如常，大便艰涩，或数日不解，或排便时干燥疼痛，难以解出者，称为"产后大便难"，又称"产后大便不通""大便秘涩""大便秘结"等。

产后大便难即现代医学的产妇便秘。产妇卧床休息过多，缺乏锻炼，腹肌及盆底肌肉松弛，肠道蠕动减弱，加之有些产妇饮食习惯不良，恣嗜辣、姜、精细米面等，少食新鲜蔬菜、水果，或产后因会阴部伤口疼痛等忍解大便等均可引起大便秘结。

一、仲景论治要点

【症候】

主证：产后心胸郁闷不舒，头昏目眩。或伴往来寒热，但头汗出，呕不能食、大便干，难以排出，脉微弱。

【病因病机】

总为亡血伤津，气血不足所致。

产后"亡血复汗"，以致血耗津伤，又加寒邪外束，表气郁闭，里气不宣，更因血亏阴虚，阳气偏盛而上厥，故见头眩、目瞀、郁闷不舒，孤绝之阳无以护阴，故喜汗出，阳气孤绝而上行，胃亦失其和降故呕吐不能食，津亏血虚肠燥，故大便坚。因本病为气血虚损，故其脉微弱无力。

【自愈】

表气和而周身汗出，里气畅而气不上逆，则郁冒自愈。

【治法】

扶正达邪，调和阴阳。

【方药组成及方义】

小柴胡汤

柴胡、人参、甘草、半夏、生姜、大枣。

方中柴胡、黄芩清热并和利枢机，转邪热外出；生姜、半夏调脾胃，降逆气，止呕吐；人参、甘草、大枣益脾气，补气血，顾产后气血之虚损。

若服小柴胡汤后，郁冒病解，胃气已和，则能饮食。又七八日后，复发热，则为余邪未尽与食滞相结，转为胃实之证。本证还可见腹满痛、大便秘结、苔黄厚、脉沉实等里实症状。故以苦寒攻下，荡涤实邪的大承气汤治之。

大承气汤

临床参考用法：大黄 12g，厚朴 24g，枳实 10g，芒硝 9g。

上 4 味，先煮厚朴、枳实，去其渣，再入大黄煎煮，去渣取汁，入芒硝，微火煎煮 1~2 沸，分 6 次温服，若大便通则停止服用。

【方药研究】

运用小柴胡汤加味治疗产后感冒 178 例，服药 1~2 剂，症状消失 154 例，症状减轻 18 例，无效 6 例，有效率 96.6%。处方组成：柴胡、法夏、黄芩、大枣各 15g，生甘草 6g，生姜 3 片，太子参、黄芪、益母草各 30g，当归 12g。口干、鼻塞流浊涕去生姜，加桑叶、菊花、薄荷各 12g，芦根 30g；鼻塞流清涕加苏叶 12g；发热，无汗加青蒿 30g；咳嗽吐稠痰加知母 20g，浙贝母 15g；咳嗽吐白色泡沫痰加陈皮、茯苓各 15g；咽痛加板蓝根 30g，射干、马勃各 15g；舌红少苔加玉竹 20g；恶露不尽加桃仁、红花各 12g。

产后气血亏虚，卫外不固，易受外邪侵袭而患感冒。治疗该证，若用荆防之辈辛温发散，恐其汗出过多再伤阴血；若用连翘辛凉之剂，又恐伤其脾胃之气，故选用小柴胡汤和解表里，扶正祛邪，不温不凉，正宜于产后气血亏虚之体。[张玉文．小柴胡汤加味治疗产后感冒178例．四川中医，1996，10：41]

【方药应用及医案举例】

外感热病见少阳病的主症、主脉皆可用小柴胡汤治疗。若高热不退，可加生石膏、金银花、板蓝根等清热解毒之品。急慢性肝炎、胆胰疾病属阳热者，可以小柴胡汤为基本方随证加减。肝硬化腹水，若腹水消退后，亦可用本方做善后调理。

小柴胡汤是妇科病的常用方，除用于热入血室外，还可治疗妊娠恶阻、经前期紧张综合征，与甘麦大枣汤合用可治疗更年期综合征。

小柴胡汤治郁冒病案

雷妇于农忙时，虽经行，仍复参加劳作。晚浴用水稍冷，致感风邪，经行遂止，次日发寒热，其夫用辛温药汗之，白天人尚安适，只觉胸胁满痛，口苦微，夜复寒热，神昏谵语，如见鬼状，历时旬日未解。予小柴胡汤去半夏加牡丹皮、鳖甲、生地黄、栀仁、桃仁、红花等3剂而愈。[赵守真．从"神昏谵语"谈辨证论治．广东中医，1963]

小柴胡汤治疗产褥热案

王某，25岁，于1953年11月分娩。产后高热持续5d，妇产科诊为"产褥热"，给予大量青霉素高热不退。病家要求服中药治疗，请余诊之。病者肌肤如烙，面赤，午时汗出，头汗较多，恶热重，恶寒轻，头昏头痛，欲寐不寐，时有干呕，不能进食，舌苔尖黄根白，溲黄，问其大便，已5d未解。据此脉证，系产后少阳病实证。拟小柴胡汤加味：药用泡参60g，柴胡12g，法夏12g，黄芩15g，炙甘草6g，生姜12g，大枣12g，当归15g，黄芪18g，大黄15g，泡开水冲服，泻后即停服（停用西药）。中午服药，午后4时下大量黑色大便，晚上体温（口表）38℃。二诊：前方去大黄加竹茹18g，泡参易为党参30g，服2剂病瘥。[刘利新．小柴胡汤的临床应用．成都中医学院学报，1981，3：6]

小柴胡汤治疗产后发热案

许某，女，27岁。初诊：1979年1月28日。足月产，产后8d，体温忽上升至39℃。西医检查：无呼吸道感染、乳房炎、尿路感染等疾病。血常规：白细胞13 400/mm^3，中性粒细胞85%，西药用抗生素，退热剂治疗3d，无效。邀余诊治。恶露未净，色黯，有臭味，往来寒热，晨低晚高（昨夜39℃），头痛，口苦，咽干，欲吐，胸闷，时作太息，无食欲，腹痛，子宫及宫旁压痛，舌质淡红、苔薄腻，脉弦数。拟小柴胡汤加减：北柴胡8g，黄芩、党参、牡丹皮、法半夏、丹参、桃仁、茯苓各9g，白芍5g，炙甘草2g，生姜3g，1剂。二诊：1月29日。药后，汗出，热降至37.8℃，胸胁苦满及腹痛减，恶露较多，食欲增加，大便通顺，苔腻去，脉缓。续上方2剂而愈。[张志民，等．小柴胡汤用法研究．浙江中医学院学报，1981，5：29]

小柴胡汤治疗产后高热案

王某，女，25岁，农民。1991年9月28日初诊。产后11d，突然高热，汗出，有时昏沉熟睡，寒热往来，便秘。西药抗菌、解热剂、输液治疗3d，疗效不显，仍持续发热，转请中医诊治。查体温为 39.8℃。血常规：白细胞：8.9×10⁹/L，中性：68%，淋巴：0.32。尿常规：红细胞（+），余阴性。面赤心烦，汗多，口渴饮冷，寒热往来，食物不进，声洪，少腹部胀满拒按，便秘已 9d，舌尖红，苔黄少津，脉弦数有力。初诊鉴于"产后不得利，利者百无一生"之说，不敢轻用攻里通便，遂按血虚津亏论治，方用《景岳全书》加减一阴煎加味 3 剂。药后症状未见好转，高热依然，腹胀更甚，大便仍未行（便秘已 12d）。再察患者高热伴寒热往来，无头晕、目眩、耳鸣、心悸等症，舌红苔黄，脉弦数有力，实无血虚之象。更何况可见腹满拒按、心烦、声洪等实热见证，遂大胆辨为少阳阳明同病，邪热内结之实热证。治以和解清热，泻下通便。方用小柴胡合调胃承气汤加减。处方：柴胡、黄芩、大黄（后下）、赤芍、当归各 10g，玄明粉 6g（冲服，分 2 次），太子参 12g，甘草 6g。药后解下板栗状硬便和稀糊便数次，高热速退，腹满若失，饮食稍进，仍疲倦乏力，继以益气生津之方加以粥养调治 1 周，痊愈。

体会：本案始治，囿于产后多虚，忌攻等成规，虽见实证之象，亦不敢轻用祛邪通便之品，以致药不符证，不效当在必然。二诊吸取初诊教训，仔细辨证，大胆用药，以柴胡、黄芩去少阳邪热，用大黄、玄明粉重在泻下通便，不拘前人产后忌用之说，赤芍助去邪实热结，佐太子参、当归、甘草补气生津，养血活血，意在扶正祛邪；使便通邪去，故热自除。可见临证当辨证论治，不囿常法，方为求本之道。[朱仲文.产后高热治验.四川中医，1996，8：39]

小柴胡汤治疗产后高热羁留案

患者，女，25 岁。产后 3d，高热寒战，曾用抗生素治疗 7d，体温日晡下降，翌日，复升，又服人参白虎汤 3 剂，病无进退，延先生诊治。刻下：体温 39.7℃，脘闷纳呆，小腹微痛，恶露色红，二便自可，苔白，脉数。处方：柴胡 40g，黄芩、知母各 20g，生姜 6g，桃仁、半夏各 12g，人参、甘草各 10g，大枣 12 枚。并告之曰："柴胡须 30g 以清热作用始著"。服药 2 剂，身得微汗，体温降至 37.8℃，去知母，微其量，继服 2 剂而瘥。

按：热毒内停致身热不退，用小柴胡汤和解少阳，加知母、桃仁清热化瘀，共奏退热解毒之功。[崔兆祥，刘方轩.应用小柴胡汤经验举要.天津中医，1996，2：41]

小柴胡汤治疗人流术后发热案

患者，26 岁，1990 年 4 月 15 日就诊。患者停经 42d，妊娠试验阳性，当日下午行人工流产术，手术顺利。第 3 天发热，体温 39.2℃，头痛恶寒微汗，小腹疼痛，有少量血性分泌物，小便频急疼痛，舌质红，苔薄黄，脉浮弦数。血检：白细胞 11.6×10⁹/L，中性 78%。投小柴胡汤加减，处方：柴胡、滑石各 15g，黄芩 20g，甘草、法夏、竹叶、猪苓、泽泻、荆芥各 9g，党参 12g，红枣、延胡索、炒蒲黄各 10g，仙鹤草 30g，水煎服，每日 2 次。药后当日热大退，3 剂后热退尽，诸症痊愈，自觉头晕神疲肢倦纳差，嘱服六君子丸善后。[陈玉苑.小柴胡汤加减治疗人工流产后发热.天津中医，1995，2：18]

小柴胡汤治疗产后麻疹案

张某，28 岁，教师。新产 10d，突发寒战高热，伴见呕吐眩晕，目赤流泪，于 1993 年 2 月 19 日就诊。时发热恶寒麻疹，体温 39.5℃，乳房胀痛，口腔有麻疹黏膜斑，自幼未出过麻疹。舌质红，苔薄黄，脉弦细数。诊为邪入少阳，枢机不利之麻疹。

处方：柴胡 12g，黄芩 9g，制半夏 9g，人参 6g，炙甘草 6g，生姜 9g，大枣 15g。2 剂，水煎服。上药服 1 剂即开始出疹，2 剂后疹出齐全，但仍发热、眩晕、胸乳胀满，原方继服 2 剂。后以清淡滋补之品调养数日，1 周后随访，痊愈如初。

按：本案产后"血弱气尽，腠理开"，麻毒乘虚侵及少阳，少阳枢机不利，故时恶寒发热，目赤眩晕，乳房胀痛等。病在半表半里，唯有和解一法，故用小柴胡汤 4 剂而瘥。[师大庆，等. 经方治产后病 2 则. 国医论坛，1993，4：18]

大承气汤治产后大便难案

麦某，女，24 岁。结婚 5 年，生育一次，此次怀孕足月，临产前 3d 无大便，至本月 3 日产一男孩，产后发热至今 6d 未退，经医治无效。刻诊：发热、心烦、胸闷，8d 无大便，两颧赤，舌苔厚黄而干，今天下午 4 时起神昏谵语，两手脉隐伏不显，按足部趺阳脉滑实有力。热邪内闭，阳明胃实所致。拟用大承气汤下之，荡涤肠胃，以通利热邪为治。处方：枳实 12g，川厚朴 18g，大黄 12g，芒硝 12g。先以清水二盏，煎枳实、川朴至一盏，去滓，纳大黄、芒硝微火煮数沸，去滓，分 3 次温服。此证当时神昏谵语，需人慢慢用药匙喂服。至 11 时服完，2 时后病者渐渐苏醒，方见大便 2 次。明日再服，谵语止，发热、心烦、胸闷减轻，两手脉滑有力，照方连服 3 剂，每服 1 剂，大便 2 次，各状均减。[邓鹤芝. 从"神昏谵语"谈辨证论治. 广东中医，1962（7）：31]

类证鉴别：产后郁冒与产后血晕鉴别：均有产后头晕，产后郁冒是由血虚感寒，阴虚而气机上厥引起。头晕但神志清醒；产后血晕非外感引起，而是产后失血过多或恶露不行所致。且病分虚实，虚者因产后失血过多，血不上荣引起；实者因恶露不下，瘀血上攻于脑所致。严重者可见神昏。血晕可见于产后出血引起的晕厥、休克、羊水栓塞、妊娠合并心脏病产后心衰、产后血管舒缩性虚脱等。

附：《金匮要略》原文及释义

【原文】

产妇郁冒，其脉微弱，呕不能食，大便反坚，但头汗出。所以然者，血虚而厥，厥而必冒。冒家①欲解，必大汗出②。以血虚下厥，孤阳上出③，故头汗出。所以产妇喜汗出者，亡阴血虚，阳气独盛，故当汗出，阴阳乃复。大便坚，呕不能食，小柴胡汤主之。方见呕吐中（1）

病解能食，七八日更发热者，此为胃实，大承气汤主之。方见痉病中（2）

【词解】

①冒家：指经常郁冒的人。

②大汗出：相对"头汗出"的局部症状而言，指周身汗出津津，有阴阳相和之意，并非大汗淋漓。

③孤阳上出：指阳气独盛而上逆。

【释义】

条文（1）指出产妇郁冒便坚的脉因证治。产妇郁冒由产后亡血伤津，阴液亏损，阴虚则阳无所制，阳气相对偏盛，复感邪气，邪气闭阻阳气上逆所致，故见头昏目眩，郁闷不舒，但头汗出。气机郁闭，胃失和降，故呕不能食；津亏肠燥，故大便难；正虚津血不足，故脉微弱。

欲使郁冒病解，应当全身津津汗出，使阴阳恢复相对平衡状态，此即"冒家欲解，必大汗出"之意。对郁冒兼见呕不能食，大便秘结，属血虚津伤，阴阳失调，胃失和降者，治用小柴胡汤和利枢机，扶正达邪，使阴阳调和则郁冒诸症可解。

条文（2）论述郁冒病解转为胃实的证治。产后郁冒本有呕不能食之症，服用小柴胡汤后郁冒病解，胃气恢复，转而能食，这是病情向愈的表现，只要适时调理即可痊愈。但七八日后，又出现发热，此乃未尽的余邪与未消之食滞相搏，化燥成实所致，故曰："此为胃实"。从条文"更发热"来看，说明上条服小柴胡汤之前即有"发热"之症，但上条之发热与外邪有关，本条发热属里实热证，所以用大承气汤攻泄实热，荡涤实郁。

【思辨】

（1）关于汗出："但头汗出"既反映了郁冒的病机所在，又是一个重要的临床症状。原文"血虚而厥，厥而必冒""血虚下厥，孤阳上出"即概括了本病的病机，乃阴血亏虚，阳气偏盛上逆所致。全身汗出津津则是病向痊愈的反应，因为全身汗出津津通过衰减其相对偏盛之阳，从而以达到阴阳协调的相对平衡状态。因此，临床上产妇身体津津有汗是机体自行协调阴阳的生理现象，为健康无病的表现。反之，如果仅见局部汗出，身体无汗，多属病兆。

（2）产后本已津亏血虚，产妇郁冒用"大汗"法治疗是否更伤阴液？首先，"大汗出"并非指大汗淋漓，而是指全身汗出津津。其次，"汗出"非汗法，是指调和阴阳，与下文"故当汗出，阴阳乃复"相呼应，且小柴胡汤亦非汗剂。因此，对既有津亏血虚，又有邪气内闭、阴阳失调的产后郁冒，以小柴胡汤扶正达邪，和利枢机最为恰当，可使郁闭之邪随周身汗出而外泄，则阴阳调和诸证自愈。

（3）"胃实"概括了胃家实的主要脉症，如腹满痛，大便秘结，脉沉实，舌质红、苔黄厚等。

（4）条文（2）胃实不大便与条文（1）血虚津亏之大便难，病机不同，故治疗时，上条当增液行舟，本条治以攻下实热。

【文献摘录】

阴与阳，固相资者也，故曰阳生阴长；又曰阳根于阴。夫血，阴也，汗为血液，则亦为阴。假如血去多，则汗亦少矣。乃偏易出者，何哉？血大虚，则卫外之阳因而不固，必多汗腠理疏也，疏则邪易入之，血既不足以养脉，乃风入又足以燥其血液，故令病痉；若汗多亡阳，阳亡必畏寒，寒多遂令郁冒；至若阴气既虚，津液必少，胃中燥结，大便转难，容或有之。然三者总因血虚所致，乃若不明其理，而复出汗下，未有不至于危亡者，故圣人先以产血虚立言，使后世之工，既出于中才以下，亦必从养阴起见也已。（1）（《二注》）

郁冒虽有客邪，而其本则为里虚，故其脉微弱也。呕不能食，大便反坚，但头汗出，津上行而不下逮之象，所以然者，亡阴血虚，孤阳上厥，而津气从之也。厥者必冒，冒家欲解，必大汗出者，阴阳乍离，故厥而冒，及阴阳复通，汗乃大出而解也。

产妇新虚，不宜多，而此反喜汗出者，血去阴虚，阳受邪气而独盛，汗出则邪去，阳弱而后与阴相和，所谓损而就阴是也。小柴胡汤主之者，以邪气不可不散，而正虚不可不顾，惟此法为能解散客，而和利阴阳耳。(2)(《心典》)

病解者，谓郁冒已解。能食者，乃余邪隐伏于胃中，风热炽盛而消谷；但食入于胃，助余邪复盛，所以七八日而更发热，故曰胃实。是当荡涤胃邪为主。故用大承气峻攻胃中垒，俾无形之邪相随有形之滞一扫尽出，则病如失。仲景本意，发明产后气血虽虚，然有实证，即当治实，不可顾虑其虚，反致病剧也。(3)(《编注》)

二、历代沿革（产后大便难）

产后大便难首见于《金匮要略》，后《诸病源候论》专门列"产后大便不通候"，但二书均无具体证治。唐代咎殷《经效产宝》称为"大便秘涩"，并指出"宜服麻仁丸更以津润之"，为后世所喜用。《陈素庵妇科补解·产后大便秘结方论》云："产后大便闭结者，由产后去血过多，津液干涸，肠胃燥结，是以大便闭"，指出本病发生主要是因血虚津亏，肠道失润。

三、现代诊治（产后大便难）

【诊断】

1. 病史 产时、产后失血过多史，或汗出过多，或素体血虚，或饮食不当。

2. 症状 新产后或产褥期，大便困难或数日不解，或干燥疼痛难以解出，一般饮食正常，无腹痛、呕吐等伴见症。

3. 检查

（1）肛门检查：肛门局部无异常。

（2）腹部检查：无阳性体征，如金属音、肠型。

【鉴别诊断】

1. 痔疮肛裂 孕前已患病，孕后及产后加重，检查肛门有相应体征。

2. 肠梗阻 有腹痛、呕吐、饮食难入，听诊腹部闻及肠鸣音高调或金属音，见肠型。

临床辨病思路：产后大便难应注意询问其饮食情况、腹部感觉、有无痔疮肛裂病史、分娩方式及失血、恶露等情况以助诊断和鉴别诊断。

【病因病机】

本病发生的机制，主要是产后亡血伤津，肠道失润所致。由于分娩失血，营血骤虚，汗出伤阴，津液亏耗，不能濡润大肠，以致肠燥便艰。

临证亦有气虚失运和阴虚火燥所致。血虚多因产前不足，产时或产后失血过多，血水俱下，或产后多汗、汗出伤阴致血液、阴液亏损不能濡润肠道，无水行舟而大便燥结难解；阴虚火燥多因素体阴虚，产时血水俱下，阴液重伤，阴虚火盛，内灼津液，津少液竭，肠道失润，而大便艰涩难解气虚，因产伤血耗气，气伤则元气不足，无力推送大便，便结肠中，壅滞不下。此外还有因生产本已耗伤正气，复伤饮食，食热内结，糟粕壅滞，肠道阻塞，阳明腑实以致大便艰难。综上，本病病位在大肠，病情以虚证居多。

本病的三个发病因素，尤以血虚为最主要，与产时产后的出血多少、产程长短、是否顺利等有直接关系，体质因素亦有一定影响。同时，三个因素可互为因果，阴血亏虚，虚热内生；邪热内灼，津液耗损；元气亏虚，输送无力，大便结滞，越结越燥；且气虚无以生血，营血愈亏；以致恶性循环。严重者，可致腑气不通，浊气不降，症情较急。

【辨证论治】

本病主要因生产失血过多，耗损津液，无水行舟，或因分娩耗伤元气，气虚传送无力，肠道蠕动迟缓，偶有因产气血亏虚兼阳明腑实，本虚标实的大便不通证。

因其病因不同，体征有异，辨证当以大便的干燥程度，解便时的难易感受，腹部是否胀满等情况为主，结合兼证、舌脉，综合分析，据证审因。一般讲大便干结，数日不解，腹不甚胀，面色苍白或萎黄，舌质淡，苔薄者，属血虚津亏证；大便干燥，艰涩难解，腹部胀满，咽干口渴，面赤唇红，舌质红，苔薄黄者，属阴虚火旺证；大便数日不解、解时费力难排，粪便并不燥结，便后乏力，气短懒言，舌淡嫩者，属气虚失运证；产后伤食，脘腹胀满疼痛，大便燥结不下，矢气秽臭者为阳明腑实证。

治疗以益气养血，滋阴润肠为主。根据气血偏虚的程度，阴虚内热或阳明腑实的轻重，随证变通。但值得注意的是产后便难以虚证为多，不可妄投苦寒峻下之品，徒耗正气。

1. 血虚津亏证

证候：产后大便干燥，或数日不解，腹无胀痛，饮食如常，伴面色萎黄，皮肤不润，心悸失眠，舌质淡，苔薄白，脉细或虚而涩。

分析：由于产后失血伤津，液少津亏，则肠道失于濡润，以致便难。证非外感里实，故饮食如常，腹无胀痛。血虚不荣于外，则面色萎黄，皮肤不润。舌质淡，脉细涩，为血少津亏之征。

治法：养血润燥。

方药：四物汤（《太平惠民和剂局方》）加肉苁蓉、火麻仁、柏子仁、生首乌、白芍、熟地黄、当归、川芎。

方义：上原治冲任虚损，血虚而滞，为补血调血基本方，此处取其养血润燥，加肉苁蓉、柏子仁、火麻仁、生首乌以增强滋补阴血，润肠通便，合用以奏养血润燥、通便之功。

2. 气虚失运证

证候：产后数日不解大便，时有便意，临厕努责乏力，大便不坚，汗出短气，便后疲乏更甚，舌质淡，苔薄白，脉虚缓。

分析：素体气虚，因产失血耗气，气虚更甚，则大肠传送无力，大便运行困难，而致产后大便难。兼症、舌脉亦为气虚之征。

治法：益气导便，佐以养血润燥。

方药：黄芪汤（《太平惠民和剂局方》）。

黄芪、陈皮、火麻仁、白蜜。

上原方主治年高老人，大便秘涩，此乃气虚失运证。方中以黄芪补气，陈皮利气，辅以火麻仁、白蜜以润燥，共奏益气导便之功。

如腹觉胀，酌加木香、枳壳。临厕努责费力，气虚下陷者，加升麻、党参。气短汗出，气虚无以固外者，加党参、五味子、浮小麦。心悸失眠，心神不安者，加生首乌、柏子仁、炒枣仁。

3. 阴虚火燥证

证候：产后数日不解大便，解时艰涩，大便坚结，伴颧赤咽干，五心烦热，脘中痞满，腹部胀痛，小便黄赤，舌质红，苔薄黄，脉细数。

分析：阴虚之体，产后阴虚更亏，阴虚火盛，阴液复灼，肠道干涩，故产后数日不解大便，或解时艰涩，大便坚结。余症、舌脉皆为阴虚火燥之征。

治法：滋阴清热，润肠通便。

方药：两地汤（《傅青主女科》），合麻子仁丸（《经效产宝》）。

生地黄、玄参、白芍、麦冬、阿胶、地骨皮、火麻仁、杏仁、大黄、枳壳。

上两地汤原治月经先期、量少，火热而水不足者，值此取其滋阴清热，增液润燥；再配火麻仁、杏仁增润肠之效，大黄泻下去实，枳壳破结除满。合方共奏滋阴清热，润肠通便之功。

口燥咽干，苔薄黄少津者，加玉竹、石斛、瓜蒌仁以生津润燥。大便已行，去大黄、枳壳、厚朴。

4. 阳明腑实证

证候：产后大便艰结，多日不解，身微热，脘腹胀满疼痛，或时有矢气臭秽，口臭或口唇生疮，舌质红、苔黄或黄燥，脉弦数。

分析：产后本已耗气伤正，复因饮食失节，乃伤肠胃，食热内结，糟粕壅滞，肠道阻塞以致大便艰难。

治法：通腑泄热，兼以养血。

方药：玉烛散（《玉机微义》）。

熟地黄、当归、白芍、川芎、大黄、芒硝、甘草。

原方主治经闭，恶露不尽，便毒，跌打瘀血身痛。

上方四物汤合调胃承气汤组成，四物养血调血，调胃承气汤缓下热结，合用以通腑泄热，兼以养血。脘腹胀满较甚，食滞者，加炒鸡内金、佛手、枳壳。心烦口臭，口疮者，加黄芩、栀子、竹叶。

【其他疗法】
1. 外治法
（1）开塞露，每次1~2个。
（2）肥皂水灌肠。

2. 按摩法
用双手各一指以适当的压力揿按迎香穴5~10min，或按摩法将手指向四周移动扩大面积，可使肠蠕动加快。（《中医妇科临床手册》）

3. 单方验方
（1）番泻叶3g泡水，空腹服。
（2）蜂蜜饮，清晨空腹时服蜂蜜一大匙，然后再饮温开水一大杯，症轻者有效。

（3）黑芝麻、胡桃、松子仁等份，研碎，加白糖或蜂蜜适量拌和服用。

（4）生首乌 30g，煎服。

（5）胡桃肉，适量捣碎冲豆浆。

（6）芝麻粥，又名润肠粥，既有营养，又有缓和的润肠通便作用。

以上各法，可用于除腑实以外的各种虚性便秘。

第二节　产后腹痛

在产褥期内发生与分娩或产褥有关的小腹疼痛，称为产后腹痛。其中因瘀血引起者又称"儿枕痛"。本病以新产后多见。

分娩后 1~2d 出现小腹阵阵作痛，不伴有其他症状，持续 2~3d 自然消失，西医学称"宫缩痛""产后痛"，轻者为子宫缩复的生理现象；若腹痛阵阵加剧，难以忍受，或腹痛绵绵不止者则为病理现象，应予治疗。

产后子宫复旧不良，或产褥感染初期可见腹痛。

仲景论治要点

1. 血虚里寒

【症候】

主证：产后腹中拘急，绵绵作痛。

以方测证：可见腹痛喜温喜按，喜热饮食，面色不润，舌质淡、苔薄，脉沉细迟弱。

【病因病机】

产后血虚，寒动于中，经脉失其温煦濡养，故腹中拘急绵绵作痛，因其证为虚寒，故喜温喜按。

【治法】

补虚养血，散寒止痛。

【方药组成及方义】

当归生姜羊肉汤方：当归、生姜、羊肉。

方中羊肉为血肉有情之品，补虚温中止痛，当归养血补虚，生姜温中散寒。

寒甚者加大生姜量，腹痛兼呕吐者加橘皮、白术。

【方药应用及医案举例】

本方还常用于阳虚血寒之痛经、月经后期量少、不孕症及消化系统属于阳虚有寒的脘腹疼痛；还可治疗寒疝腹痛、虚劳腹痛属血虚兼寒者。当归生姜羊肉汤作为膳食疗法的祖方之一，还可用于阳虚有寒之人的食疗。

当归生姜羊肉汤治产后腹痛案

刘某，女，27岁。产后第五天，感腹部冷痛，得温少舒，恶露量少色暗，舌质淡、苔白，脉细弱无力。系产后血虚肝寒之腹痛证。治以补虚养血，散寒止痛。用当归生姜羊肉汤加味治之：当归 10g，羊肉 500g，生姜、大茴香、桂皮、葱白适量，盐少许。共煮取汤，以汤煮挂面、鸡蛋，与羊肉共食之，1剂而愈。[李翠萍，等.《金匮》方

治疗妇科肝病举隅．国医论坛，1987（4）：38]

附：《金匮要略》原文释义
【原文】
产后腹中痛，当归生姜羊肉汤主之；并治腹中寒疝，虚劳不足。
当归生姜羊肉汤方：
当归三两，生姜五两，羊肉一斤
上三味以水八升，煮取三升，温服七合，日三服。
【释义】
本条论述产后血虚里寒的腹痛证治。产后营血亏虚，血虚挟寒，寒动于中，血行不畅，故发生腹痛。用养血补虚、温中散寒的当归生姜羊肉汤主治。体现了《内经》"形不足者温之以气，精不足者补之以味"之旨。

本证与妇人妊娠病中当归芍药散证，主症同为"腹中痛"，但病机不同。彼为肝虚血郁，脾虚湿滞，用当归芍药散养血疏肝，健脾利湿；本证为血虚内寒，血运迟滞，用当归生姜羊肉汤养血补虚，温中散寒，体现了仲景同病异治的精神。
【文献摘录】
痛者，缓缓痛也，概属客寒相阻，故以当归通血分之滞，生姜行气分之寒，然胎前责实。故当归芍药散内加茯苓、泽泻泻其水湿；此之产后大概责虚，故君之以羊肉，所谓形不足者，补之以味也。盖羊肉补气，疗痛属气弱，故宜之。此方攻补兼施，故并治寒疝、虚损。（4）（《论注》）

2. 气血郁滞
【症候】
产后腹痛，胀甚于痛，胸满心烦，不得安卧。
【病因病机】　总病机为产后气血郁滞成实，气机闭阻不通因产后恶露未尽，滞留胞中则腹痛，瘀阻气滞则腹胀、腹痛烦满不得卧，病属里实。气机壅滞则胀满，气郁化热，热扰心神则心烦不得安卧。
【治法】
行气散结，和血止痛。
【方药组成及方义】
枳实芍药散方：
临床参考用法：枳实（烧令黑、勿太过）、芍药等份。
研末，麦粥送服。亦可作汤剂，水煎服。
方中枳实理气散结，炒黑入血分，能行血中之气；芍药和血止痛，大麦粥和胃安中，使破气之品不耗气伤中，三药合用使气血得以宣通，则腹痛烦满诸症自除。
【方药研究】
现代药理研究证实，枳实对胃肠平滑肌呈双重作用，既能兴奋胃肠使蠕动增强，又有降低平滑肌张力和解痉作用。芍药除有松弛肌肉、抗炎作用外，尚有较显著对痛觉中枢的镇静作用。故二药合用，解痉镇痛消炎起协同作用。

【方药应用及医案举例】

因本方与排脓散接近，仅去鸡子黄、桔梗而易以麦粥，故也有排脓散结的功效，故方后云"并主痈脓"。唐容川曰："并主痈脓者，脓乃血所化，此能行血中之滞故也。"

临床上除用于产后气血郁滞之腹痛外，凡气血郁滞、气机不畅的腹病均可加减使用。

如治疗气滞血凝，恶露不尽；治疗胃十二指肠球部炎症及溃疡、胰腺炎、胆囊炎及胆石症、胆道蛔虫症、急慢性肠炎、细菌性痢疾、肠梗阻、阑尾炎、肠系膜淋巴结炎以及其他各种原因引起的胃肠痉挛等急性脘腹痛。

枳实芍药散治疗产后腹痛案

姜某，女，30岁。1998年3月12日初诊。患者素日体弱消瘦，周身困倦，纳差，月经周期尚可，经色较淡。婚后2年始孕，于3月4日超月分娩，产1女婴，但产后子宫收缩不良，少腹胀满隐痛，恶露不断。查脉细略数，舌苔白微腻。辨证：据患者产后少腹胀满隐痛，乃气滞血瘀，但以气滞为主，且思患者素日气血不足，拟枳实芍药散合补中益气汤加味。处方：枳实15g，芍药15g，当归12g，益母草20g，焦杜仲15g，棕榈炭12g，焦白术12g，黄芪12g，柴胡9g，升麻7g，陈皮12g，甘草6g。水煎，嘱服5剂。服5剂后，其母来诉，服此方3剂后，腹胀减轻，腹痛消失，恶露减少。又经复诊两次，以归脾汤、人参养荣汤加减，先后服21剂，婴儿满月后，母女均健。［云南中医学院学报，2003，26（2）：8-10］

枳实芍药散治经行腹痛案

石某，女，31岁，未婚。经行腹痛，经量减少6个月。患者以往月经尚正常，近半年经期及周期如前，但经量渐见减少，色黑有小血块，形体越来越胖，伴经前嘈杂易饥，大便干结，3~4d1行，胸闷心烦，舌质红，苔薄。刻诊：正值经期，观其形体丰腴，形气俱实。乃气滞血瘀，肠胃热结，冲任不利所致。拟枳实芍药散加味，行气和血止痛。药用枳实15g，赤芍20g，当归、川楝子、香附、延胡索、生大黄各10g，5剂。药后大便日1行，心情舒畅，经水如期而潮，量增多，色由黑转红，腹痛亦缓。嘱平时服枳实芍药散10g，日2次，经前仍服上方7剂。经治半年，体重下降3kg，月经恢复正常。［赵可宁.《金匮要略》治妇人腹痛方药临证举隅.国医论坛，1995（1）：16］

枳实芍药散治疗产后恶露不绝兼腹痛案

患者，女，32岁，农民，2003年12月初诊。产后50d，恶露淋漓不断，少腹胀满而痛，产后16d，因家庭口角，抑郁不欢，平日体质素弱，脉来虚弦，舌苔白腻。采用张仲景枳实芍药散方意，兼扶正生新。组方：炒白芍15g，当归炭12g，血余炭10g，炙甘草5g，枳实15g，益母炭10g，焦白术12g，藕节15g，沙苑子15g，乌贼骨12g，升麻5g，3剂。服药次日，腹痛胀消，恶露增加。第3天，色淡量减，复诊时已全清净。再拟扶正调经方巩固。白芍、枳壳与沙苑子均有收缩解痉、调和营卫作用。产后扶正为本，酌加升举、生新之品，故恶露除，胀满消。［现代中西医结合杂志，2006，15（7）：864-866］

附：《金匮要略》原文及释义

【原文】　产后腹痛，烦满不得卧，枳实芍药散主之。

枳实芍药散方：

枳实（烧令黑、勿太过）芍药等分

上二味，杵为散，服方寸匕，日三服，并主痈脓，以麦粥下之。

【释义】

本条论述产后气血郁滞的证治。产后腹痛有虚有实，上条所述腹痛绵绵，不烦不满，为里虚寒。本条腹痛兼烦满而不得卧，属于里实。因满痛俱见，病势较剧，故有不得安卧之症。因郁阻气滞，且气滞重于血滞，所以用行气散结，和血止痛的枳实芍药散治疗，使气血得以宣通，则腹痛烦满诸症自除。

【文献摘录】

烦满腹痛，虽是气滞，然见于产后，则其滞不在气分，而在血分之中也。故用芍药以利血，用枳实而必炒黑，使入血分，以行血中之气。并主痈脓者，脓乃血所化，此能行血中之滞故也。知主痈脓，即知主产后满痛矣，若寓补养之义，故主痈脓，则尤谬矣。（《补正》）

3. 瘀血内结

【症候】

主证：产妇腹痛。

以方测证：少腹刺痛拒按，痛处固定不移或按之有块，或有经水后期量少，舌质紫暗，有瘀斑、瘀点，脉涩等。

【病因病机】

瘀血内阻较重。

产后腹痛，如属气血郁滞者，应当用枳实芍药散行气和血。如服枳实芍药散而腹痛仍不愈者，这是因为干血着于脐下，瘀阻不通，不通则痛。

【治法】

破血逐瘀。

【方药组成及方义】

下瘀血汤

大黄桃仁虫（熬，去足）

方中大黄荡逐瘀血，桃仁活血化瘀，䗪虫逐瘀破结。三味相合，破血之力颇猛。用蜜为丸，是缓其性而不使骤发，酒煎是取其引入血分，意在运行药势，以达病所。顿服之，使其一鼓荡平，祛邪务尽。如因瘀血内结而致经水不利，亦可用本方治疗，服药后如见新血下如豚肝，即为瘀血下行之征。

【方药研究】

（1）下瘀血汤具有抗肝纤维化、防治肝硬化的作用，其作用程度相似于秋水仙碱，与秋水仙碱比较，突出的优点是能明显提高大鼠的生存质量，增加体重，显著降低死亡率，同时，在保护肝功能、抗肝细胞损伤方面也优于秋水仙碱。

（2）下瘀血汤可以通过降低血糖、增加 SOD 的活性及 NO 来保护肾脏，延缓糖尿病、肾病的发生。还可改善慢性肾衰大鼠肾组织结构，清除体内氧自由基的过量沉积，抑制 CRF 大鼠肾小球系膜细胞增殖及细胞外基质沉积，防治慢性肾功能衰竭。

（3）李永丽报道下瘀血汤加味治疗人工流产术后阴道出血50例，痊愈（服药5~7d后阴道出血停止，诸症消失）38例，占76%；有效（服药8~10d后阴道出血停止，仍有小腹不适）6例，占12%；无效（服药15d后仍有阴道少量出血和小腹不适）6例，占12%。有效率为88%。服药最短5d，最长16d，平均为7d。朱振华采用活血化瘀消癥，佐以益气补肾法，以加味下瘀血汤治疗子宫内膜异位症42例，结果治愈2例，显效12例，有效22例，无效6例，总有效率85.71%，其中止痛效果90.0%，盆腔肿块消失缩小66.5%，临床疗效满意。董昌将治疗早中期肝硬化120例，经1个疗程治疗后，120例中54例显效（症状消失，肝功能检查正常，白蛋白和球蛋白及其比值正常，B超检查示肝脾正常大小，门静脉宽度正常，无腹水）；60例好转（症状明显好转，白蛋白升高，白球蛋白比值增大，肝脾大小稳定，或有少许腹水）；6例无效（症状、体征及各项生化检查治疗前后无变化或病情恶化者）。总有效率为95.0%。

[李永丽. 下瘀血汤加味治疗人工流产术后阴道出血50例. 河南中医学院学报，2004，19：61]

[朱振华，孙融融. 加味下瘀血汤治子宫内膜异位症42例. 四川中医，2001，19（5）：49-50]

[董昌将，陈向荣. 加味下瘀血汤治疗早中期肝硬化120例. 浙江中医药，2001，08：339]

【方药应用及医案举例】

下瘀血汤常用于产后恶露不下、闭经、盆腔炎、宫外孕等病症。产后恶露不下属正虚邪实者，可与人参汤、四君子汤、当归补血汤合用。本方作为活血化瘀的基础方，适当加减还可治疗多种与瘀血有关的病证，如慢性肝炎、肝硬化，跌打损伤、肠粘连等。此方还可治因痰瘀交阻的肥胖症。

下瘀血汤治疗血瘀腹痛（宫外孕）案

胡某，女，29岁。于1996年5月2日住院。患者停经40余天，间歇性下腹部剧痛1d入院。检查血压160/100mmHg，心率76次/min，体温37℃；神清合作，心肺听诊未见异常，肝脾未扪及，左下腹有明显压痛，质软，超声波探及前后径3~5cm大小包块，妊娠试验2次均为阳性。诊断为"宫外孕"，属不稳定型。患者畏惧手术，要求中医治疗。诊其脉弦涩，舌紫苔黄，辨证为少腹血瘀，拟方活血化瘀，软坚散结，行气止痛。用下瘀血汤合活络效灵丹加减：酒制大黄12g，桃仁10g，土鳖虫7g，制三棱6g，制莪术6g，川蜈蚣2条（去头足），丹参10g，川牛膝12g，制乳没各10g。连服5剂，腹痛消失，妊娠试验转为阴性，超声波未探及包块。再以原方去蜈蚣、三棱、莪术、川牛膝，将酒大黄减为7g，加炙黄芪15g，党参15g，当归12g又煎服2剂，继之以八珍汤善后痊愈。[实用中医内科杂志，2000，14（2）：16]

下瘀血汤治疗产后恶露未行，高热神昏谵语（感染性精神病）案

邓某，女，32岁，因产后3d恶露未行，高热神昏谵语，住院治疗，诊断为"感染性精神病"，经多方治疗，虽然体温有所下降，但仍神志不清，胡言乱语。视其面红目赤，口唇干燥，似睡非睡，呼之不应，大便1周未行，按其少腹坚满，蹙眉皱额，疼痛拒按，舌质紫暗，舌苔黄，脉涩有力。诊为败血停蓄，瘀浊攻心，予活血逐瘀，佐以醒神开窍。拟下瘀血汤加味：生大黄15g，桃仁12g，土鳖虫10g，红花10g，川黄连5g，酸枣仁15g，建菖蒲6g，生甘草3g，1剂，鼻饲，药后下黑便2次，神志渐清。原方生大黄改酒制大黄10g，加生地黄15g，当归12g，水酒为引，再服3剂，神志已清。后改服桃红四物汤3剂，并以天王补心丸等以善其后，调治半月而愈。[实用中医内科杂志，2000，14（2）：16]

下瘀血汤治疗人流后漏下不止（胎盘残留）案

魏某，女，22岁，1998年4月25日初诊。患者因人工流产后，漏下已达半月，妇产科检查为胎盘残留，患者因惧手术，要求中医治疗。视患者面色无华，头晕目眩，心悸气短，食纳减少，四肢倦怠，腰膝酸软，苔薄白，脉沉，先投归脾汤加地榆炭，槐花炭及胶艾四物汤不应。细审其证，见脉沉而涩，漏下之物又为黑色血块，遂断为瘀阻胞中，血不归经。急投下瘀血汤加味：酒制大黄10g，桃仁10g，土鳖虫6g，川牛膝15g，红参10g，生甘草3g，连进3剂，患者阴道流出黑色血块及白色膜状物，漏下即止，继之仍服归脾汤以收全功。[实用中医内科杂志，2000，14（2）：16]

下瘀血汤治疗狂犬病案

张某，38岁，工人。于1994年10月5日，因恐水由家属陪同到省防疫站做免疫荧光检查，2次均呈阳性。随后，出现低热，食欲不振，头痛，恐惧不安，不敢独处，需有人陪伴，怕声，听到大声心率即超过120次/min。怕风，见风后周身奇痒，用手抓破皮肤止痒，有蚁行感，手颤动，不寐，舌苔黄燥，脉数。到哈尔滨医科大学附属第一医院就诊，诊断为狂犬病。其家人请段富津教授诊治。段老师一诊予以下瘀血汤加味治之。处方：大黄15g，生桃仁7个，䗪虫7个，炙斑蝥5个，共为面，黄酒250g，蜂蜜50g，空心顿服。用药后于6h开始大便，共大便3次。第1次便下恶浊发黄之物，后2次为鲜血之物，略有血丝，小便数次，便下浑浊。翌日，症状缓解或消失。热退，痒止，已不怕水。怕声同前，少寐，舌苔黄，脉略数。二诊处方改用紫雪丹。因没能买到此药，改服牛黄安宫丸连服1周。三诊，除失眠同前，其余诸证全部消失。改服朱砂安神丸以善其后。患者经治疗和调养3个月后正常上班，随访至今未再复发。[中医药信息，2002，19（03）：14]

下瘀血汤治疗子宫肌瘤案

刘某，女，32岁，农民，1994年6月5日初诊。自诉阴道不规则出血伴月经量少、色暗、少腹疼痛2年。曾服中西药1个月收效甚微。刻诊：本次月经已尽，提前5d，量少色暗有块，少腹痛拒按，白带多，形寒，舌淡紫，脉沉迟细涩。妇检：子宫增大，子宫前侧可触及4cm×5cm左右包块1个，推之不移，与子宫粘连，B超示：子宫肌瘤。证系寒阻胞宫，气滞血瘀。治宜活血化瘀，佐以温经散寒。方用下瘀血汤加味：桃仁、酒大黄、䗪虫各10g，牡丹皮、赤芍、川牛膝、川芎各15g，当归、生地黄、枳壳各18g，吴茱萸、桂枝各12g，甲珠8g，甘草6g。连服10周，阴道内排出数个如胡豆大的肉块。此后行经时间、量、色正常，小腹无痛。B超复查：子宫肌瘤消失。妇检：子宫大小正常，未发现包块。[国医论坛，1995（3）：33]

下瘀血汤治产后恶露不畅

杨某，32岁。产后4个月，恶露行而不畅，有时挟有血块，少腹胀满，拒按，脘闷恶心，自觉有气上冲，舌质红、右边缘有紫斑，苔灰白。病乃恶露瘀阻难行，有瘀血上冲之势。治当急下其瘀血。方以下瘀血汤加味：大黄 6g，桃仁 10g，䗪虫 6g，当归 10g，川芎 6g，赤芍 10g，牛膝 10g，甘草 5g，连服 2 剂，恶露渐多，挟有紫血块，腹痛减轻。守原方改桃仁 6g，大黄 4g，加艾叶 3g。再服 2 剂，腹痛解除，胀满消失，病即痊愈。［张谷才．从《金匮》方来谈瘀血的证治．辽宁中医杂志，1980（8）：13］

附：《金匮要略》原文及释义

【原文】

师曰：产妇腹痛，法当以枳实芍药散，假令不愈者，此为腹中有干血着脐下，宜下瘀血汤主之；亦主经水不利。

下瘀血汤方：

大黄三两　桃仁二十枚　虫二十枚（熬，去足）

上三味，末之，炼蜜和合为四丸，以酒一升，煎一丸，取八合，顿服之，新血[①]下如豚肝。

【词解】

①新血：新下之瘀血。

【释义】

本条论述产后瘀血内结腹痛的证治。产后腹痛，属气血郁滞者，当用枳实芍药散行气和血。假如服药后病不愈者，可知病情较重，已非枳实芍药散所能胜任。究其原因，应考虑产后恶露不尽，瘀血凝着胞宫。当用下瘀血汤破血逐瘀。服药后所下之血，色如豚肝，是药已中病，瘀血下行的表现。本方还可治由瘀血内结所致的经水不利。

本条与上条均属产后实证腹痛，然上条为气血郁滞之腹痛，胀甚于痛，脉象多弦；本条乃瘀血内结，痛甚于胀，疼痛如刺，按之痛剧，恶露少，脉多沉涩。

【思辨】

试探性治疗是临床应用的治法之一。临床证候是十分复杂的，有时辨证一时难以明确即可采用试探性治疗，根据治疗后的反应来辨清证候，调整治法。本条产后腹痛似属气血郁滞腹痛，投以枳实芍药散，然药后症情改善不明显，再仔细审察，才明确"此为腹中有干血着脐下"，故改用下瘀血汤治疗。这个过程就是应用试探性治疗后，重新辨清证候，调整治法的过程。

【文献摘录】

产妇腹痛，属气结血凝者，枳实芍药散以调之。假令服后不愈，此为热灼血干，着于脐下而痛，非枳实、芍药之所能治也，宜下瘀血，主之下瘀血汤，攻热下瘀血也。并主经水不通，亦因热灼而干故也。(6)（《金鉴》）

4. 瘀血内结兼阳明里实证

【症候】

产后七八日，无太阳证，少腹坚硬疼痛，此恶露不尽；不大便，烦躁发热，切脉微实，再倍发热，日晡时烦躁者，不食，食则谵语，至夜即愈。

【病因病机】　邪热结于阳明，瘀血阻于胞宫。

无太阳表证，但见少腹坚硬疼痛而又不大便，发热烦躁，不食，食则谵语，脉微实等症乃恶露排出不畅，瘀血内阻胞宫，波及阳明所致。不大便，烦躁发热，切脉微实，乃是实热结于胃肠之象。阳明旺于申酉，故日晡时烦躁发热更为严重；阳明胃实，故病不能食；食入更助胃中邪热，胃络通心，胃热盛则上扰神明而作谵语。入夜阴气来复，阳明气衰，邪热减轻，所以谵语得止。本证病情急重而又复杂，故仲景特在文末用"热在里，结在膀胱也"一句，总结说明本证的病机不但是血结于下，而且热聚于中，即由瘀血内阻胞宫而实热结于胃肠所致。

【治法】

泄热通便。

【方药】

大承气汤（见产后郁冒病）。

大承气汤中大黄既可荡涤实热，又可攻逐瘀血，故先用大承气汤泄热通便，治阳明实热，亦可使瘀血随大便而下，可收一攻两得之功，若服大承气汤后瘀血仍未尽除可再行破血逐瘀之法。

【方药应用及医案举例】

同乡姻亲高长顺之女嫁王鹿萍长子，住西门路。产后六七日，体健能食，无病，忽觉胃纳反佳，食肉甚多。数日后，日晡所觉身热烦躁，中夜略瘥，次日又如是。延恽医诊，断为阴亏阳越，投药五六剂，不效。改请同乡朱医，谓此乃桂枝证，如何可用养阴药？即与轻剂桂枝汤，内有桂枝 1.5g，白芍 3g，二十日许，病益剧。长顺之弟长利与余善，乃延余诊。知其产后恶露不多，腹胀，予桃核承气汤，次日稍愈。但仍发热，脉大，乃疑《金匮》有产后大承气汤条，得毋指此证乎？即予之，方用：生大黄 15g，枳实 9g，芒硝 9g，厚朴 6g。方成，病家不敢服，请示恽医。恽曰：不可服。病家迟疑，取决于长顺，长顺主与服，并愿负责。服后，当夜不下，次早，方下一次，干燥而黑。午时又来请诊，谓热已退，但觉腹中胀，脉仍洪大，嘱仍服原方。实则依余意，当加重大黄，以病家胆小，故从轻。次日，大下五六次得溏薄之黑粪，粪后得水，能起坐，调理而愈。[曹颖甫．经方实验录．上海科学技术出版社，1979：126]

附：《金匮要略》原文及释义

【原文】

产后七八日，无太阳证，少腹坚痛，此恶露[①]不尽；不大便，烦躁发热，切脉微实，再倍发热，日晡时烦躁者，不食，食则谵语，至夜即愈，宜大承气汤主之。热在里，结在膀胱[②]也。方见痉病中。

【词解】

①恶露：指分娩后阴道流出的余血浊液。

②膀胱：这里泛指下焦。

【释义】

本条指出产后瘀血内阻兼阳明里实证治。产后七八日，无太阳表证，出现少腹坚硬疼痛，当考虑产后恶露未尽，内阻胞宫，可用破血逐瘀的下瘀血汤治疗。若兼有不大便、烦躁发热、日晡加剧，不食、食则谵语，脉微实等症，是实热结于阳明胃肠之证。因阳明胃实，故发热烦躁，日晡为甚；阳明胃实腑气不通，故不欲食，勉强进食更增邪热，热扰神明则谵语，至夜阳明气衰，热轻症减，治当通腑泄热，主以大承气汤。

以上4条均属产后腹痛证治，但在病机、症状、治法、主方上均有差异，兹列表5-2鉴别：

表5-2 产后腹痛鉴别表

病机	症状	治法	方剂
血虚内寒	腹中绵绵作痛，喜温喜按	养血补虚，温中散寒	当归生姜羊肉汤
气血郁滞	腹中胀痛，心胸胸满不得卧	行气散结，和血止痛	枳实芍药散
瘀血内结	腹中刺痛拒按或有硬块	破血逐瘀止痛	下瘀血汤
瘀血兼胃实	少腹坚痛，发热烦躁日晡剧，便秘，食则谵语，脉微实	攻下瘀热	大承气汤

【文献摘录】

末二句热在里，结在膀胱，是仲景自注此节之文，言无太阳表证而有烦躁发热，及不大便谵语之证，则是热在阳明之里也；阳明部位不在少腹，今因产后热邪乘虚入血室，则恶露不尽，结在膀胱也；膀胱者胞之室，血结亦可干膀胱，此虽产后，而既见热实证，又见血结，便不能以产后为虚而不攻。仲景举例，以为凡见热实，治法总视乎此，非谓产后仅此数证也。又自后世有产后不宜凉一语，误人不少，须知仲景示人之意教人随证处方，慎无拘泥；此下伤寒中风下利等，皆略单一证，以为通例云尔。（《补正》）

二、历代沿革

隋代《诸病源候论·妇人产后腹中痛论》认为产后腹痛多因脏虚，瘀血未尽遇风冷凝结所致。宋代《妇人大全良方》首次提出"儿枕痛"之名，曰："夫儿枕者，由母胎中素有血块……若产妇脏腑风冷，使气血凝滞，在于小腹不能流通，则令结聚疼痛，名曰儿枕也。"明代《医学入门》指出：产后腹痛，除瘀血外，更有气虚，血虚之不同。《景岳全书·妇人规》论产后腹痛"最当辨查虚实"，曰："血有留瘀而痛者，实痛也；无血而痛者，虚痛也。大都痛而且胀，或上冲胸胁，或拒按而手不可近者，皆实痛也。宜行之、散之。若无胀满，或喜揉按，或喜热熨，或得食稍缓者，皆属虚痛，不可妄用攻逐。"清代《傅青主女科》论产后腹痛责之血虚、血瘀，且创散结定痛汤、肠宁汤、加减生化汤治之。

三、现代诊治

【诊断】

（1）病史素体虚弱，产时产后失血过多，或情志不遂，或当风感寒史。

（2）临床表现新产后至产褥期内出现小腹部阵发性剧烈疼痛，或小腹隐隐作痛，多日一解，不伴寒热，常伴有恶露量少，色紫暗有块，排出不畅；或恶露量少，色淡红。

（3）检查。①腹部触诊：腹痛时，下腹部可触及子宫呈球状硬块，或腹部柔软，无块。②辅助检查：实验室检查多尤异常。B超提示宫腔可正常或有少量胎盘、胎膜残留若合并感染，可见粘连带，剖宫产切口部位或有少量液性暗区。

【鉴别诊断】

（1）产后伤食腹痛多有伤食史，痛在脘腹，常伴有胃脘满闷、嗳腐吞酸、呕吐腹泻、大便秽臭、舌苔垢腻等，而恶露无异常改变。

（2）产褥感染腹痛，小腹疼痛剧烈，持续不减且拒按，伴有发热恶寒或高热寒战（初期有腹痛而发热不明显时），恶露时多时少，色紫黯如败酱，气臭秽。舌质红，苔黄腻，脉弦数或洪数。实验室检查，血常规分泌物培养、妇科检查、B型超声检测所获相应阳性资料，可资鉴别。

（3）产后痢疾可有产后腹痛窘迫症状，里急后重，大便呈赤白脓血样，大便常规检查可见多量红细胞、白细胞。

临床诊病思路：应注意询问有无伤食或饮食不洁病史，有无大便及恶露的异常，并做腹部检查明确腹部疼痛部位，剖宫产者应检查伤口愈合情况及有无压痛；恶露异常的应做B超检查；疑有感染者应检查血常规以助鉴别诊断。

【病因病机】

主要病机是不通则痛和不荣则痛，常见证型有血虚、血瘀。

血虚，素体虚弱，气血不足，复因产时失血过多，冲任血虚，胞脉失养；或血少气弱，运行无力，胞脉血行迟滞，因而腹痛。正如《沈氏女科辑要笺正》云："失血太多，则气亦虚馁，滞而为痛。"

血瘀，产后血室正开，起居不慎，感受寒邪，血为寒凝；或情志不畅，肝气郁结，疏泄失常，气滞血瘀；或元气亏损，无力行血，恶露不下而留瘀。瘀血内停，阻滞冲任、胞脉，不通则痛。《万氏女科》云："腹中有块，上下时动，痛不可忍，此由产前聚血，产后气虚，恶露未尽，新血与故血相搏而痛，俗称儿枕痛。"

【辨证论治】

本病辨证以腹痛的性质及恶露的量、色、质、气味为主要依据，结合全身症状、舌脉以察虚实。若产后小腹隐隐作痛，腹软喜按，恶露量少，色淡质稀，面白心悸者，多属血虚；若产后小腹疼痛拒按，恶露量少，色紫黯，有块，小腹胀满者，多属血瘀。

治疗重在调畅气血，虚者补而调之，实者通而调之，用药宜平和。若胎盘胎膜残留亦可手术清除宫腔内容物。

1. 血虚证

证候：产后小腹隐隐作痛数日不止，喜揉喜按，恶露量少，色淡红，质稀无块，面色苍白，头晕眼花，心悸怔忡，大便干结，舌质淡红，苔薄白，脉细弱。

分析：素体虚弱，气血不足，复因产时失血过多，冲任血虚，胞脉失养；或血少气弱，运行无力，血行迟滞，故小腹隐隐作痛，喜揉喜按；冲任血少，故恶露量少，色淡红，质稀无块；血不上荣于面，故面色苍白；血虚心脑失养，故头晕眼花，心悸怔忡；血虚肠失濡润，故大便干结；舌质淡红、苔薄白，脉细弱均为血虚之征。

治法：补血益气，缓急止痛。

方药：肠宁汤（《傅青主女科》）。

当归、阿胶、熟地黄、麦冬、人参、山药、甘草、续断、肉桂。

当归、阿胶养血益阴为君；熟地黄、麦冬滋阴润燥为臣；人参、山药、甘草益气健脾和中，续断补肾养肝，为佐；肉桂温通血脉为使。全方共奏养血益阴，补气生津之效。

若血虚兼寒，证见面色青白，腹痛得热则减，手足逆冷，脉细而迟者，宜养血散寒，方用内补当归建中汤（《千金翼方》）或当归生姜羊肉汤（《千金要方》）。

当归、桂枝、芍药、生姜、甘草、大枣，大虚加饴糖。

2. 血瘀证

证候：产后小腹疼痛，拒按喜暖，恶露量少，色紫暗，有块，块下痛减，面色青白，四肢不温，或伴胸胁胀痛，色质紫黯，脉沉紧或弦涩。

分析：瘀血内停，阻滞冲任、胞脉，不通则痛，故小腹疼痛拒按；血得热则行，瘀滞稍通而痛缓，故喜暖；瘀血阻滞，故恶露量少，色紫暗，有块；块下瘀滞减轻故痛减；面色青白，四肢不温，脉沉紧为寒凝血瘀阻之征；胸胁胀痛，色质紫黯，或弦涩为气滞血瘀之征。

治法：活血祛瘀，温经止痛。

方药：生化汤（《傅青主女科》）加益母草。

当归、川芎、桃仁、炮姜、炙甘草。

方中当归补血活血、化瘀生新为君；川芎活血行气祛风，桃仁、益母草活血祛瘀，为臣；炮姜温经散寒，止痛止血，为佐；炙甘草和中，调和诸药，为使。全方化瘀血，生新血，血行流畅，通则不痛。

若小腹冷痛、绞痛较甚者，加小茴香、吴茱萸以增温经散寒之功；若瘀滞较甚，恶露有块，块出痛减，加五灵脂、炒蒲黄、延胡索增强化瘀止痛之效；若小腹胀痛，加香附、乌药、枳壳理气行滞；若伴胸胁胀痛者，加郁金、柴胡疏肝理气止痛；若伴气短乏力、神疲肢倦者加黄芪、党参益气补虚。

【其他疗法】

1. 经验方

（1）少腹逐瘀丸（成药）功能活血逐瘀，祛寒止痛。适用于寒凝血瘀而引起的腹痛。每次1丸，每天2~3次。

（2）艾叶15g，生姜9g，红糖30g，水煎顿服。适用于产后血虚的腹痛。

（3）益母草30g，红糖30g，水煎顿服。适用于产后血瘀的腹痛。

2. 针灸疗法　血虚腹痛取气海、中极、关元、足三里温针，或先针后灸。血瘀腹痛选三阴交、血海、地机，针刺用泻法。耳针取子宫、神门、交感针刺。

3. 外敷法　食盐炒热布包，外敷腹部。

西医治疗：对于瘀阻子宫所致产后腹痛，可借助B超观察是否有胎盘、胎衣残留，若有胎盘、胎衣残留，伴血性恶露延长，或出血量多，或量少而腹痛剧烈，服上方未效者，可行清宫术，刮出物送病检，以明确诊断，术后给予生化肠加减加强化瘀，预防感染。

【预防与调摄】

产后腹痛多见于经产妇，故应做好计划生育工作。产妇在产后应消除恐惧与精神紧张，注意保暖，切忌饮冷受寒，同时密切观察子宫缩复情况，注意子宫底高度及恶露变化。如疑有胎盘、胎衣残留，应及时检查处理。

【转归与预后】

产后腹痛为产后常见病，经积极治疗后大多能痊愈。若失治误治，瘀血日久而成瘀热，或感染邪毒致产后发热，或瘀血不去，新血不生，血不归经致产后恶露淋漓不尽。

【临证参考】

产褥早期，因子宫收缩而引起的小腹部疼痛，称"宫缩痛"，为产褥期的正常生理现象。此痛多数产妇可以忍受，少数腹痛较重，或持续不止，则需治疗。中医学认为产后腹痛与产褥期的气血运行不畅有关，根据产后多虚多瘀的特点，治疗以补虚化瘀为主，临证大多以生化汤加减。有资料表明，活血化瘀、调气止痛方药治疗产后腹痛可以改变血液流变学状态，缓解子宫平滑肌痉挛而达到止痛目的。亦有学者报道用针灸治疗产后腹痛，效果显著。除针药治疗外，同时还应稳定情绪，消除紧张、恐惧、忧郁的心理压力，舒畅气机，使气血流畅，有助于疼痛的缓解。

第三节　产后发热（产后中风）

产后中风是指妇人产后感受风邪引起，以发热为主的外感证，或为太阳中风，或为邪入少阳，或为邪热湿毒产褥期内，出现发热持续不退，或突然高热寒战，并伴有其他症状者，称谓"产后发热"。如产后1~2d由于阴血骤虚，阳气外浮，而见轻微发热，无其他症状者，此乃营卫暂时失调，一般可自行消退。或于产后3~4d泌乳期见低热，不伴有其他症状，俗称"蒸乳"，乳汁畅通后消退，不属病理范畴。

西医妇产科学中的产褥感染可参照本病感染邪毒型辨证论治，是产褥期常见的严重并发症，至今仍为产妇死亡的重要原因之一；西医的产褥中暑可参照本病外感型辨证论治，其重症亦可危及生命。

一、仲景论治要点

（一）太阳中风证

【症候】

主证：产后伤风，持续数十天不愈，仍见头微痛、恶寒、时发热、胸脘闷、干呕、汗出。

以方测证：舌质淡红、苔薄白，脉浮缓。

【病因病机】

产后营卫皆虚，易感风邪，可致太阳中风表证。如持续数十天仍见头痛、恶寒、汗出、时发热，并兼下呕、心下闷等症状，乃产后正虚，风邪外袭，正气不能驱邪外出，邪气亦不甚，故病程迁延数十日。但太阳中风表证仍在。

【治法】

解表祛风，调和营卫。

【方药】

桂枝汤（方见恶阻）。

【方药应用及医案举例】

桂枝汤在本书中既可治疗虚寒下利兼有表证者，又可用于妊娠呕吐及产后中风。前人认为桂枝汤是和剂，意思是本方不仅能调和营卫以解表，同时也能和里，故凡由于营卫失和，或阴阳、气血失调所致的许多疾病，不论外感热病表虚证或各科杂病中以体表为主的病变，皆可以桂枝汤原方或适当加减治之。

桂枝汤治疗产后外感案

刘某，女，28 岁，工人。1990 年 11 月初诊。患者 10d 前剖宫生产一子。因出血较多，直感心悸乏力，汗多，时时冲热。昨晚起床为孩子喂奶，不觉之中打了几个寒战，今晨起即感恶风寒，发热，体温 38℃，头昏痛，鼻塞，流清涕，汗多。自服解热止痛散 1 包，出汗更多而诸症不解。产妇家属前来请求出诊。诊其患者面色淡黄，舌质淡红、苔薄白，脉浮细稍数。此证属产后外感表虚兼气血不足。治以解肌和营，滋养阴血。用阳旦汤加熟地黄、当归。处方：桂枝 10g，白芍 10g，生姜 6g，大枣 3 枚（擘），甘草 3g，熟地黄 10g，当归 10g。二诊：服 2 剂后，病情好转，恶风寒、发热感冒症状全消，唯剩心悸、乏力、汗多症状未除。继用阳旦汤加西洋参 5g（另炖），1 剂而痊愈。[罗霖. 阳旦汤治产后外感的体会. 四川中医，1996，10：43]

桂枝汤治疗产后自汗案

刘某，女，24 岁。产后 7d，身汗淋漓，不能自止，进食动则益甚，低热，神倦乏力，舌淡苔薄，脉浮无力。证属卫阳不固，气血亏虚。治宜固表和营敛汗。投桂枝汤加味：桂枝、白芍各 9g，黄芪 30g，浮小麦 15g，炙甘草 6g，生姜 3 片，大枣 10 枚，服 3 剂，汗出大减，精神好转，继服 3 剂，诸症悉除。[李爱华，等. 桂枝汤妇产科应用举隅. 四川中医，1991（6）：42]

桂枝汤治疗产后营卫失调案

张某，女，35 岁，1964 年 7 月 5 日诊。主诉：1 个月前，因流产而行刮宫术，失血甚多，头昏，心悸，体倦。旬日来，形寒恶风，时当夏月，稍见风则怕冷不已，午后发热，动辄自汗，汗后恶风益甚，天明热退更是大汗淋漓，头昏，心慌，疲倦。形体欠丰，面色无华，脉浮取虚大，重按缓弱，舌苔淡白，舌质欠红润。体温 38.2℃。由于流产失血过度，阴虚营弱，导致营卫失调。治当益气生血，调和营卫。方用：川桂枝 1.5g，炒白芍 9g，生黄芪 30g，当归身 6g，炒枣仁 12g，五味子 3g，炙甘草 3g，生姜 2 片，大枣 7 枚（去核）。服药后当夜即得熟睡。继服 1 剂，自汗、恶风显减，体温降至正常。隔日复诊，已能当风而起坐。继予人参养荣汤加减，服药月旬而愈。[李兰舫，等. 桂枝汤加减治疗营卫不和发热 1 例. 上海中医药杂志，1965，10：15]

桂枝汤治疗产前产后呕吐案

王某，女，22 岁。1975 年 3 月就诊。患者从产前 10d 直至产后第 7d，直呕吐，进食甚少，本地中西医多方治疗无效。细问患者，知有汗出，微恶风等症，视其苔薄白，脉略浮，遂用桂枝汤原方加法夏 10g。因呕吐，嘱其少量多次服用，2 剂药后，进食已不呕吐，恶风等症亦除。［舒鸿飞．桂枝汤类方治疗杂病．湖北中医杂志，1981，5：26］

桂枝汤治疗产后漏汗案

邵某，女，25 岁，工人。1984 年 5 月 8 日诊。产后 8d，恶露已尽，3d 前因感外邪，发热头痛，恶风自汗，某医投银翘散 2 剂，发热退而恶风更甚，全身漏汗不止，邀余诊之。症见面色苍白不华，全身汗出不止，头痛恶风，胸前恶寒，小便短少，舌质淡，苔薄白，脉象浮缓乏力。辨为产后伤风，营卫不和，阳虚漏汗证。拟用扶阳固表，和营止汗之法，投桂枝加附子汤加味：桂枝 10g，白芍 10g，熟附片、炙甘草各 6g，浮小麦 20g，生姜 3 片，大枣 3 枚。水煎服。服药 2 剂，已不恶风。胸前恶寒减轻，汗出减少，守方再进 2 剂，诸证平息而愈。［黄炳初．桂枝加附子汤治愈产后漏汗．四川中医，1986，11：34］

桂枝汤治疗产后身痛案

李某，女，35 岁，农民。因产后 15d 着凉，遂致四肢酸痛，手足拘挛蜷曲，经服西药维生素类无效，针灸 3 次也只见效于当时。查：四肢酸痛，手足拘挛夜甚，食纳正常，大小便少异，舌质淡、苔薄白，脉沉细。此乃产后气血虚弱，卫阳不固，受风邪，使气血郁滞，筋脉拘挛而发病。治当和营益卫，益气补血为主，兼以舒筋活络。处方：桂枝 15g，酒白芍 20g，生姜 20g，大枣 5 枚，甘草 10g，党参 15g，木瓜 10g，当归 6g，钩藤 5g。服药 1 剂，疼痛减半，3 剂后手足拘挛消失，又继服 2 剂多诸症消失，肢体活动自如。［胡同斌．桂枝新加汤治疗产后身痛 50 例．国医论坛，1989，4：19］

桂枝汤治疗产后乳汁自出案

张某，24 岁，工人。1985 年 5 月 11 日就诊。初产 6d 后乳汁自动外流，至今已 20 余天，经多方医治未能见效。后延余诊治，症见乳汁外流，须臾湿帕，神疲乏力，心悸气短畏风，汗多，面色㿠白，舌淡苔薄，脉细弱，证属脾胃气虚，固摄失常。治当补益脾胃，固摄乳汁。方投桂枝加龙骨牡蛎汤化裁：桂枝、白芍、炙甘草各 6g，煅龙骨、牡蛎各 30g，黄芪 15g，麦芽 20g，生姜 3 片，大枣 3 枚，水煎服。服 2 剂后，乳汁已不外流，他症消失。后随访再未复发。［严育斌．桂枝汤在妇科临床的运用．陕西中医，1991，5：221］

桂枝汤治疗产后缺乳案

李某，23 岁，农民。产后半月，乳汁清稀量少，多法调治 2 周余仍日趋减少，几至点滴皆无，于 1992 年 11 月 20 日就诊见两乳大而柔软，神疲纳差，恶风，常自汗出，舌淡，脉细缓，询知分娩时出血多。脉症合参，诊为营卫不调型缺乳。处方：桂枝 12g，白芍 12g，炙甘草 6g，生姜 6g，大枣 15g。3 剂，水煎，乘汗出轻时啜热粥服。二诊汗出恶风明显减轻，上方加重白芍至 20g，继服 6 剂。三诊无汗出恶风；食欲增强，乳房胀满，乳汁渐旺，哺乳正常。［师大庆，等．经方治产后病 2 则．国医论坛，1993，4：18］

桂枝汤治疗经行风疹块案

朱某，40 岁，家庭妇女。1988 年 3 月 11 日就诊。3 个月前孕 48d 行人流术，术后阴道出血淋漓，半月始净。尔后每届经行，汗出恶风，发风疹块，奇痒难忍，经净渐退。遍服抗过敏药、激素及中药祛风止痒剂，效果不显。诊见面色少华，肌肤不润。舌质淡苔白，脉细数。证属营阴不足，血虚生风，卫气不固。拟桂枝汤加味：桂枝10g，白芍15g，黄芪20g，制首乌30g，炙甘草、当归、生姜各6g，大枣5枚。服7剂，经来疹块减少，汗出恶风已瘥，原方继进7剂而愈。［谢升彩．桂枝汤治疗经行诸证一得．浙江中医杂志，1991，5：207］

附：《金匮要略》原文及释义

【原文】

产后风，续之数十日不解，颈微痛，恶寒，时时有热，心下闷，干呕，汗出，虽久，阳旦证①续在耳，可与阳旦汤。即桂枝汤，方见下利中。

【词解】

①阳旦证：指太阳中风表证，即桂枝汤证。成无己云："阳旦，桂枝之别名也。"

【释义】

本条论述产后中风持续不愈的证治。产后营卫皆虚，易感风邪，可致太阳中风表证。如持续数十天仍见头痛、恶寒、汗出、时发热，并兼下呕、心下闷等症状，乃产后正虚，风邪外袭，正气不能驱邪外出，邪气亦不甚，故病程迁延数十日，但太阳中风表证仍在，所以仍然用桂枝汤解表祛风，调和营卫。

后世注家对阳旦汤有不同的说法，成无己认为阳旦汤即桂枝汤加附子；徐忠可、尤在泾认为阳旦汤即桂枝汤加黄芩；魏念庭认为阳旦汤是桂枝汤，根据本条所述头痛、恶寒、发热、自汗等症状来看，以桂枝汤为宜。

【思辨】

辨证与论治不可拘泥于病程的长短，应以证候为凭，本条病程持续数十日不解，仍见恶寒、头痛、发热等太阳中风症状。该证虽有心下闷，表示邪有入里之势，但与其表证相比，居次要地位，故仍主以桂枝汤。条文"虽久，阳旦证续在耳"，示人治病不能拘于病程日期，应以证候为凭。

（二）阳虚中风

【症候】

产后中风，发热，面色嫩红，气喘，头痛。

【病因病机】

产后血虚，汗出过多，阳气随汗而外泄，风邪乘虚入侵，发热头痛为太阳受邪，营卫郁滞所致；面正赤，气喘，则为虚阳上越之象。此由产后正气大虚，风邪乘虚侵袭，以致形成正虚邪实之候。

【治法】

扶正祛邪，标本兼顾。

【方药组成及方义】

竹叶汤。

葛根、防风、桔梗、桂枝、人参、甘草、附子（炮）、大枣、生姜。

方中竹叶甘淡轻清为君，辅以葛根、桂枝、防风、桔梗疏风解表祛外邪；人参、附子温阳益气；甘草、生姜、大枣调和营卫。诸药合用，邪正兼顾，为后世扶正祛邪法之祖。

【方药应用及医案举例】

竹叶汤为扶正祛邪之剂，为产后发热常用方，临证时可用于产后外感、虚人外感、产后缺乳等病。

（1）竹叶汤治疗产后虚阳上浮之发热。邓某，女，40岁。产后4~5d，恶寒发热，头痛气喘，面赤如妆，大汗淋漓，语言迟钝，脉象虚浮而弦，舌苔淡白而润，饮食二便无异常。此产后中风，虚阳上浮之证，用《金匮要略》竹叶汤原方1剂：竹叶9g，葛根9g，桂枝5g，防风5g，桔梗5g，西党参9g，附片6g，甘草5g，生姜3片，大枣5枚，1剂。翌日复诊，喘汗俱减，热亦渐退，仍以原方再进1剂。三诊病已痊愈。[刘俊士．古妙方验案精选．北京：人民军医出版社，1992，310]

（2）竹叶汤治疗产后阳虚外感发热。曾某，23岁。初产一女孩，第二天即觉发热。曾作风热感冒治疗而投清热解表药1剂，服后热反加甚，仍见恶风、头痛、微咳、有汗、骨节疼痛、口干、食欲不振、小腹闷痛等，恶露未净，面赤，舌质红，苔薄黄，脉数。此因产后大虚，风邪乘虚侵入。故以温阳益气，调和营卫的竹叶汤治之。药用桂枝6g，炮附子6g，党参12g，葛根9g，桔梗6g，防风6g，竹叶9g，炙甘草4.5g，生姜3片，大枣4枚，1剂而症状大减，复与1剂而愈。[陈贤．竹叶汤治产后发热的临床体会．广东医学，1966（4）：43]

附：《金匮要略》原文及释义

【原文】 产后中风，发热，面正赤，喘而头痛，竹叶汤主之。（9）

竹叶汤方：

竹叶一把　葛根三两　防风　桔梗　桂枝　人参　甘草各一两　附子一枚（炮）大枣十枚　生姜五两

上十味，以水一斗，煮取二升半，分温三服，温覆使汗出。颈项强，用大附子一枚，破之如豆大，煎药扬去沫，呕者，加半夏半升洗。

【释义】

本条指出产后中风兼阳虚的证治。产后气血大虚，卫外不固，复感外邪，形成正虚邪实。

发热头痛是病邪在表，面赤气喘是虚阳上越之象，如此虚实错杂之证，若单纯解表祛邪，易致虚阳外脱；若但扶正补虚，又易助邪碍表，故用竹叶汤扶正祛邪，标本兼顾。方中竹叶甘淡轻清为君，辅以葛根、桂枝、防风、桔梗疏风解表，人参、附子温阳益气，甘草、生姜、大枣调和营卫。诸药合用，共奏扶正祛邪，表里兼顾之功。方后注："温覆使汗出"，说明本证外有风邪，服用本方要注意加衣被温覆，使之汗出方能奏效。至于颈项强急者重用附子以扶阳祛风，呕者加半夏以降逆止呕，是根据病情发展，随证治之。

【思辨】

本证的辨证要点包括两方面：一是太阳中风表证的症状，如发热，头痛等；二是阳虚上逆的症状，如面赤、气喘等。

后世注家对阳旦汤有三种不同的认识：一是阳旦汤即桂枝汤；二是阳旦汤即桂枝汤加黄芩（《心典》）；三是认为阳旦汤是桂枝汤加附子（《浅注》《本义》）。根据本条所述，头痛、恶寒、发热、干呕、自汗等来看，阳旦汤应是桂枝汤。本证虽然有心下闷、干呕，表明邪有入里之势，但与其他表证相比，仅居次要地位，故仍主以桂枝汤。

小柴胡汤、桂枝汤、竹叶汤均可治疗产后感受外邪诸证，但小柴胡汤扶正达邪、和利枢机，治产后郁冒便坚、呕吐不欲食，但头汗出，可兼见往来寒热等症，使"上焦得通，津液得下，胃气因和，身濈然汗出而解"。桂枝汤解肌散寒，调和营卫，治产后中风经久不愈，症见头微痛、恶寒、时发热、心下闷、干呕、汗出等症，使表解里和，诸证可愈。竹叶汤扶阳气，散表邪，治产后正气内虚，复感风寒，发热头痛，面赤气喘，使正复邪去而愈。

【文献摘录】

产后中风，至数十日之久，而头痛寒热等证不解，是未可卜度其虚，而不与解之散也。阳旦汤治伤寒太阳中风挟热者，此风久而热续在者，亦宜以此治之。夫审征用药，不拘日数，表里既分，汗下斯判。上条里热成实，虽产后七八日，与大承气汤而不伤于峻，此条表邪不解，虽数十日之久，与阳旦汤而不虑其散，非通于权变者，未足以语此也。(8)（《心典》）

中风发热头痛，表邪也。然面正赤，此非小可淡红，所谓面若妆朱，乃真阳上浮也。加之以喘，气高不下也。明是产后大虚，元阳不能自固，而又杂以表邪，自宜攻补兼施。故以桂、甘、防、葛、桔梗、姜、枣，清其在上之邪；竹叶清其胆腑之热；而以参附培元气，返其欲脱之阳。然以竹叶名汤，要知本寒标热，胆居中道，清其交接之缘，则标本俱安，竹叶实为之首耳。(9)（《论注》）

二、历代沿革

产后发热最早见于《素问·通评虚实论》："帝曰：乳子而病热，脉悬小者何如？岐伯曰：手足温则生，寒则死。"隋代《诸病源候论》列有"产后血热候""产后寒热候"，指出除外感发热外尚有内伤发热。宋代《妇人大全良方》首见"产后发热"之病名："凡产后发热，头痛身痛，不可便作感冒治之。"《陈素庵妇科补解·产后众症门》列有"产后发热总论"等多篇，所论病因病机较为全面。明代《景岳全书·妇人规》对本病的认识更加深入，将发热分为外感风寒、邪火内盛、水亏阴虚、劳倦虚烦、去血过多等，其分型论治至今仍基本沿用。清代《医宗金鉴·妇科心法要诀》将产后发热分为伤食、外感、血瘀、血虚、蒸乳等类型，亦颇合临床实际。

三、现代诊治论治：产后发热

产褥期内，出现发热持续不退，或突然高热寒战，并伴有其他症状者，称谓"产后发热"。如产后1~2d由于阴血骤虚，阳气外浮，而见轻微发热，无其他症状者，此乃营卫暂时失调，一般可自行消退。或于产后 3～4d 泌乳期见低热，不伴有其他症状，俗称"蒸乳"，乳汁畅通后消退，不属病理范畴。

西医妇产科学中的产褥感染可参照本病感染邪毒型辨证论治，是产褥期常见的严重并发症，至今仍为产妇死亡的重要原因之一；西医的产褥中暑可参照本病外感型辨证论治，其重症亦可危及生命。

【诊断】

1. 病史　分娩中产程过长、难产、早破膜、手术产，产后大出血、胎盘、胎膜残留手取胎盘。或外感风寒，或产后卧室通风不良，冒热受暑。

2. 症状　病因不同，症状各异。风寒外感，恶寒发热；血虚者，低热自汗；血瘀者，乍寒乍热；产褥感染，高热寒战。若产后 24h 以后至 10d 以内出现体温 ≥38℃，大多意味着有产褥感染，伴有恶露异常和小腹疼痛。

3. 检查

（1）腹部检查：可有下腹压痛或剖宫产刀口感染压痛。

（2）妇科检查：可见软产道伤口感染，伤口局部红肿，外阴、阴道伤口部位或子宫颈口或可见脓性分泌物；子宫、附件压痛明显或有盆腔包块形成；恶露臭秽或呈脓样。

（3）血常规检查：白细胞总数及中性粒细胞升高。

（4）病原菌培养+药敏试验：阴道或宫腔分泌物培养可见致病菌。

（5）B 超、CT、MRI 检查：有助于对包块、脓肿进行定性定位。

【鉴别诊断】

本病需与乳痈、产后小便淋痛、产后痢疾、产后肠痈、产后疟疾、产后伤食等所致的发热相鉴别。

1. 乳痈　乳痈除发热外。乳房局部有症状即乳房胀硬，红肿热痛，甚至局部可形成脓肿。

2. 产后小便淋痛　产后小便淋痛除发热外尚有尿急、尿频、尿道灼痛、小便不畅，小便黄或赤等症状。尿常规检查可见红细胞、白细胞。尿培养有致病菌。

临床辨病思路：临床遇到产后发热的患者应注意其乳房、排尿、饮食有无异常以排除乳痈、蒸乳、产后小便淋痛、伤食等引起的发热，注意了解其产时情况，如有无产程过长、难产、早破膜、手术产，产后大出血、胎盘、胎膜残留手取胎盘病史；有无外感风寒，冒热受暑等情况；有无腹痛拒按、恶露异常，并结合妇科检查、血常规化验以判断其有无产褥感染。

【病因病机】

产后发热的病机与产后"正气易虚，易感病邪，易生瘀滞"的特殊生理状态有关。产后胞脉空虚，邪毒乘虚直犯胞宫，正邪交争；正气亏损，卫表不固，六淫之邪由肌表入侵，营卫不和；阴血骤虚，阳气外浮；瘀血停滞，营卫不通，均可引起产后发热，常见有感染邪毒、外感、血虚、血瘀。

1. 感染邪毒　产后血室正开，胞脉空虚，若产时接生不慎，或产后阴部不洁，邪毒乘虚入侵胞宫，正邪交争以致发热。若邪热毒炽盛，则传变迅速，出现热入营血，甚至逆传心包的危重证候。

2. 外感　产后气血骤虚，元气受损，腠理不密，卫阳不固，外邪乘虚而入，营卫不和，以致发热。

3. 血瘀　产后情志不遂，或为寒邪所客，血行瘀滞，恶露不畅，败血停滞，阻碍气机，营卫不通，郁而发热。

4. 血虚　产时、产后失血过多，阴血骤虚，以致阳浮于外而发热。

【辨证论治】

本病应根据发热、腹痛、恶露等情况，结合全身症状进行辨证。若高热寒战，持续不退，小腹疼痛拒按，恶露色紫黯如败酱，有臭秽之气，多属感染邪毒型；若恶寒发热，无小腹疼痛，恶露正常者多为外感发热；若寒热时作，小腹疼痛拒按，恶露量少，色黯有块，多属血瘀型；若低热不退，小腹绵痛喜按，恶露量少，色淡质稀，多属血虚型。

治疗以调气血、和营卫为主。感染邪毒者，其证危笃，变化多端，必要时中西医结合治疗。

1. 感染邪毒证

证候：产后发热恶寒，或高热寒战，小腹疼痛拒按，恶露初时量多，继而量少，色紫黯如败酱，气臭秽，心烦口渴，尿少色黄，大便燥结，舌质红、苔黄而干，脉数有力。

分析：产后血室正开，胞脉空虚，邪毒乘虚入侵胞宫，正邪交争故致发热恶寒，或高热寒战；邪毒与瘀血互结胞宫，胞脉阻滞不通，故小腹疼痛拒按；热迫血行则恶露量多，热与血结则恶露量少，热毒熏蒸则恶露色紫黯如败酱，其气臭秽；热扰心神则心烦，热伤津液则口渴、尿少色黄、大便燥结。舌质红、苔黄而干，脉数有力均为热毒内燔之征。

治法：清热解毒，凉血化瘀。

方药：解毒活血汤（《医林改错》）加金银花、蒲公英、黄芩、牡丹皮、益母草。

连翘、葛根、柴胡、枳壳、当归、赤芍、生地黄、红花、桃仁、甘草。

金银花、连翘、蒲公英、黄芩、葛根、柴胡、甘草清热解毒；当归、赤芍、红花、桃仁、益母草活血化瘀；牡丹皮、赤芍清热凉血活血，生地黄凉血养阴，枳壳理气以助化瘀，共奏清热解毒、凉血化瘀之效。

若湿热壅遏中焦，症见恶心欲呕，苔黄腻，脉濡数者，上方加以薏苡仁、芦根、荷叶。

若高热不退，大汗出，烦渴引饮，脉虚大而数者，属热盛津伤之候。治宜清热除烦，益气生津，方用白虎加人参汤（《伤寒论》）。

石膏、知母、粳米、人参、甘草。

方中白虎汤清热除烦，人参益气生津，使热退津复。

若持续高热，小腹疼痛拒按，恶露不畅，臭秽如脓，烦渴引饮，大便燥结，舌质紫暗、苔黄燥，脉弦数，此为热毒与瘀血互结于胞中。治宜清热逐瘀，排脓通腑。方用大黄牡丹皮汤（《金匮要略》）加红藤、败酱草、益母草、鱼腥草。

大黄、牡丹皮、桃仁、冬瓜仁、芒硝。

方中大黄牡丹皮汤泄热逐瘀，排脓散结；红藤清热解毒，活血散瘀；败酱草、鱼腥草清热解毒、祛瘀、消痈排脓；益母草活血化瘀。共奏清热逐瘀，排脓通腑之效。

若证见高热汗出，烦躁，斑疹隐隐，舌红绛，苔黄燥，脉弦细而数，为邪毒入营分而累及血分。治宜清营解毒，凉血养阴。方用清营汤（《温病条辨》）加地丁、红蚤休。

玄参、生地黄、麦冬、金银花、连翘、竹叶心、黄连、犀角、丹参。

方中玄参、生地黄、麦冬甘寒清热养阴；金银花、连翘、竹叶心、黄连解毒清心；犀角咸寒，清解营分之热毒；丹参、活血散瘀，以防热与血结；地丁、红蚤休增强其清热解毒之功。

若高热不退，神昏谵语，甚或昏迷，面色苍白，四肢厥冷，脉微而数，为热入心包。治宜凉血托毒，清心开窍。方用清营汤送服安宫牛黄丸或紫雪丹。或醒脑静注射液肌内注射，每次2~4mL，每日1~2次，或每次20mL稀释于10%葡萄糖溶液200mL或生理盐水100mL内，静脉滴注。

若冷汗淋漓、四肢厥冷、脉微欲绝，为亡阳证候，急当回阳救逆，方用独参汤、生脉散或参附汤。或用参附注射液肌内注射，每次2~4mL，每日1~2次，或每次10~20mL稀释于5%或10%葡萄糖注射液20mL内静脉注射。

若产后1~2周，寒战、高热反复发作，抗生素治疗无效，或见下肢肿胀发硬、皮肤发白，小腿与足底疼痛与压痛，甚或痛不可触地，舌暗，脉弦。此为热毒、瘀血与湿邪留滞经脉肌肤（属西医的盆腔血栓性静脉炎），可按"脉痹"论治，以清热解毒、活血化瘀、祛湿通络为主，方选抵当汤（水蛭、虻虫、桃仁、大黄《金匮要略》）合四妙勇安汤（当归、川芎、桃仁、炮姜、炙甘草《验方新编》）随证加减，热退后继续巩固治疗，以免产后身痛等后遗症的发生。

总之，本型发热，势急症重，必要时中西医结合救治。同时加强护理，取半卧位，以利恶露排出，高热者给以物理降温，加强营养，多饮水，保持外阴清洁，加强床边隔离，防止交叉感染。

2. 外感证

证候：产后恶寒发热，鼻流清涕，头痛，肢体疼痛，无汗，舌苔薄白，脉浮紧。

分析：产后气血骤虚，元气受损，腠理不密，卫阳不固，风寒之邪乘虚而入，营卫不和，以致恶寒发热、头痛、肢体疼痛；风寒束表则无汗；肺失宣肃则鼻流清涕；舌苔薄白，脉浮紧，均为风寒袭表之征。

治法：养血祛风，疏解表邪。

方药：荆防四物汤（《医宗金鉴》）加苏叶或参苏饮。

荆芥、防风、当归、川芎、白芍、熟地黄。

方中四物汤养血扶正，荆芥、防风、苏叶疏风散寒解表。

若症见微恶风寒，头痛身痛，咳嗽痰黄，口干咽痛，无汗或微汗，舌质红、苔薄黄，脉浮数，此为外感风热证，治宜辛凉解表，疏风清热，方用银翘散（《温病条辨》）。

金银花、连翘、牛蒡子、薄荷、荆芥穗、淡豆豉、竹叶、芦根、桔梗、甘草。

金银花、连翘清热解毒轻宣透表为君；牛蒡子、薄荷疏风散热，清热利咽，荆芥穗、淡豆豉辛散表邪，透热外出为臣；竹叶、芦根、桔梗清热生津，止咳化痰；甘草调和诸药为使。共奏辛凉解表，疏风清热之效。

若邪入少阳，症见往来寒热、口苦、咽干、目眩、默默不欲饮食，脉弦，治宜和解少阳。方用小柴胡汤加味。

若产时正值炎热酷暑季节，症见身热多汗，口渴心烦，体倦少气，舌红少津，脉虚数，为外感暑热，气津两伤，首先改善暑热环境，降温通风，治宜清暑益气，养阴生津，方用清暑益气汤（《温热经纬》）。

西洋参、西瓜翠衣、石斛、麦冬、荷梗、竹叶、黄连、知母、粳米、甘草。

方中西洋参、西瓜翠衣清热解毒，益气生津为君；石斛、麦冬、荷梗清热养阴为臣；竹叶、黄连、知母清热解毒除烦为佐；粳米、甘草益胃和中为使。

若暑入心营，神昏谵语，灼热烦躁，甚或猝然昏倒，不省人事，身热肢厥，气喘不语，牙关紧闭，舌降脉数者，治宜凉营泄热，清心开窍。用清营汤送服安宫牛黄丸或紫雪丹或至宝丹。若阳气暴脱，阴液衰竭而出现昏迷、汗出、肢厥、脉微欲绝等危候，治宜益气养阴，回阳固脱，用生脉散合参附汤。中暑重症应配合西医治疗。

3. 血瘀证

证候：产后寒热时作，恶露不下或下亦甚少，色紫黯有块，小腹疼痛拒按，舌质紫暗或有瘀点，脉弦涩。

分析：产后瘀血内停，阻碍气机，营卫失调，阴阳失和，则寒热时作；瘀血阻滞，恶露不下或下亦甚少，色紫黯有块；胞脉阻滞不通，故小腹疼痛拒按；舌质紫暗或有瘀点，脉弦涩均为血瘀之征。

治法：活血化瘀，和营退热。

方药：生化汤（方见产后腹痛）加丹参、牡丹皮、益母草。

生化汤补虚化瘀，加丹参、益母草、牡丹皮加强化瘀清热之功。

若体温超过38℃，腹痛加剧，恶露有臭气，为败血未尽，复感邪毒所致，当参照感染邪毒证处理。

4. 血虚证

证候：产后低热不退，腹痛绵绵，喜按，恶露量或多或少，色淡质稀，面色苍白，自汗，头晕心悸，舌质淡、苔薄白，脉细数。

分析：产时、产后失血过多，阴血骤虚，虚阳外浮故低热不退，自汗；血虚胞脉失养，故腹痛绵绵，喜按；气随血耗，气虚冲任不固，故恶露量多；血虚冲任不足，则恶露量少，色淡质稀；血虚失养则面色苍白、头晕心悸；舌质淡，为血虚气弱，脉细数为虚热之征。

治法：补血益气，和营退热。

方药：八珍汤（方见经行头痛）加黄芪、地骨皮。

当归、熟地黄、白芍、川芎、人参、白术、茯苓、甘草。

方中当归、熟地黄、白芍、川芎养血，黄芪、人参、白术、茯苓、甘草益气，使气生则血生，地骨皮清退虚热。

若阴虚火旺，症见午后潮热，颧红口渴，大便干结，舌质红、少苔、脉细数者，治宜滋阴养血，和营清热，用加减一阴煎（方见闭经）加白薇、青蒿、鳖甲。

若腹痛较重者，加炮姜、延胡索、丹参；若便秘者，加首乌、紫菀。

此外，尚有劳伤发热者，可用补中益气汤治疗；伤食发热者，可用保和丸治疗。

【其他疗法】

（1）针刺大椎、合谷、风池、曲池，用泻法，或少商、商阳穴放血。多适用于外感发热。

（2）物理降温：中药煎水擦浴，如石膏水、荆芥水擦浴。

（3）柴胡注射液肌内注射，每次 2～4mL，每日 2 次。

（4）淮山桂圆炖甲鱼：淮山药 30g，桂圆肉 20g，甲鱼 1 只（约 500g）。先将甲鱼宰杀去肠杂、洗净，与淮山药、桂圆肉同放炖盅内，加水适量，炖至烂熟，分 2 次食用。适用于血虚型患者。

（《妇科疾病中医治疗全书》）

（5）豆豉酱猪心方：猪心 1 000g 洗净，放锅内，入葱、姜、豆豉、酱油、面酱、黄酒适量，加水，文火煨炖，熟烂后，收汁。待冷，改刀切成薄片，放平盘内，可做凉菜食用。适用于外感型患者。

（《妇科疾病中医治疗全书》）

（6）敷贴法：当归 24g，黑荆芥穗 15g，防风 9g，川芎 12g，发灰 3g，炮姜 6g，黑豆 20g，葱白 3 根，麻油 250g，黄丹 130g，牛皮胶 15g。上 11 味除麻油、黄丹、牛皮胶外，其余各药共装于一布袋内，封口，放于麻油中煎熬，待油煎至滴水成珠时，捞起药袋，下牛皮胶、黄丹搅匀收膏，摊成膏药。每用时取膏药 3 张，分别贴于脊背、肚脐及心口等部位。

（《妇科疾病中医治疗全书》）

（7）产褥感染处理原则：对症处理的同时，用敏感、高效、足量、广谱的抗生素进行治疗，化脓时必须手术治疗。

第四节　产后虚热烦呕

产后虚烦指产后哺乳期津血亏损而导致的心烦等证。

一、仲景论治要点

【症候】

产后心烦意乱，呕恶反胃。

【病因病机】

因产后失血，又加育儿哺乳，乳汁去多，阴血更虚。阴血虚而生内热，热扰于中则胃气失和，故呕逆；上干神明，则心神失主，故烦乱。

【治法】

清热降逆，安中益气。

【方药组成及方义】

竹皮大丸。

组成见原文。

生竹茹、石膏、桂枝、甘草、白薇。

方中竹茹清虚热，止呕吐逆；石膏辛甘寒，清热除烦；白薇苦咸寒，善清阴分虚热。桂枝虽辛温，但用量极轻，少佐以防清热药伤阳，又能与甘味药合用而扶阳建中，更能助竹茹降逆止呕；甘草、大枣可安中补益脾胃之气，使气旺津血自生。若虚热甚可加重白薇用量以清虚热；虚热烦喘加柏实宁心润肺。

若虚热甚，加重白薇量；若烦喘，加柏子仁。

竹皮大丸的组方有两个特点值得重视。首先，方中甘草用量重达七分，而余药相合仅六分，且以枣肉和丸，旨在安中益气。竹茹、石膏、白薇三味相合共五分，意在清热降逆。其次，桂枝辛温用量极少，仅占全方药量十三分之一（不包括枣肉用量），既能平冲降逆，又佐寒凉之品从阴引阳。

【方药研究】

主治妇人乳中虚，烦乱呕逆证。现代临床报道用于更年期综合征心下烦乱、烘热汗出等症明显，男性阳痿、精液不化、女子哺乳期和经后不痊。

任夫莉等报道以竹皮大丸加减治疗妇女更年期综合征 17 例，方法：竹茹 12g，白薇 21g，生石膏 45g，桂枝 9g，甘草 6g，郁金 15g，当归 15g，柴胡 9g，白芍 15g。水煎服，每日 1 剂，平均疗程 45d。结果痊愈 14 例，心烦易怒，悲忧欲哭，胸胁胀满，时时汗出，烘热等证消失；好转 2 例。临床症状明显减轻，无效 1 例，临床证状无改善。[任夫莉，张丽娜，王华海．竹皮大丸治疗更年期综合征．山东中医杂志，1999，18（9）：429]

【方药应用及医案举例】

本方除用于产后气阴两虚心烦呕逆外，还可用于妊娠呕吐、神经性呕吐等属阴虚有热者。

近年用本方治疗更年期综合征、癔病、失眠、小儿夏季热、男性阳痿、精液不化等病症。

竹皮大丸方治产后烦乱案

华某，女，31 岁。产后 3 个月，哺乳。身热 38.5℃已七八日，偶有寒慄，头昏乏力，心烦恚躁，呕逆不已，但吐不出，脉虚数，舌质红、苔薄，治以益气安胃。处方：淡竹茹 9g，生石膏 9g，川桂枝 5g，白薇 6g，生甘草 12g，制半夏 9g，大枣 5 枚。2 剂药后热除，寒慄解，烦乱平，呕逆止，唯略头昏，复予调治痊愈。[何任《金匮》方临床医案．北京中医学院学报，1983（3）：19]

竹皮大丸方治经前烦乱案

孙某，女，34 岁。患者 2 年以来，每于经前 5~6d，即感心烦意乱，心下空虚，胸中发闷，痛苦万分，反复发作已逾 2 年，久治罔效。月经按期而行，量少色黑无块，经后干咳，无呕逆，饮食二便均正常，舌苔微黄而干，脉弦数。曾生1女已4岁，此为虚热内扰，冲脉气盛，法宜清热安中。处方：竹茹20g，石膏15g，白薇15g，桂枝6g，甘草9g，3剂，水煎早晚2次分服。嘱每于经前7d始服，连用2个月经周期而愈。[张显正．宋健民应用竹皮大丸的经验．山东中医杂志，1993（1）：49]

竹皮大丸方治哺乳期不寐案

李某，女，27岁，1996年7月2日初诊。主诉：失眠月余。患者素来无恙，去年9月结婚，今年5月底顺产一男婴，产后恶露半月而净，1月乳汁尚丰有余，时自流出。月满过后渐觉善饥心烦，食减难寐，大便反少，时若弹丸艰解，曾投医数家，皆谓产后亡血过多，气血不足，予以补剂。家人亦买回各种补品以滋之，益觉其烦，饥不欲食，不能入睡，甚至闻食臭则呕，但欲饮淡汤，乳汁渐少，不够儿食，儿复哭闹不休，益增其烦。家人更买猪手煲通草，以为可以多乳、通乳，殊不知汤入胃反呕。百般无奈，经人介绍而来就诊。诊得患者六脉洪大略数，双关犹浮，舌尖红、苔白略干，断为阳明客热，运化失司，生化不足所致。拟竹皮大丸加味投治：竹茹15g，石膏30g，桂枝5g，甘草、白薇、栀子各9g，麦冬12g，川黄连6g，大枣5g。日1剂，水煎，饭前半小时服，日3次。服药5剂后，不复善饥，心烦稍定，食无反胃，未大便，六脉稍缓，舌苔转薄。效不更方，守上剂加鸡蛋花9g，石斛15g，进3剂，诸证悉除好转，饮食大增，腹中安，能寐，乳量增多，儿饱亦安，大便日一解成形，脉缓，舌苔薄白，守上方，去石膏加太子参12g，予3剂，调理告愈。[湖南中医杂志，1997，13（1）：39]

竹皮大丸方治阳痿案

张某，38岁，2003年6月20日初诊。患阳痿数年，多方求治，屡服补肾壮阳之品不应。诊见：头晕，梦多，身热，心烦易怒，小便黄赤，大便燥结，舌质红、苔黄，脉弦数有力。证属郁热内蕴，宗筋弛缓。治宜疏肝解郁，清心除烦，通络振痿。方用竹皮大丸治之。处方：竹茹20g，石膏30g，白薇15g，桂枝10g，甘草5g，大枣2枚。每天1剂，水煎分2次服。药进10剂，病情大有好转，阴茎稍能勃起。效不更方，再进25剂，阴茎勃起如故。[新中医，2004，36（12）：35]

竹皮大丸方治精液不液化症案

邵某，31岁，2003年7月13日初诊。结婚4年同居未育。自述性生活正常，手淫史9年。配偶检查无异常。某医院诊断为精液不液化症，用中西药治疗罔效。平素自觉发热头晕，舌淡红、苔黄，脉滑数。此为过服温燥峻补之品，致精室蕴热，阻滞精道，湿热下注所致。治以益气开阳泄浊，化瘀通络，清利湿热。方用竹皮大丸加味。处方：竹茹、丹参各20g，石膏30g，白薇15g，桂枝、鸡内金各10g，甘草5g，地龙12g。每天1剂，水煎分2次服。1月后查精液示：精液量4mL，灰白色，pH值7.8，30min内液化，精液密度80×10^9/L，畸形精子0.15，精子活力0.80，白细胞计数、精液黏度及精浆果糖脂皆为正常范围。自身循环抗精子抗体和精浆抗精子抗体及其妻循环抗精子抗体皆为阴性。自述无不适，舌淡红、苔白，脉平和。嘱以饮食调理，2个月后B超示其妻已怀孕。[新中医，2004，36（12）：35]

附：《金匮要略》原文及释义

【原文】

妇人中乳①虚，烦乱②呕逆，安中益气，竹皮大丸主之。

竹皮大丸方：

生竹茹二分　石膏二分　桂枝一分　甘草七分　白薇一分

上五味，末之，枣肉和丸，弹子大，以饮服一丸，日三夜二服。有热者倍白薇，烦喘者加柏实一分。

【词解】

①中乳：乳，《脉经》作产。乳中谓在草蓐之中，亦即产后。

②烦乱：心烦意乱。

【释义】

本条指出产后虚热烦呕的证治。由于妇人产后失血，复因哺乳期中，乳汁去多，不但阴血亏虚，而且气也不足。阴血不足，必生虚热，热扰心神，则心烦意乱；热犯于胃则呕逆。故用竹皮大丸清热降逆，安中益气。若虚热甚可加重白薇用量以清虚热；虚热烦喘加柏实宁心润肺。

【文献摘录】

妇人乳中虚，烦乱呕逆者，乳子之时，气虚火胜，内乱而上逆也。竹茹、石膏甘寒清胃；桂枝、甘草，辛甘化气；白薇性寒入阳明，治狂惑邪气，故曰安中益气。(10)（《心典》）

第五节　产后下利

产后下利包括产后泄泻与产后痢疾，此处当指痢疾。

一、仲景论治要点

【症候】

主证：产后气血虚损并患痢疾。

以方测证：发热腹痛、大便不爽，里急后重、下利脓血黏液，伴有体倦、口干喜饮，舌质红、苔黄，细滑或数。

【病因病机】

因产后脾胃虚弱，加之饮食不洁，湿热熏灼肠道脉络可致发热腹痛、里急后重、下利脓血等，产后阴虚气弱虚故有体倦、口干、脉虚等脉症，病属虚实夹杂之证。

【治法】

清热止痢，养血滋阴。

【方药组成及方义】

白头翁加甘草阿胶汤。

白头翁、甘草、阿胶、秦皮、黄连、柏皮。

水煎煮去滓，入阿胶微火烊化，温服。

方中用白头翁汤清热止痢，加阿胶养血益阴，甘草补虚和中，并能缓解白头翁汤之苦寒，使清热不伤阴，养阴不恋邪，是治疗产后热利下重或热利伤阴的有效方。

产后气血本虚谓之虚，产后感受湿热之邪而损伤肠道脉络肌肉气血亦谓之虚，两虚相并，故谓之"虚极"；湿之邪属实当清利，故用白头翁汤；"虚极"当滋补，故加甘草、阿胶之味。产后下利虽虚实夹杂，但治法仍以白头翁汤祛邪为主。白头翁加甘草阿胶汤与附方《千金》三物黄芩汤均为治产后气血虚而挟湿热之方，但前者清除湿热兼补益气血，后者清除湿热兼滋阴凉血；前者为肠道湿热，后者为产道胞室湿热。

【方药研究】

朱树宽报道以白头翁加甘草阿胶汤治疗宫颈癌放疗后并发症 25 例，服药 6~24 周后，25 例中，19 例治愈，6 例好转。蔡永等以本方灌肠治疗放射性直肠炎 59 例，1 周后，22 例临床痊愈，35 例好转，2 例无效，总有效率 96.6%。[朱树宽，王紫君. 白头翁加甘草阿胶汤治疗宫颈癌放疗后并发症 25 例. 浙江中医药，1996，09：395]

【方药应用及医案举例】

本方除可用于产后热利下重外，对于久利伤阴或阴虚血弱而病热利下重者，均可使用。

白头翁加甘草阿胶汤治疗产后下利案

杨某，女，24 岁。产后 20 余日，时值暑夏，不慎寒凉，饮食不节，发生痢疾。始为腹痛便溏，继而痛而欲便，下利脓血，里急后重，脉细数，舌质红、苔黄，口干苦，腹痛，体温 39.2℃。师仲景治产后下利之法，以白头翁加甘草阿胶汤加味。处方：白头翁 12g，黄连、黄柏、秦皮、白芍、滑石各 9g，阿胶（烊化）、甘草各 6g。水煎分 4 次温服。次日复诊，服药 1 剂后，下利减轻，体温下降。守方连服 4 剂，病趋痊愈。[吕志杰. 金匮杂病论治全书. 北京：中医古籍出版社，1995，466]

白头翁加甘草阿胶汤治疗宫颈癌化疗后并发腹泻便血案

王某，女，49 岁，干部。1993 年 4 月 26 日初诊。患者 2 年前因腹痛阵作，带下量多挟有血丝，在北京肿瘤医院诊为子宫颈癌。因惧怕手术，遂予以放射治疗。2 个疗程后，诸症减轻。但半年后出现腹泻后重，时有便血。经北京肿瘤医院诊为放疗后并发症。经服药（具体不详）治疗，腹泻减轻，但仍有后重便血现象。服中药槐角丸治疗无效，改服补中益气汤治疗仍不效。现患者肛门灼热，大便稀，每日 2~3 次，便时带血，色鲜红，量多，伴后重脱肛，乏力嗜卧。察舌淡红、苔薄微腻，脉细滑无力。诊为余毒未尽，气虚下陷。予白头翁加甘草阿胶汤合三奇散，再加白及粉吞服，每日 1 剂，3 剂后诸症大减。继服 5 剂，病获痊愈。[浙江中医药，1996（9）：395]

白头翁加甘草阿胶汤治疗妊娠痢疾

常某，31 岁，女，于 7 月 8 日来门诊。主诉：腹痛腹泻、发热，大便带脓血，四肢无力，已 3d。检查：体温 38.2℃，粪便显微镜检查：脓细胞及血球（+），诊断为肠炎，给磺胺胍、苏打片各 12 片，1 日 6 次分服。7 月 9 日，病情加重，不能来门诊，即往出诊。患者诉头晕头痛及全身痛，发热，大便一日夜数十次，体温 38.9℃，给注射地亚净 1 支，磺胺胍及苏打片各 18 片，每 4h 服 1 次，每次各服 3 片。经 2d 治疗，毫不见效，且日重一日，现怀孕 7 个月。恐怕小产，往诊时，患者诉头痛头晕，发热较昨日更甚，恶心不食，腹痛，大便脓血，每日数次，里急后重，体温38.9℃，舌有白苔。因连用磺胺剂2d不效，乃改中药治疗。处方：白头翁6g，黄连、黄柏、秦皮、甘草各3g，阿胶6g，水煎服。7月11日来门诊，诉病情大减，头次药后，大便即不见脓血，服2次后，头晕、头痛、发热腹痛等全身症状，均霍然若失，亦思饮食。本来卧床2d不能行动，今天已能走来门诊，处方同前。12日门诊，诸症已愈。唯感身体虚弱。给人参归脾汤1剂，18日带其小孩来门诊告已痊愈。[史文郁.复方白头翁煎剂治疗痢疾100例的疗效报道.上海中医药杂志，1958，4：20]

白头翁加甘草阿胶汤治疗崩漏（血热型）

肖某，42岁。于1d前阴道突然大量下血，血色深红，小便黄赤，伴唇干喜饮，头晕面赤，烦躁不寐。舌质红、苔黄，脉滑数。脉证互参，此乃热盛于内，迫血妄行。治宜清热凉血，固经涩血。方用白头翁汤加味：白头翁20g，黄柏、秦皮各15g，生地黄25g，牡丹皮12g，黄连6g。3剂后下血之势已衰，余症均减，但间下少量黑血，此乃血止有瘀之兆，少佐温通化瘀：白头翁16g，黄柏、生地黄各12g，黄连6g，秦皮、川芎各9g。3剂后崩漏全止，嘱其按二诊方续服3剂，隔日1剂，以善其后。愈后月余，旋又复发，仍用上方调治，连服6剂而愈。至今未再复发。[高尚社，等.白头翁汤在妇科的应用.浙江中医杂志，1987，2：80]．

白头翁加甘草阿胶汤治疗湿热带下

晏某，女，47岁，工人，1984年7月16日初诊。腹痛带下阴痒半年余。某院妇产科检查：见阴道壁上，尤在后穹隆部有红色颗粒，表面形状像杨梅果；白带涂片：镜下可见滴虫活动；尿常规：蛋白（±），脓球（+），红细胞（+），上皮细胞少许。诊断为"滴虫性阴道炎"。曾口服"灭滴灵"，外用"妇炎灵"，病未见瘥，反增懊恢脘痛，纳减呕恶，阴部灼痛益甚。现带下量多色黄稠如脓，气秽，夹血丝，阴痒，夜半为甚，溲短甚，口苦咽干，心烦少寐，头昏目涩，腰背酸痛，舌质红、苔黄、根腻，脉弦滑。证属湿热下注，客于胞宫，伤及任带两脉。治以清热解毒，除湿止带，予白头翁汤加味。处方：白头翁12g，秦皮10g，黄柏10g，黄连3g，牡丹皮10g，生地黄15g，制半夏10g，白茯苓12g，椿根皮6g，甘草3g。5剂，忌辛辣。

复诊：脘痛止、食欲增、呕恶除，原法再进。处方：白头翁12g，秦皮10g，黄柏10g，川连3g，牡丹皮10g，生地黄15g，金银花15g，生苡米15g，茅根15g，白茯苓12g，六一散（布包）15g。5剂。

三诊：阴痒悉除，带下十减七八。继以白头翁汤合完带汤做丸剂续服1月以善后。随访一年余，未见复发。[张淑人.白头翁汤治疗湿热带下.中医杂志，1987，3：52]

白头翁汤治疗盆腔炎

苑某，女，34岁，农民，于1987年4月2日就诊。主诉：少腹坠痛发热2d。患者于1周前孕5个月在当地医院行引产术，术后恶露不多，3d后出院。出院第3天开始少腹坠痛难忍，发热体温39℃，在当地医院给予输液抗生素治疗后温稍降，但仍少腹疼痛难忍，故来我科就诊。查：舌质暗红、苔薄白，脉弦数，体温38℃。妇检：阴道内有少量恶露，宫颈抬举痛明显；宫体大如孕50d，压痛（++）；双侧附件增厚，压痛（++）。血常规报告：白细胞：1.4×10^9/L，N：0.80，症属手术后胞宫开放，外阴不洁，毒邪直中胞中，湿热蕴蒸少腹，故拟白头翁汤。白头翁30g，黄连10g，黄柏12g，秦皮15g，金银花50g，蒲公英30g，益母草30g。服药3d后，体温正常，腹痛明显减轻，唯食欲不佳，少腹胀痛，前方去金银花、蒲公英，加陈皮12g，香附24g，砂仁10g。诸症消失，妇科检查，盆腔正常，化验血常规正常。[杨云霞．白头翁汤治疗急性盆腔炎107例．河南中医，1994，3：156]

白头翁汤灌肠治疗放射性直肠炎案

罗某，女，57岁，1999年8月诊。1997年12月被确诊为宫颈鳞癌b期，即行全盆腔放疗4 000ccy/20次，后装腔内放疗A点剂量2 400ccy/6次。放疗结束后无不适症状，1年后出现腹痛，便脓血，日10余次，口服痢特灵、黄连素片、环丙沙星等治疗两个月。症状呈进行性加重。且里急后重，肛门灼热，伴神疲，面白无华，口干咽燥。舌光红、苔少，脉细数无力。诊断为放射性直肠炎，热毒下痢，阴血亏虚型。处方：白头翁、败酱草、薏苡仁各20g，黄柏15g，秦皮12g，黄连、阿胶（烊化）、槐花、生地黄榆各10g，知母9g，炙甘草6g，白芍10g，罂粟壳3g，保留灌肠，每日1次，5d后腹痛消失，大便日2～3次，纳食增加，精神好转，又隔日1次用药，治疗5次后诸症消失，继用滋阴补气养血之药口服调理，随访1年无复发。[浙江中医药，2001，11：490]

附：《金匮要略》原文及释义

【原文】 产后下利虚极，白头翁加甘草阿胶汤主之。(11)

白头翁加甘草阿胶汤方：

白头翁 甘草 阿胶各二两 秦皮 黄连 柏皮各三两。

上六味，以水七升，煮取二升半，内胶令消尽，分温三服。

【释义】

本条指出产后热利伤阴的证治。这里的"下利"指痢疾，产后阴血不足，又兼下利，更伤其阴，故曰"虚极"。白头翁汤为治疗热利下重的主方，加阿胶养血益阴，甘草补虚和中，并能缓解白头翁汤之苦寒，使清热不伤阴，养阴不恋邪，是治疗产后热利下重或热利伤阴的有效方。

【参考文献】

伤寒热利下重者，白头翁汤主之，寒以胜热，苦以燥湿也。此亦热利下重，而当产后虚则加阿胶救阴，甘草补中生阳，且以缓连、柏之苦也。(《心典》)

小　结

本篇主要论述妇人产后常见疾病的诊治。首先提出产后痉病、郁冒和大便难三证，重点论述产后腹痛的不同治则方药；其次对产后中风、下利以及烦乱呕逆等病证也做了扼要的介绍。

产后三证虽然各自病症不同，病机亦有差异，但总的治疗原则都必须照顾津液，因此养血复阴是治疗产后三大证的关键。产后腹痛，是妇女常见的疾病，病机上有气血虚实的不同：属血虚里寒者以当归生姜羊肉汤养血散寒；属气血郁滞者以枳实芍药散活血行气；属瘀血内阻者以下瘀血汤活血逐瘀。另有瘀血腹痛与阳明里热相兼之证，先用大承气汤泄热通便以救其急；如瘀血不去，可再用下瘀血汤等以治之。

此外，治产后胃实不大便用大承气汤苦寒攻下；产后中风以阳旦汤治疗；中风阳虚者又可用竹叶汤治之；产后虚热烦呕以竹皮大丸安中益气；产后下利虚极用白头翁加甘草阿胶汤清热燥湿，解毒止利，兼以养阴。

妇人产后的特点是多虚、多瘀。在治法上，必须时刻照顾气血两虚的特点，但也应该根据临床证候，以辨证为主，有是病即用是方，不必拘泥，以免贻误病情。

第六章 妇人杂病

妇人疾病，以经、带、胎、产为主，胎、产部分已在前两章分别论述，其余部分，统归于本章而称为妇人杂病，包括月经病、带下病、热入血室、情志病（梅核气、脏躁）、腹痛、转胞、前阴诸疾（阴吹、阴疮）等十多种妇科疾病。

本篇共计条文 22 条，方剂 14 首，和重出之方 6 首（小柴胡汤、小青龙汤、泻心汤、当归芍药散、小建中汤、猪发膏煎）共计 20 首，治法有内治法，也有外治法。内治法中有汤、散、丸、酒、膏等剂型；外治法中有针刺、洗剂、坐药、润导剂等。为后世妇科杂病辨证论治奠定了良好基础。

一、杂病的病因、症候与治则

病因：虚、积冷、结气是妇科杂病的主要病因，虚是指气虚血虚，患者体质虚弱，抗病力虚弱；积冷是指久积冷气，是寒邪在内凝结不散；结气指由情志刺激导致的气分郁结。这三者之中有一方面失常，日久就会导致妇人杂病。

症候：虚、积冷、结气可致三焦不同病变，在上焦，影响于肺，因而咳吐涎沫，日久寒郁化热，损伤肺络，形成肺痈（另一种看法，认为日久肺气耗损形成肺痿，则形体消瘦，病属虚损）；在中焦则肝脾受病，由于各人的体质不同，其病又有寒化和热化两种可能，邪从寒化，可引起两胁疼痛和绕脐疝痛；如病从热化，可形成瘀血腹痛、皮肤干燥等证候；在下焦则以经带病变为主，如月经失调，来潮时有阴部牵引疼痛，少腹部怕冷等。虚、积冷、结气还可引起情志方面的疾患，如眩冒、昏厥、忧伤恼怒等。

治则：审脉之阴阳，而辨其寒热虚实，然后予以针对性治疗，或施针灸或用汤药，即辨证论治。

二、杂病的辨治要领与思路

辨妇人杂病，在病因病机方面应从虚、积冷、结气三方面探究，在临床表现方面应按上、中、下三焦归类。这样才能提纲挈领，便于把握。治妇人杂病应脉证相参，辨证论治。

附：《金匮要略》原文及释义
【原文】
妇人之病，因虚、积冷、结气，为诸经水断绝，至有历年，血寒积结，胞门[①]寒伤，经络凝坚。

在上呕吐涎唾，久成肺痛，形体损分②。在中盘结，绕脐寒疝；或两胁疼痛，与藏相连；或结热中，痛在关元，脉数无疮，肌若鱼鳞，时着男子，非止女身。在下未多，经候不匀，令阴掣痛，少腹恶寒；或引腰脊，下根气街，气街急痛，膝胫疼烦。奄忽眩冒③，状如厥癫④；或有忧惨，悲伤多嗔⑤，此皆带下⑥，非有鬼神。

久则羸瘦，脉虚多寒；三十六病，千变万端；审脉阴阳，虚实紧弦；行其针药，治危得安；其虽同病，脉各异源；子当辨记，勿谓不然。

【词解】

①胞门：即子宫，意同《妊娠病》篇之"子脏"。

②形体损分：指形体消瘦，与未病前判若两人。

③奄忽眩冒：奄忽，即倏忽；奄忽眩冒，即指忽然发生晕厥。

④厥癫：指昏厥、癫狂一类疾病。

⑤多嗔：时常发怒。

⑥带下：古代泛指妇人经带诸病。

【释义】

本条总论妇人杂病的病因、证候与治则，为本篇之总纲。第一段说明妇人杂病的病因，不外乎虚、积冷、结气三个方面。"虚"是气血虚少，"积冷"是寒冷久积，"结气"指气机郁结。仲景认为，妇人应气血充盈，血脉流通，气机通畅，则月经应时而下。若三者之中一有所患，皆能造成经水不利，甚或经水断绝的病证。原文特以"至有历年，血寒积结，胞门寒伤，经络凝坚"说明寒冷久积，致胞宫受伤，气血凝滞，经络瘀凝不通，引起经水断绝的病变。此处仅举月经病变为例，实际上，因虚、积冷、结气造成的病变，往往涉及上、中、下三焦，引起多种疾病。

第二段进一步论述虚、积冷、结气引起上、中、下三焦病变。在上，因寒饮伤肺，可见咳吐涎沫，日久寒郁化热，邪热壅肺，结而不散，损伤肺络，则形成肺痛，日久不愈可致形体消瘦；在中，常因肝脾不和，又由于患者体质的不同，病有寒化或热化两种可能：如其人平素中焦虚寒，则病从寒化形成绕脐疼痛的寒疝病，或出现与肝脾直接相关的腹痛和两胁疼痛，此为寒邪盘结于中焦所致。如病从热化，可见脐下关元穴处作痛。此为热灼血瘀，不通则痛所致。因内有瘀血，旧血不去，新血不生，血不外荣，肌肤失养，所以虽身无疮疡，但仍肌肤状如鳞甲。上述病变，无论男女均可出现。在下主要是引起月经病变，而表现为月经失调（多、少、前、后不一）；前阴掣痛，或少腹恶寒，甚至牵及腰背；或下连气街，冲气急痛，同时伴有两腿膝胫疼烦。此外，妇人情志不遂，气机失于调达，可导致晕厥、癫狂之疾；或为忧愁悲伤，时时发怒之证。此皆妇人杂病范畴，并非鬼神作怪。

最后一段说明妇人杂病的论治方法和原则。妇人杂病，如果延久失治，必见患者身体羸瘦，脉虚多寒（即正虚邪盛）。妇人杂病，常见的有三十六种，其变化多端，错综复杂，因此医者必须审脉之阴阳，而辨其寒热虚实，然后予以针对性治疗，或施针灸或用汤药，才能切中病机，收到转危为安的效果。对于同病异脉之证，尤应详加审察，辨明该病的根源，以免误治。

【文献摘录】

此言妇人之病，其因约有三端：曰虚，曰冷，曰结气。盖血脉贵充悦，而地道喜温和，生气欲条达也。否则血寒经绝，胞门闭而经络阻矣。而其变证，则有在上、在中、在下之异。(《心典》)

此条为妇女诸病纲领。其病之所以异于男子者，以其有月经也。其月经致病之根源，则多因虚损、积冷、结气也。三者一有所感，皆能使经水断绝。至有历年寒积胞门，以致血凝气结而不行者。先哲云：女子以经调为无病；若经不调，则变病百出矣。以下皆言三者阻经之变病，其变病之不同，各因人之脏腑、经络、寒热、虚实之异也。(《金鉴》)

第一节　热入血室

热入血室是指妇女月经适来或适断时，感受外邪，邪热与血互相搏结于血室所致的病证。

狭义的血室是指子宫，广义者总括子宫、肝、冲任脉等。

本证与现代医学的经期感冒、宫体炎有关。

一、仲景论治要点

(一) 经期中风，邪与血结

【症候】

妇人患太阳中风，正值经期，历时七八日，发热恶寒已止，而后又见寒热交替而做，发作定时，如同疟疾，同时经行中断。

【病因病机】

中风表证，一般七八表邪应解，寒热消失，现仍有往来寒热，妇女适值经期，经行中断，则为外邪乘行经之虚而侵入血室，邪热与经血互结。血室内属于肝，故导致肝脉不利，枢机不和，肝与胆相表里，故见寒热如疟之少阳证；邪入血室，与血相结，经血凝瘀不通，故经水不当断而断。

【治法】

和利枢机，转邪外出。

【方药组成及方义】

小柴胡汤 (组成及方义见郁冒病中)。

【方药研究】

(1) 认为血室指女子子宫为妥，热入血室是邪热入于子宫所引起的病变。经水适来、适断为热入血室的致病条件。作者认为热入血室的下血当是从前阴而下，但热入血分迫血妄行亦能导致后阴下血。对于热入血室应予积极治疗，对属邪在肝经血分，见谵语者，用针刺期门法；对属邪出于少阳气分，见寒热往来者，用小柴胡汤；如寒热往来又兼谵语，为病及肝胆气血，宜取小柴胡汤加牛膝、牡丹皮、桃仁治之。[龚守珍. 略论热入血室. 浙江中医杂志，1963 (3)：16]

（2）用小柴胡汤治疗妊娠恶阻320例，有效率88%，辨证治疗：①肝胃不和型：宜小柴胡汤加吴茱萸、黄连、红蔻；②肝郁血虚型：宜小柴胡汤加当归、白芍、白蔻；③肝热脾虚型：宜小柴胡汤加茯苓、白术、砂仁。小柴胡汤能和解少阳，扶正祛邪。所谓和解，即有解郁疏肝调和作用；所谓扶正，即理脾补气。妊娠呕吐，饮食难下，患者又需气血以养胎，然血之化源不足，正虚邪易犯，又因阴血下聚以养胎，颇易出现肝阴不足，肝胃不和，肝脾不和，肝郁血虚等症。因此妊娠呕吐，病机其本在肝，其标在脾胃。小柴胡汤能疏肝解郁，泻火理脾补虚，所以是治疗妊娠恶阻的有效方剂。［凌绥百. 小柴胡汤治疗妊娠恶阻320例. 陕西中医，1989，5：203］

（3）用小柴胡汤治疗妇人热入血室160例，痊愈137例，占85.6%；显效13例，占8.1%；无效10例，占6.3%。总有效率93.7%。用药时间最短7d，最长15d。160例患者均系住院患者，平均年龄26岁。发生于新产之后者128例，月经期中者32例。白细胞总数（10~15）×10^9/L者98例，（15~20）×10^9/L者12例，（7~10）×10^9/L者50例，分类中性均在0.70以上。体温39℃以上者56例，38~39℃者32例。少腹部坠疼与明显压痛者148例，阴道分泌物腥臭者136例。全部用小柴胡汤加减治疗，发热恶寒加荆芥、防风；下午发热有定时加地骨皮、青蒿；少腹痛加香附、丹参；阴道分泌物腥臭加蒲公英、地丁、金银花；产后加当归、黄芪。［李智芬，等. 运用小柴胡汤治疗妇人热入血室160例. 河南中医，1992，3：120］

（4）乳癖是妇女乳房内出现形状大小、数量不一的硬结肿块的一种常见病。用小柴胡汤加味治疗30例，病程最短1个月，最长8年，均经远红外乳腺扫描，其中25例患者又做乳腺液晶热图检查确诊。处方：柴胡10g，黄芩10g，潞党参15g，法半夏10g，生姜2片，大枣5枚，炙甘草6g，别甲珠10g，生牡蛎30g，橘核15g，香附10g，丝瓜络6g，荔枝核15g。每日1剂煎服，两周1个疗程，一般服药1~5个疗程。本组30例，治愈22例，显效7例，无效1例，总有效率96.7%［吴文慧. 小柴胡汤加味治疗乳癖30例. 云南中医中药杂志，1995，5：27］

（5）小柴胡汤加香附、白芍为基本方，随证加减，治疗原发性痛经57例，痊愈28例，显效22例，有效5例，无效2例，总有效率为96.49%。原发性痛经，西医多认为与精神紧张、情绪抑郁有关，与中医七情失调的病因相印证。［刘军，等. 小柴胡汤加味治原发性痛经57例疗效观察. 江西中医药，1992，4：39］

【方药应用及医案举例】

小柴胡汤加味治疗热入血室案

谭某，26岁。孕8个月早产，产后4d，周身疼痛，凛然畏寒，身热，恶露猝少而小腹满痛，经治无效。热势反炽，体温41℃，午前轻，午后重，夜间尤甚，心烦易怒，神昏谵语，少腹痛似硬、手不欲近，舌质红、苔薄黄、脉洪数。此为热入血室，治宜清热驱邪，和解少阳，凉血化瘀止痛。方用小柴胡汤加减：柴胡、当归尾、延胡索各15g，知母、黄芩、生地黄、桃仁、金银花、夜交藤各12g，半夏、牡丹皮、合欢各10g，水煎服。3剂后，寒热减但畏寒时现，神清语明，少腹满痛去之七八。守前方，加黄芪15g。6剂后，诸症除。［江崇我. 小柴胡汤加减治疗热入血室. 吉林中医药，1986（4）：25］

小柴胡汤治疗热入血室案

许学士治一妇病伤寒，发寒热，遇夜则见鬼状，经六七日，忽然昏塞，涎音如引锯，牙关紧急，瞑目不知人，病势危困。许视之曰：得病之初，曾值月经来否？其家人云"经水方来，病作而经遂止，得一二日，发寒热，昼虽静，夜则有鬼祟，从昨日不省人事。"许曰"此乃热入血室证。"仲景云：妇人中风，发热恶寒，经水适来，昼则明了，暮则谵语，如见鬼状，发作有时，此名热入血室症……医者不晓，以刚剂与之，遂致胸膈不利，涎潮上脘，喘息肩高，昏冒不知人，当先化其痰，后除其热，乃急以一呷散投之（按：一呷散，即天南星一味），两时顷，涎下得睡，省人事，次授以小柴胡汤加生地黄，三服而热除，不汗而自解矣。[江瓘．名医类集．北京：人民卫生出版社，1957，313]

小柴胡汤治疗月经周期性发热案

徐某，女，20岁，1978年6月30日初诊。两年来每逢月经周期前后发热5d，体温波动在38~39.6℃，用退热针及抗生素可暂时退热，退后复升。发热时血白细胞升高，有时伴咽部干痛；扁桃体肿大，渗出，颈淋巴结肿大，经后肿痛消失。月经周期正常，经色黑，脉弦，苔白腻。曾据周期性发热，苔白腻等特点，作湿温病辨证，用蒿芩清胆汤月余，该月经期未发热，再用则下一月经期又发热。蒿芩清胆汤有只祛邪不扶正之弊，故停用。注意到患者反复发热3年不能根除，平时又不发热，说明这种发热是邪微正衰相争所致。病机是正虚邪恋，咽部余邪乘经期体虚外发。治拟和解少阳。处方：柴胡、黄芩、制半夏、党参、藏青果各10g，大枣5枚，生姜3片，生甘草3g，马勃1g（包）。水煎服，每日1剂。随访患者连服上方2个月，2次经行未发热，停药又发热，续用1个月未再复发。

按：该方对正气不足，邪气不盛的发热有很好效果。伏邪发热之病程缠绵，关键在根除病邪，不在求得一时退热。过早停药，容易复发。一般应治疗2~3个月。[金谷成．月经周期性发热．中医杂志，1980，11：42]

小柴胡汤治疗经期呃逆案

杨某，女，32岁。1992年10月3日初诊。自诉4个月前，经期夫妻吵嘴，冒雨外出后月经突然中止，出现发热，头痛，胁胀腹痛，呃逆不断，就诊于乡医院，以"感冒"给予输液治疗，周余后热退，呃逆止。但尔后每到经期，月水来潮前则呃逆不断，寒热交作，持续4~5d，经水来后，其症自消。曾更医3处，服过安坦、654-2及中药丁香柿蒂汤、橘皮竹茹汤、旋覆代赭汤等，皆无疗效，到时症发如初。现正值经前2d，呃逆又作，频频不断，声高有力，抽拘不适，夜间难眠，稍入睡就噩梦纷纭，总觉有人追捕而惊醒，胁痛腹胀，寒热交作，体乏腿酸，心中懊烦，舌质暗淡、苔白脉弦。细析之，患者证起经期外感，又伴往来寒热，夜卧不安，"但见一症便是，不必悉俱"，以此为凭遂按热入血室，邪伏少阳，冲气上逆，胃失和降治之。给予小柴胡汤加味：柴胡、制半夏、当归、五灵脂、蒲黄（布包）、赤芍各12g，人参5g，黄芩、桃仁、红花各10g，甘草6g，生姜3片，大枣6枚。水煎服，每日1剂，3剂后呃逆止，月经已来，寒热消失，只感肢体疲乏。嘱其下次月经来潮前再诊。后调治两个月经周期，服原方6剂，而告愈。[边自谦，等．小柴胡汤治疗经期呃逆．四川中医，1994，5：38]

附：《金匮要略》原文及释义

【原文】

妇人中风，七八日续来寒热，发作有时，经水适断，此属热入血室[①]，其血必结，故使如疟状，发作有时，小柴胡汤主之。方见呕吐中。

【词解】

①热入血室：狭义的血室是指子宫，广义者总括子宫、肝、冲任脉等。热入血室是指妇女在月经期间感受外邪，邪热与血互相搏结于血室所出现的病证。

【释义】

妇人患中风七八日，按发病的一般规律，表邪已去，应无寒热。现仍有往来寒热，发作有时如疟状。妇人适值经期，经行中断，外邪乘行经之虚而侵入血室，邪热与经血互结。血室内属于肝，故导致肝脉不利，枢机不和。治以小柴胡汤，使邪从少阳转枢而出。

（二）经期伤寒，化热入血

【症候】

妇人患太阳伤寒发热，适值经水来潮，傍晚则谵语，如见鬼状，白天则神志清明。

【病因病机】

妇人患太阳伤寒，寒邪化热，邪热乘经期血虚侵入血室。热入血分，血属阴，暮夜亦属阴，营气夜行于阴，血分热盛，热邪扰及神明，故见暮夜谵语，精神错乱。邪热与经水尚未发生搏结，故经水照常来潮。白昼属阳，卫气昼行于阳，气分无大热，故白昼神志清明。此证与阳明腑实证谵语在"至夜即愈"迥异，因阳明腑实在气分不在血分也。

【治法】

此证不同于阳明腑实证，又非邪犯心包，而是热入血室，血分热盛所致，故治之"无犯胃气及上二焦"，既不用攻法伤害胃气，也不用汗法损伤其上焦清气；所谓"必自愈"，亦并非不用药物而待自愈，而是因邪陷不深，尚未与血相结，月经正行，邪热可随月经外泄而愈。有些注家认为此为热入血室证可用小柴胡汤加化瘀、清血热之品治疗，可以参考。

【方药】

小柴胡汤（组成同上）。

附：《金匮要略》原文及释义

【原文】

妇人伤寒发热，经水适来，昼日明了[①]，暮则谵语，如见鬼状者，此为热入血室，治之无犯胃气及上二焦，必自愈。

【词解】

①明了：神志清楚。

【释义】

妇人外感发热，适值经期，虽经水正行，但邪热乘虚侵入血室，血室属阴，暮亦属阴，热邪侵扰阴血，影响心营，故白天明了，至暮则谵语。治疗不能误作热入心包或误作阳明胃实而治上中二焦，但清其血室之热，其病自愈。

（三）经期中风，肝脉郁滞

【症候】

妇人患太阳中风，发热恶寒，适值经水来潮，到七八天时，表证已罢，现有脉迟，胸胁胀满，疼痛如结胸状，谵语，经水闭阻不行。

【病因病机】

为太阳中风，表热已解，热邪循经内陷血室与血相结，血室属肝，肝之经脉布胁络胸，下连胞室，瘀热结于血室，循经上干，而致肝的经脉不利，故胸胁满痛结胸状；其谵语并非阳明腑实，而是血热上扰神明所致。

【治法】

针刺期门，清泄瘀热。

期门是肝之募穴，募穴是脏腑之气聚集之处，故针刺期门穴可直接清泄肝之瘀热。

【医案选录】

一妇人患热入血室症，医者不识，用补血调气药治之，数日遂成血结胸，或劝用前药。许公曰：小柴胡已迟，不可行也。无已，刺期门穴，斯可矣。予不能针，请善针者治之，如言愈。或问热入血室，何为而成结胸也？许曰：一：邪气传入经络，与正气相搏，上下流行，遇经水适来适断，邪气乘虚入于血室，血为邪所迫，上入肝经，肝受邪则谵语而见鬼，复入膻中，则血结于胸中矣，何以言之？妇人平居，水养木，血养肝，方未受孕，则下行之为月水，既孕，则中蓄之以养胎，及已产，则上壅之，以为乳，皆血也。今邪逐血，并归于肝经，聚于膻中，结于乳下，故手触之则痛，非药可及，故当刺期门也。[江瓘．名医类案．卷十一．北京：人民卫生出版社影印出版，1992，318]

附：《金匮要略》原文及释义

【原文】

妇人中风，发热恶寒，经水适来，得之七八日，热除脉迟，身凉和，胸胁满如结胸①状，谵语者，此为热入血室也，当刺期门，随其实而取之。

【词解】

①结胸：指邪气结于胸中出现胸闷、胸痛一类病证。参见《伤寒论》。

【释义】

妇人患太阳中风，适值经水来潮，表证已罢，但有脉迟，胸胁满，如结胸状、谵语等症，系邪热乘虚陷入血室，结为瘀热。治疗取肝之募穴期门，泻其瘀热。

（四）阳明热邪，迫血下行

【症候】

妇人患阳明病，虽不值经期，却见前阴下血、谵语、但头汗出。

【病因病机】

由于阳明里热太盛，热邪循经深入血室，迫血下行，使前阴下血。阳明热盛，上扰心神，故出现烦躁谵语，肝与冲任之脉均行于上，若里热熏蒸，故但头汗出。

【治法】

针刺期门，泻其实热。

附：《金匮要略》原文及释义

【原文】

阳明病，下血谵语者，此为热入血室，但头汗出，当刺期门，随其实而泻之，濈然汗出[①]者愈。

【词解】

①濈然汗出：形容周身汗出。

【释义】

妇人得阳明病，虽不值经期，因阳明里热炽盛，热邪亦可迫入血室，迫血下行，使前阴下血。由于阳明热盛，心神不宁，故出现烦躁谵语，肝与冲任之脉均行于上，里热熏蒸，故但头汗出。既属热入血室，故治疗仍宜刺期门，以泄其实热，使邪热去，阴阳和，则周身汗出而愈。

【思辨】

（1）辨别热入血室的主要依据是妇人在行经期感受外邪，出现月经失调、肝胆不利、心神不宁的症状。其次，妇人虽不在行经期但阳明邪热炽盛、迫血妄行出现下血谵语，也属热入血室。

（2）对于热入血室应以泻热为主进行治疗，针刺期门或用小柴胡汤均是泄热的具体应用。同时还应根据热入血室的不同证候、症情轻重，分别而治。

【文献摘录】

妇人伤寒中风，六经传变，治例与男子同法，惟经水适来适断，热入血室，与夫胎前产后，崩漏带下，则治有殊也。妇人经行之际，当血弱气尽之时，邪气因入血室，与正气相搏，则经为之断，血为之结也。血结则邪正分争，往来寒热，休作有时，与小柴胡汤和解表里，而散血室之邪热。（1）（《直解》）

前言中风，此言伤寒者，见妇人伤寒中风，皆有热入血室证也……发热不恶寒，是阳明病。申酉谵语，疑为胃实。若是经水适来，固知为热入血室矣。此经水未断，与上条血结不同，是肝虚魂不安而妄见，本无实可泻，固不得妄下，以伤胃气……俟其经尽，则谵语自除，而身热退矣。（2）（《来苏集》）

中风，发热恶寒，表病也。若经水不来，表邪传里，则入府而不入血室也。经水适来，血室空虚，至七八日邪传里之时，更不入府，乘虚而入于血室。热除脉迟，身凉者，邪气内陷，而表证罢也；胸胁下满如结胸状，谵语者，热入血室而里实；期门者，肝之募，肝主血，刺期门者，泻血室之热。审何经气实，更随其实而泻之。（3）（《二注》）

此言阳明病亦有热入血室者，不必拘于经水之来与断也。但其证下血，头汗出之独异也。盖阳明之热从气而之血，袭入胞宫，即下血而谵语，不必乘经水之来而后热邪得以入之。彼为血去而热乘其虚而后入；此为热入而血有所迫而自下也。然既入血室，则不以阳明为主，而以冲任、厥阴之血海为主。冲任，奇脉也，又以厥阴为主。厥阴之气不通，故一身无汗，郁而求通，遂于其少阳之腑而达之，故头上汗出。治法亦当刺期门以泻其实，刺已周身濈然汗出，则阴之闭者亦通，故愈。(4)(《浅注》)

第二节　梅核气

梅核气是指患者咽喉有异物感，即自觉如有梅核堵塞状，吐之不出，咽之不下。梅核气与现代医学的癔症、慢性咽炎相似。

一、仲景论治要点

【症候】

主证：自觉咽中如有异物感，咳之不出，吞之不下，但于饮食无碍。

以方测证：可有胸满，心下坚。

【病因病机】

多由七情郁结，气机不畅，气滞痰凝，上逆于咽喉所致。

【治法】

开结化痰，顺气降逆。

【方药】

半夏厚朴汤。

半夏、厚朴、茯苓、生姜、干苏叶。

方中半夏、厚朴、生姜辛以散结，苦以降逆；佐以茯苓利饮化痰；苏叶芳香宣气解郁。合而用之使气顺痰消，则咽中炙脔之感可除。

梅核气患者常伴有精神抑郁、胸闷叹息等肝郁气滞见症，故多以本方酌加疏肝理气之品，或伍以咸味化痰之药，有助于提高疗效。方中药性偏温，所以对痰气互结而无热者较为适宜。

【方药研究】

药理研究表明半夏厚朴汤有抗抑郁作用，其抗抑郁作用与阻断单胺类递质的重摄取有关。半夏厚朴汤还可能通过刺激局部神经多肽能，改善声音嘶哑、咽喉食管部异物感和吞咽反射异常等症状。

【方药应用与医案举例】

临床用于患者常精神抑郁，并伴有胸闷、喜叹息等肝郁气滞之证，可合逍遥散加减使用，或加入香附、陈皮、郁金等理气之品；也可加数味化痰药，如瓜蒌仁、杏仁、海浮石等以提高疗效。半夏厚朴汤除治疗梅核气外，还可用以治疗因痰凝气滞而致的精神病、咳喘、脘痛、呕吐、睡眠呼吸暂停综合征及胸痹、功能性消化不良等病。如：

半夏厚朴汤治疗癔病案

郑某，女，50岁。自觉胸闷不适，咽中梗塞，吞之不下，吐之不出，患者怀疑为心脏病、食道癌，思想包袱很重，常欲痛哭一场才快，经某军医院钡餐照片，心电图检查，食道、心脏均正常，诊断为癔症。据其家属称，患者平时或因劳累，或受刺激则加重，甚或晕倒，舌苔白滑，脉象弦缓。此情志抑郁，痰气阻滞所致，用半夏厚朴汤：半夏10g，厚朴6g，茯苓10g，生姜3g，苏叶3g，炒枳壳6g，瓜蒌10g，郁金5g，射干10g，枇杷叶10g，嘱服三剂，咽中梗塞较好。后用解肝煎加枳壳、瓜蒌、郁金，胸闷亦除。[谭日强．金匮要略浅述．北京：人民卫生出版社，1981，402]

半夏厚朴汤治疗梅核气案

刘某，女，28岁，农民。1989年5月2日初诊。患者素体较丰，但胸襟较狭，因家庭不和，常有争吵，郁郁寡欢。近来其夫因赌输钱，吵闹后而发病。症见咽中不适，如物梗塞，咯之不出，咽之不下，伴胁痛，胸闷，嗳气则舒，咯痰不爽，纳呆，脉弦滑，舌红薄白腻苔。经X线食道钡餐透视，未见异常。证属情志郁结，气机不畅，气滞痰凝所致。治以开结化痰，顺气降逆，用《金匮要略》半夏厚朴汤加味治之。药用：半夏10g，川朴8g，云苓15g，苏梗8g，陈皮10g，旋覆花（布包）10g，枳实10g，香附10g，郁金10g。3剂，1剂/d，水煎分3次服。8d后复诊，症情已减，纳谷已香，神气转旺，仍守上方出入为法，服6剂，诸症递减。后用逍遥散化裁而收全功。[时珍国医国药，2000，11（2）：110]

半夏厚朴汤治疗咽部异物感（慢性咽炎）案

王某，女，35岁，2002年11月10日就诊。患者自述咽部有异物感，干呕，有时微痛半年。经某医院五官科诊断为慢性咽炎，用抗菌消炎及西瓜霜含片等治疗效果不佳，遂来我门诊就诊。查：咽腔黏膜呈暗红色充血，咽反射敏感，悬雍垂增粗，软腭边缘变厚并伴有经前乳房胀痛，善太息，舌苔薄腻，脉弦。诊断为慢性咽炎（气郁型）。病机：七情郁结，津聚为痰，结于咽喉所致。治则：理气开郁，化痰散结。方用半夏厚朴汤加味：半夏10g，茯苓15g，苏梗15g，厚朴10g，香附15g，青皮10g，沙参15g，青果10g，生姜3片。5剂，每日3次，水煎服。2002年11月15日二诊：服上方后症状明显好转，咽黏膜充血减轻，效不更方，继用上方连服1个月，症状消失，咽部检查黏膜悬雍垂恢复正常。嘱用上方制成散剂日2服，每服6g，温开水送下，连服2个月以巩固疗效，随访半年无复发。[河南中医，2004，24（9）：8]

半夏厚朴汤治疗久咳案（支气管炎）案

王某，女，25岁。2个月前因受凉出现恶寒、咳嗽、咳吐白色泡沫痰，微有喘气，以晨起为甚，未见发热及胸痛等不适。院外检查诊断为急性支气管炎，予以青霉素、鱼腥草等抗感染和化痰治疗10d，恶寒、喘气缓解，但咳嗽较前更甚，自服蜜炼川贝枇杷膏并用抗生素2周无效，而求治于本院。症见：咳嗽，夜晚尤甚，痰少难以咳出，咽痒，查体未见明显阳性体征，舌质淡、苔白滑，脉弦细。辨证为肺失宣降、气郁痰滞。以上方加炙甘草、橘红，3剂，症状明显缓解，续服7剂而愈。[湖北中医杂志，2002，24（9）：42-43]

半夏厚朴汤治疗癔症性瘫痪案

李某，女，24岁，有癔症史3年，常因劳累、郁怒而发病。1998年5月10日以"双下肢瘫痪3d"为主诉入院。本次因失恋而发作。症见双下肢瘫痪，无自知力，意识模糊，表情呆板，纳差，口吐白黏液，舌暗，苔白厚腻，脉沉缓。体格检查：瘫痪肢体反射及肌张力均正常，无锥体束征，脑CT等检查无异常发现。诊为癔症性瘫痪。

证属痰浊蒙闭心窍。治以醒脾化痰，行气解郁，祛瘀开窍。方用制半夏、厚朴各 12g，茯苓 20g，苏叶 6g，陈皮、苍术各 12g，每日 1 剂，煎服 2 次。同时，对患者进行暗示治疗，取得患者信任和合作。3 剂后，下肢稍能屈伸，神清、饮食正常，不吐黏痰。继服 5 剂后，双下肢功能恢复正常，诸症消失，守上方加减共服 12 剂，病获愈，2 年未复发。[河南中医，2001，21（6）：42]

附：《金匮要略》原文及释义

【原文】

妇人咽中如有炙脔[①]，半夏厚朴汤主之。

半夏厚朴汤方：《千金》作胸满，心下坚，咽中帖帖，如有炙肉，吐之不出，吞之不下。

半夏一升　厚朴三两　茯苓四两　生姜五两　干苏叶二两

上五味，以水七升，煮取四升，分温四服，日三夜一服。

【词解】

①咽中如有炙脔：炙，烤；脔，肉切成块。炙脔即烤肉块。是指咽中有异物感，似肉块粘于咽部，咳之不出，吞之不下。

【释义】

本条论述妇女痰凝气滞于咽中的证治。本条所述，即后世所称梅核气证。患者自觉咽中有物梗塞，咳之不出，吞之不下，对饮食一般无妨碍，还可伴有胸闷叹息等症。多由于情志不畅，气郁生痰，痰气交阻，上逆于咽喉之间而成。此病多见于妇女，男子亦可见。治疗用半夏厚朴汤解郁化痰，顺气降逆。方中半夏、厚朴、生姜辛以散结，苦以降逆；辅以茯苓利饮化痰；佐以苏叶芳香宣气解郁，合而用之使气顺痰消，则咽中炙脔感可以消除。

【文献摘录】

咽中如有炙脔，谓咽中有痰涎，如同炙肉，咯之不出，咽之不下者，即今之梅核气病也。

此病得于七情郁气，凝涎而生。故用半夏、厚朴、生姜，辛以散结，苦以降逆，茯苓佐半夏，以利饮行涎，紫苏芳香，以宣通郁气，俾气舒涎去，病自愈矣。此证男子也有，不独妇人也。

第三节　脏　躁

妇人无故悲伤欲哭，不能自控，精神恍惚，忧郁不宁，呵欠频作，甚则哭笑无常，称为脏躁，今称"癔症"。孕期发病者又称"孕悲"；发生在产后，则称"产后脏躁"。

本病的特点是反复发作，临床表现颇复杂：精神抑郁，多疑善虑，长嘘短叹；忽而反应迟钝，若有深思，犹如神志失常；忽而悲伤痛哭，如丧考妣，涕泪俱下；忽而急躁烦怒，情感激烈，极不稳定；忽而手足舞蹈，喜笑无常，不能自制。

一、仲景论治要点

【症候】

妇人无故悲伤欲哭，甚则哭笑无常，不能自控，精神恍惚，忧郁不宁，呵欠频作，时发时止。以方测证，还可见不思饮食，倦怠无力；舌质淡、苔薄，脉细弱。

【病因病机】

本病与患者的体质因素有关。性格内向之人，素多抑郁，思虑不解，积久伤心，则神无所依；或劳倦伤脾，化源不足，心失所养，神无所归，而发脏躁。

思虑伤脾，化源不足，心失所养，则心中烦乱，悲伤欲哭，少寐多梦；心气不足则精神不振，呵欠频作；脾虚中气不足，则不思饮食，倦怠无力；舌质淡、苔薄，脉细弱等为心气不足之征。

【治法】

补益心脾，宁心安神。

【方药组成及方义】

甘麦大枣汤。

甘草、小麦、大枣。

方中小麦甘平养心安神，健脾气，补肺津，益肾阴，疏肝郁；甘草、大枣甘润补益脾胃，并能缓解肝急，使气血生化有源，肝有所藏，心肺得养。本方组成纯属用甘润之品以润补诸脏之气阴。

【方药研究】

甘麦大枣汤具有升白细胞作用，耐缺氧作用，镇静、催眠、抗惊厥作用和促进离体平滑肌收缩等作用，并且无毒副作用。有研究表明，本方有类似雌激素作用，对妇人更年期综合征和因手术或放射治疗导致卵巢功能减退，血中雌激素水平低下及自主神经紊乱所引起的烘热和失眠有缓解作用。

【方药应用及医案举例】

若虚火上扰，心烦不眠，加黄连、竹茹以清心火，除烦；心血不足，夜卧多梦加炒枣仁、丹参、茯神、首乌以养血安神；血虚生风，手足蠕动、震颤，加珍珠母、钩藤、生地黄、当归以养阴熄风止痉；咽干口燥加天花粉、石斛、白芍以生津润燥止渴。若兼痰浊闭塞清窍之脏证，可于前方中选加胆南星、石菖蒲、郁金、茯神等以化痰开窍醒神。

临床常用本方治疗神经、精神疾患，如神经衰弱、癔症、更年期综合征、精神分裂症等疾病。还可治疗小儿盗汗、夜啼、厌食、多动症等多种儿科疾病，妇科卵巢功能障碍所引起的闭经、月经不调、不孕等内分泌疾病。临床应用本方时，小麦用量宜大，可用50~200g。

甘草小麦大枣汤治疗脏躁案

杨某，女，50岁，工人。1989年10月8日初诊。自述头晕、心烦，坐卧不宁，失眠、纳呆，胸闷，常叹息后方觉舒适。近日与丈夫发生口角后上述症状加重，哭笑无常，舌质红、苔薄黄，脉沉弦。诊断为脏躁。证属肝郁气滞，心脾两虚。投以甘麦大枣汤合逍遥散化裁：小麦 30g，甘草 10g，大枣 5 枚，柴胡 12g，郁金 15g，香附 10g，当归 12g，白芍药 12g，白术 12g，茯神 12g，首乌藤 15g。每日 1 剂，水煎服。4 剂后，患者睡眠好转，叹息次数减少。上方加白芍药 10g，莲子心 10g，竹叶 10g，服 12 剂后症状消失而痊愈。[河北中医，2002，24（11）：829]

甘麦大枣汤治疗妇人脏躁病案

某女，22 岁，未婚。因被继母虐待，生活环境不佳，常有厌世之念。现虽离家在厂学习机工，但因平素刺激过深，郁闷难解，初则自觉胸闷嗳气，头痛健忘，心悸肉瞤，性躁易怒。数日之后，渐见日夜不寐，哭笑无常，默默不欲食，言语错乱，首尾不相应。诊见其神情如痴，言语不整，时作太息，时而欢笑，时又流泪，诊脉弦劲，舌质红、苔薄黄，津少口干，有阴虚液少之象，乃断为肝郁化火，损伤阴液，心脾两虚的"癔症"。治宜补益心脾，安神宁心。药用生甘草 15g，小麦 120g，大枣 250g，浓煎，去甘草啖食。2 剂后，即感精神清爽，5 剂恢复正常，10 剂痊愈，照常工作。[刘景辉．运用甘麦大枣汤治疗癔病的经验简介．浙江中医杂志，1960（4）：174]

甘草小麦大枣汤治疗脑额叶受伤后精神异常案

王某，女，26 岁，农民。因头部外伤于 1994 年 10 月 18 日就诊。入院时脑 CT 检查示双侧脑额叶挫裂伤并少量出血，入院后经对症治疗 15d，双侧脑额叶挫裂伤恢复。入院第 21 天，患者突然出现时有哭笑，夜不能寐，哭笑时不能制止，自行停止后对答正常，诉头晕无力。查体：无病理神经反射引出，舌质淡、苔薄白，脉沉细。给予甘麦大枣汤加味：甘草 30g，浮小麦 25g，大枣 6 枚，党参 15g，黄芪 20g，远志 15g，茯神 15g。停用一切西药。服中药 3 剂后，哭笑次数减少，7d 后全部症状消失，临床痊愈。随访半年未见复发。[中医研究，1996，9（5）：38]

甘草小麦大枣汤治疗郁证案

张某，女，50 岁，教师，1998 年 11 月初诊。近一年来，心情不畅，易生闷气，出现精神恍惚，心神不宁，悲忧善哭，面色不华，形体消瘦，纳差，舌淡苔薄白，脉弦细。诊断：郁症。辨证：气郁血虚。治法：养心安神，疏肝解郁。方药：甘麦大枣汤加味：炙甘草 10g，淮小麦 30g，大枣 5 枚，酸枣仁 15g，柴胡 10g，郁金 10g。水煎服。服上药 10 剂后，诸症减轻。效不更方，继服 10 剂，诸症消失。[中医研究，2002，15（2）：58]

甘草小麦大枣汤治疗多囊卵巢综合征案

何某，女，25 岁。因月经延后，月经量少，于 1998 年 6 月 30 日住院治疗。刻诊：形体适中，月经 37~90d 一行，量少，色黯红，有少量瘀血块，3d 干净，腹不痛，伴寐少梦多，心悸怔忡，烦躁易怒。乳晕周围多毛，经前乳房胀痛，大便干，小便频数，尿痛，腰酸痛。有性生活史 1 年，未避孕，性冷淡，恐惧不能孕。舌质红、苔薄黄、脉弦细。查：发育良好，双乳胀大，挤压无溢乳。内分泌测定：促黄体生成激素（LH）26.53mIU/mL，促卵泡生成激素（FSH）7.86mIU/mL，泌乳素（PRL）69.94ng/mL，雌二醇（E2）170.37ng/mL，睾酮（T）128.71ng/mL，孕酮（P）1.31ng/mL。（中国原子能科学研究院同位素研究所药盒）MRI（核磁共振）：无垂体腺瘤。诊断：多囊卵巢综合征。证属肝郁心肾不交。治宜滋阴疏肝，交通心肾，养心安神。方用甘麦大枣汤加味。处方：生甘草、大枣、百合、柴胡、当归、杭芍各15g，小麦50g，枸杞子、鸡血藤、珍珠母、酸枣仁各20g。每日1剂，共服9剂，症状消除。1998年7月9日出院，出院后仍坚持服药，经期加益母草20g，路路通20g。月经量较原来增多，月经21~37d一行，经行4~5d干净，不久就妊娠，尿HCG阳性，无妊娠反应。[光明中医，2002，17（99）：60-61]

甘草小麦大枣汤治疗妊娠失眠案

温某，女，28岁。孕3个月时因外感、咳嗽、咽痛住院治愈。孕6个月时出现夜卧不宁、难以入睡、辗转反侧、烦躁易怒、不能自控，余无不适，舌尖红、苔薄白，脉细数。证属心阴不足，肾水不济，心火上炎。治宜养阴安神，滋肾清热。方用甘麦大枣汤加味：甘草15g，大枣15g，小麦50g，枸杞子20g，麦冬20g，芦根30g，枣仁20g，沙参30g，五味子10g。2剂。每日服1剂。服2剂后睡眠明显改善，再服8剂而告愈。后足月顺产一男婴，母子安康。[江西中医学院学报，2000，12（3）：42]

甘草小麦大枣汤治疗大月份引产后性情失常案

徐某，女，33岁，农民，1991年11月3日初诊。主诉：心烦意乱，整日关门闭户，面壁而卧，似睡非睡，闻声音响动而烦，饮食懒进，不理家务，已3个月有余。其夫谓其病前性情爽朗，直言快语，手脚勤快，患病后与前判若两人，少忤其意轻则独坐独卧，独自暗泣，重则摔盘掷碗，无名火起。询其病起何时何因，称3个月前因计划外怀孕5个月，行引产术后，心中惕惕不安，如被人追捕，剑下如揣兔，突突而动，按之亦不可歇，坐卧不宁，夜不能寐，昼则神思恍惚，懒于劳作。3个月来易医数处，毕谓神经衰弱，中西药物并进，间有小效，终则无效，精神病院诊断为神经官能症，服药10多天无效，病情有加剧之势。阅其病历，所用中药不外当归、熟地黄、白芍、枣仁、麦冬、龙骨、牡蛎等养血安神之属，何以不效，必有其故。细观其面，虽神情悲伤淡漠，但绝无血虚之病色，脉来细弦，舌质淡红、苔薄白。查心电图正常。因思患者妊娠5个月，实属不易，虽被说服引产，其实心中不甘，情志抑郁，肝郁化火伤阴，灼伤内脏阴液，发为脏躁。于是投以甘麦大枣汤加味，药用甘草、大枣各15g，小麦50g，生地黄、熟地黄、白芍、苏梗各10g。3剂，3d后复诊，见其喜形于色，云服药后美睡一大觉，醒后顿觉心中豁然开朗，四肢酸懒消失。效不更方，续进5剂痊愈。[浙江中医药，1995，01：19]

甘草小麦大枣汤治疗产后精神分裂症案

黄某，女，35岁，任教，已有子女，病发于第3胎产后月余，初起症见心悸、失眠，继则喜怒无常，时或欢笑，时或悲伤，即就诊于某医院西医，诊断为精神分裂症，用镇静及B族维生素等药治疗半月，因疗效不显，要求出院求治中医。患者呈慢性病容，喜怒无常，言语错乱，时用手掌护于胸部，喊有鬼缠身，察舌净，质稍红，脉虚细而数。中医认为，此属脏躁，病由产后心血内亏，心神失养所致，拟甘麦大枣汤加味。处方：炙甘草15g，茯苓30g，小麦30g，大枣10g，生龙骨15g，生牡蛎30g，白芍15g，丹参15g，远志10g。上药连服3剂，情绪大有好转，睡眠稍佳，唯脉虚数。药既有效，无须更改，即以甘麦大枣汤为基础加减出入，续服20余剂，遂告愈回校工作。[福建中医药，2001，32（2）：34-35]

附:《金匮要略》原文及释义

【原文】

妇人脏躁,喜悲伤欲哭,象如神灵所作,数欠伸,甘麦大枣汤主之。

甘草小麦大枣汤方:

甘草三两　小麦一升　大枣十枚

上三味,以水六升,煮取三升,温分三服。亦补脾气。

【释义】

本条论述脏躁的证治。本病多由情志不舒或思虑过多,郁而化火,伤阴耗液,心脾两虚所致。一般表现有情志不宁、无故悲伤欲哭、频作欠伸、神疲乏力等症。治用甘麦大枣汤补益心脾,宁心安神。

对脏躁的"脏"注家说法不一,如尤在泾云:"脏躁,沈氏所谓子宫血虚,受风化热者是也;"吴谦认为"脏,心脏也,心静则神藏,若为七情所伤,则心不得静,而神躁扰不宁也"。黄树曾认为"脏,指五脏"等。余以为脏躁与五脏都有关系,从发病看:乃肝郁日久化火伤阴;从症状看:悲出于肺,哭出于心,数欠伸与肾有关;从用药看:是"肝苦急,急食甘以缓之"的治法,从脾着手,用甘润之剂调补脾胃。但脏躁亦包括子脏之病变。

【文献摘录】

脏,心脏也,心静则神藏。若为七情所伤,则心不得静,而神躁扰不宁也。故喜悲伤欲哭,是神不能主情也。像如神灵所凭,是心不能神明也,即今之失志癫狂病也。数欠伸,喝欠也,喝欠烦闷,肝之病也,母能令子实,故证及也。(6)(《金鉴》)

二、历代沿革

王肯堂《证治准绳·女科》以红枣烧存性,米饮调服,治脏躁自悲、自哭、自笑。近代医家陆渊雷《金匮要略今释》:"此病有发作性,其证候之复杂变幻,一切病无与伦比。"认识到脏躁属情志异常。

三、现代诊治

【诊断】

(1)病史多有精神抑郁,所愿不遂,情志内伤等病史。

(2)临床表现以情绪低落,呵欠频作,悲伤欲哭,哭后恢复如常为特征。或情绪不稳,哭笑无常,周期性发作。

(3)检查无相关的器质性病变。

【鉴别诊断】

癫狂与脏躁均属情志疾病,癫狂意识错乱,伤人毁物,脏躁意识清楚,发作后复如常人。

忧郁证与脏躁,有忧郁自悲,执拗任性症状,但无哭笑无常,呵欠频作的症候;痫证与脏躁,发作有时,发作短暂,醒后一如常人;更年期综合征与脏躁,有明显的激动烦躁、烘热汗出等症状,但一般均能自控。

【病因病机】

（1）心气不足（同仲景论治要点）。

（2）心肾不交。

素体阴虚，病后伤阴，经产失血过多，房事不节或年老肾虚，精血两亏，以致肾阴不足，虚火妄动，上扰心神，而发脏躁。

【辨证论治】

本病为内伤虚证，病在心脾肾，故虽有火不宜苦降，虽有痰不宜温化，当以甘润滋养法治之。

（1）心气不足证（同仲景论治要点）。

（2）心肾不交证。

症候：哭笑无常，呵欠频作，头晕耳鸣，心悸少寐，手足心热，口干不欲多饮，腰酸膝软，便秘溲赤，舌质红、苔少，脉弦细数。

分析：心肾阴虚则虚火上炎，扰犯神明，故哭笑无常，呵欠频作，少寐心悸；肾阴虚不能上荣头目，故头晕耳鸣；外府失养，故腰酸膝软；阴虚生内热，故手足心热，口干而不欲多饮。舌质红、苔少，脉弦细数等均为心火偏亢，肾阴不足之征。

治法：滋阴清热，养血安神。

方药：天王补心丹（《摄生秘剖》）。

生地黄、玄参、麦冬、天冬、党参、丹参、茯神、枣仁、远志、五味子、柏子仁、桔梗。

当归蜜丸朱砂为衣，方中用生地黄、玄参壮水制火；丹参、当归补血养心；人参、茯苓以益心气；远志、柏子仁以养心神；天冬、麦冬增阴液；枣仁、五味子酸敛心气；桔梗载药上行；辰砂为衣，以安其心神。全方滋阴清热，养心安神，除烦治躁。

【其他疗法】

1. 心理疗法

（1）耐心细致地了解患者的病史、生活家庭状况、工作环境、职业性质、发病原因及其自身的性格特点，在每一次接诊中都应做好病情的解释和思想工作，鼓励患者树立乐观积极的生活态度，减轻他们的悲惧与忧愁，增强患者自身的调适能力。

（2）联系患者的家属和周围人群，指导他们配合医生做好患者的调护工作，尽量减少精神的刺激与压力。

（3）必要时，可有计划、有针对性地进行语言、药物或物理刺激方面的暗示疗法。

2. 针灸疗法

（1）三阴交针刺、平补。

（2）五枢、照海、太冲，针并灸，间使针。

（3）百会、肾俞、风门、中极、气海、三阴交，针并灸。

三、食疗

（1）甘草大枣粥：甘草洗净切碎，与大枣、粳米同煮成粥，入白糖，日服2次。

（2）百合莲米红枣汤（粥）：百合洗净，莲米去皮心，共与大枣同煮，加白糖即成汤，日服 2~3 次。若用粥，则加粳米同煮。

【转归与预后】

预后良好，多可在短期内治愈，但若致病因素仍在，则病情可反复发作。

【预防与调摄】

平时应主意精神卫生，保持心理健康。护理方面应重视精神调护。减少负面的精神刺激，消除疾病诱因，保证充足的睡眠，可配合心理治疗。

第四节　月经病　不孕症

月经病是妇科常见病证，是以月经的期、量、色、质发生异常，或伴随月经周期出现一系列临床症状为特征的一类疾病。

常见的月经病有月经不调、经期延长、经间期出血、崩漏、闭经、痛经、经行吐衄、经行泄泻、经行发热、经行乳房胀痛、经行口糜、经断前后诸症等。

月经病的病因病机：主要是外感六淫、内伤七情、饮食劳倦、多产房劳，并与体质因素有关。其主要机制是脏腑功能失常或气血失调，致冲任二脉损伤。

月经病的辨证着重以月经的期、量、色、质异常及伴随症状，运用四诊八纲进行综合分析，辨其寒、热、虚、实。

月经病的治疗原则重在调经以治本。必须分清经病与他病之间的关系，如因病而致月经不调者，当先治病，病去则经自调；若因月经不调而致病者，当先调经，经调则病自除。常用治疗大法为补肾、疏肝、扶脾、调理气血。同时应根据寒热虚实的不同、标本缓急的不同、月经周期各阶段的不同、各年龄段妇女生理特点的不同而分别采取相应的治疗方法。

一、仲景论治要点

（一）冲任虚寒挟瘀（崩漏月经后期不孕）

【症候】

主证：近绝经期，阴道出血不止，腹满里急，下午发热，手掌烦热，唇口干燥；或妇女月经过多，月经后期，腹部寒冷，久不受孕。

以方测证：伴有腹部刺痛、拒按。

【病因病机】

冲任虚寒兼有瘀血。

年老冲任虚寒，曾经半产，瘀血停留于少腹所致。瘀血留于少腹，不通则痛，故有腹满里急，或伴有刺痛、拒按等症。漏血数十日不止，阴血势必耗损，以致阴虚生内热，故见暮即发热、手掌烦热等症。瘀血不去则新血不生，津液失于上润，故见唇口干燥。证为冲任虚寒，瘀血内停，阴虚内热所致。

【治法】

温经行瘀，养阴清热。

【方药组成及方义】

温经汤。

吴茱萸、当归、芎䓖、芍药、人参、桂枝、阿胶、生姜、牡丹皮、甘草、半夏、麦冬（去心）。

方中吴茱萸、桂枝、生姜温经散寒，通利血脉；阿胶、当归、川芎、芍药、牡丹皮活血祛瘀，养血调经；麦冬养阴润燥而清虚热；人参、甘草、半夏补中益气，降逆和胃。诸药配合共奏温补冲任，养血祛瘀，扶正祛邪之功，使瘀血去，新血生，虚热消则诸症除。

本方亦疗妇人少腹寒、久不受孕以及月经不调等病。

【方药研究】

温经汤有改善生殖内分泌激素、调节致痛物质及镇痛物质的作用。刘强博研究证明，温经汤能减少醋酸所致小鼠扭体反应次数，延长扭体反应出现时间，提高小鼠在冷水中的游泳时间，显著降低血瘀动物模型的 RBC 压积、全血黏度、纤维蛋白黏度、血浆黏度，对小鼠急性大出血引起的血虚模型有较强的补血作用。

【方药应用与医案举例】

温经汤是妇科调经的祖方，经少能通，经多能止，子宫虚寒者能受孕。如方后注云，本方亦疗"妇人少腹寒，久不受胎，兼取崩中去血，或月水来过多，及至期不来"，临床常用于月经不调、痛经、赤白带下、崩漏、胎动不安、不孕等病症。也有用于男子精室虚寒、精少、精子活动率差所致的不育症，以及睾丸冷痛、疝气等；内科用于咽痛、胃脘痛、身热、心悸、眩晕、胁痛等疾病。如：

温经汤治疗功能性子宫出血案

李某，32 岁，已婚，农民。1999 年 6 月 12 日初诊。患者半年来月经提前 1 周左右，每次月经期 10 余天不尽，量多，色紫暗。本次月经 5 月 30 日来潮，开始量多，下血如崩，继则淋漓不断，曾服安络血、宫血宁、云南白药等止血药物，效果不佳，求治中医。刻诊自诉经色暗红，淋漓不断，有时挟紫黑色血块，少腹疼痛，畏寒肢冷，口淡不渴，舌质暗、舌边有瘀点，脉沉细且涩。B 超提示：子宫附件大小正常，宫内无肿块。中医辨证为冲任虚寒，瘀血阻滞，治宜温经散寒，养血祛瘀，予温经汤。处方：吴茱萸 15g，当归、川芎、芍药、人参（另炖）、桂枝、麦冬、阿胶（烊化）各 10g，牡丹皮 4g，生姜、制半夏各 6g，5 剂，每日 1 剂，水煎分 2 次服。2 诊：药后漏红渐止，其他诸症悉减，仍以原方固守，部分药物适当调整。处方：吴茱萸、当归、川芎、芍药、人参（另炖）、麦冬、阿胶（烊化）各 10g，牡丹皮 4g，桂枝、生姜、制半夏各 6g，5 剂，每日 1 剂，水煎分 2 次服。药后，诸症皆无，精神倍增，随访 6 个月，月经周期正常，经期 4~6d，量中等，色鲜红，无血块。[陕西中医，2004，5：411-412]

温经汤治疗痛经案

吴某，女，37 岁，1986 年 4 月初诊。自诉月经先后无定期，现正值经期，经色暗淡，有黑色瘀块，经期常为 6~10d，经前及经期感少腹剧痛，痛时大汗淋漓，满床翻滚，面色无华，舌质淡、苔薄白，脉沉细。治宜温经散寒，行气止痛。用温经汤加熟附片 30g，台乌、延胡索各 15g，艾叶 12g。服 3 剂后痛止，后用此方在经前调理 3 个周

期，月事恢复正常。[四川中医，2001，19（12）：20-21]

温经汤治疗闭经案

李某，女，18岁，学生，14岁初潮。2001年12月21日初诊。患者自述因半年前月经来潮时贪凉饮冷，致使月经停止，至今半年未潮。查患者面色萎黄，腰部酸困疼痛，腹胀痛，舌质淡、苔白滑，脉沉弦。给以逍遥散合少腹逐瘀汤加减治疗，共服药6剂，月经来潮，量少色淡质稀薄，经期短。思其禀赋不足，肾气未盛，精血匮乏，冲任失养，源断其流，无以化为经血，而致经闭，徒使攻逐无益。遂给以仲景温经汤加减化裁如下：吴茱萸15g，麦冬18g，当归20g，川芎18g，桂枝9g，炒白芍15g，阿胶15g（烊化），党参18g，熟地黄15g，杜仲15g，川椒9g，半夏12g，川续断18g，菟丝子15g，桑寄生30g，焦三仙各25g，砂仁12g（后下），川牛膝12g，生姜3片，大枣5枚。上方每日1剂，水煎服。略事加减，调治月余，共服药20余剂。于2002年2月7日月经来潮，量、色、质均正常。至今按月而至。[河南中医，2003，23（6）：8]

温经汤治疗不孕症案

范某，女，34岁，1996年1月12日初诊。患者婚后10年未孕，经多方治疗效不显，前来我处就诊。男方精液化验正常。女方妇科检查正常，输卵管通畅。患者月经周期35d左右，经期3d，量少，色淡，伴少腹坠胀冷痛，四肢畏寒，夜间尤甚，性欲低下，末次月经1996年1月7日，舌质淡、苔少，脉沉细。诊为原发性不孕症，属阳虚宫寒型。治当温肾壮阳，以温经汤加味。处方：吴茱萸9g，川芎、当归、白芍、半夏、党参、桂枝、炙甘草各6g，阿胶10g（烊化），紫石英30g，淫羊藿12g，巴戟天10g。月经第5日服，每日1剂，连用10d。服2个月后，痛经及其他症状消失，又服药1个月后，月经逾期未至，伴恶心欲吐，脉滑利，尿妊娠试验阳性，经随访足月顺产1男婴，母婴健康。[实用中医药杂志，2000，16（5）：16-17]

温经汤治疗流产后腹痛案

邱某，女，32岁，教师，1995年6月10日诊。主诉曾小产3胎，现又小产半个月。症见少腹阵痛，痛有定处，腰痛，唇舌干燥，舌质暗红，脉细涩。此乃多次小产而致胞宫血脉受损，瘀阻胞宫，故见少腹阵痛而有定处，舌质暗红，脉细涩及口干唇燥，为瘀阻少腹不去所致。治宜温补冲任，养血化瘀。方用温经汤减甘草：当归15g，白芍15g，川芎10g，党参12g，桂枝10g，吴茱萸6g，牡丹皮10g，阿胶（烊化）15g，半夏9g，麦冬10g，生姜4片。每日1剂，水煎分2次温服。服上方9剂，诸症消失。后妊娠6个月时，又感腹痛下坠，经用当归芍药散3剂而愈。至足月，顺产一女婴。[河南中医，1999，19（5）：4-5]

温经汤治疗经期咽喉灼痛、口舌生疮案

谭某，女，25岁，已婚。1992年11月15日初诊。1年多来，每逢经期来临，咽喉灼痛，口舌生疮，曾多处求医，医者或清热泻火，或滋阴降火，迁延半年余未效。近3个月更甚，症状常持续20多天方好转，下次经期症又加重。诊见面色㿠白，精神不振，口唇干燥，少津而不欲饮，唇内及舌下见多处较大溃疡面，周围黏膜微红微肿，咽部黏膜色淡红，自觉干燥灼痛，舌淡红、有瘀点，苔薄白，脉沉细涩。月经周期正常，经行量少，色紫暗挟血块，经前及经期小腹疼痛剧烈，喜温喜轻按，重按痛甚。

平素白带清稀量多，无腥臭味。证属下焦虚寒，瘀阻冲任，虚火上扰。治宜温经化瘀，养血润燥，拟温经汤加减。处方：吴茱萸、桂枝、川芎、半夏各9g，当归、赤芍、牡丹皮、阿胶（烊）各12g，麦冬18g，生姜、甘草各6g。服药5剂，咽喉灼痛、口舌生疮减轻。续进5剂，月经来潮，排出紫黑血块甚多，小腹疼痛明显减轻，唇舌溃疡面基本愈合，咽痛不显。效不更方，又服5剂，诸症消失。随访1年，经水调畅，症未复发。

温经汤治疗雷诺氏病案

王某，女，38岁，农民，1993年11月5日初诊。患者2年前出现两手指对称间歇发白、青紫与潮红。发作常与气候寒冷和情绪激动有关。经市某医院诊为"雷诺氏病"。屡服中西药效不著，近2个月加重。诊见手指及掌部皮肤苍白，继而青紫，局部冷麻，刺痛，面色少华，舌质淡、苔白，脉沉细涩。月经量少色淡。此乃气血两虚，寒凝血瘀，脉络阻塞。治当补气养血，温经散寒，化瘀通脉。拟温经汤加减。处方：当归、桂枝、生姜、牡丹皮、阿胶（烊化）各12g，川芎、党参各20g，黄芪30g，赤芍、丹参各15g，吴茱萸、炙甘草各6g。水煎服，日1剂。进10剂后，诸症明显减轻，继以原方略事加减调治20余日，病症悉除。将双手浸入冷水中亦无异常，追踪1年未见复发。[新中医，1997，29（9）：56-57]

温经汤治疗自觉身热案

孟某，女，40岁，工人，初诊日期：1997年10月21日。主诉：身热七八年。患者自觉身热已有七八年，触之灼手，但测体温正常，多发生在傍晚，且每于劳累后加重，伴有畏寒，乏力，咽部干痒，唇干，食欲不振，睡眠梦多，大便溏软，手足冷。月经如期，经量尚可，色紫暗，有血块，经前腰酸，小腹冷，双腿肿胀。舌淡暗，有齿痕，苔白，脉右沉细，左细滑。中医辨证属冲任虚寒，营卫失和。以温经散寒，调和营卫之法治之。方用温经汤加减：吴茱萸10g，当归12g，肉桂6g，赤白芍各15g，益母草20g，牡丹皮10g，柴胡10g，桂枝6g，姜半夏10g，桃仁10g，太子参20g，甘草10g。水煎服，每日1剂，分两次早晚服。服药7剂，身热即消，自诉精神体力转佳，月经有大血块排出。经前下肢肿胀减轻，但小腹仍感不温。其后让患者经前以本方加减服用，经后以安坤赞育丸调之。服药至今已有3个月，即使劳累亦未作身热，纳、眠、二便正常。[北京中医，1998，3：48]

温经汤治疗虚寒带下案

郭某，女，45岁。近年来，月经愆期，两三个月一次，色黑量多，旬日不净，小腹隐痛，白带清稀，甚以为苦。经某医院妇科检查，诊断为慢性盆腔炎，由友人介绍来我处就诊。患者面色不华，自觉下腹如扇冷风，饮食二便尚可，舌苔薄白，脉象沉细尺弱。此子脏虚寒所致，治以温经摄血为法，用温经汤：西党参15g，当归10g，川芎3g，白芍10g，桂枝10g，生姜3片，甘草3g。连服20余剂，月经基本正常，唯白带未净；继用六君子加鹿角霜、煅牡蛎、乌贼骨、炒白芷等味，健脾止带以善其后。[谭日强．金匮要略浅述．北京：人民卫生出版社，1981，407]

温经汤治疗小产腹痛案

霍某，31岁。主诉小产3胎，现已小产半个月。症见少腹阵痛，痛有定处，腰痛，唇口发干，舌质暗，脉细涩。证属多次小产而致胞宫血脉受损，瘀阻胞宫。治以温经行瘀，方以温经汤加减治之。服药4剂而病愈；后妊娠7个月时，腹痛下坠，服当归芍药散2剂治愈。足月顺产一女婴。[靳树才．温经汤临证治验二则．黑龙江中医药，1992（2）：32]

附：金匮要略原文及释义

【原文】　问曰：妇人年五十所，病下利①数十日不止，暮即发热，少腹里急，腹满，手掌烦热，唇口干燥，何也？师曰：此病属带下。何以故？曾经半产，瘀血在少腹不去。何以知之？其证唇口干燥，故知之。当以温经汤主之。

温经汤方：

吴茱萸三两　当归二两　芎藭二两　芍药二两　人参二两　桂枝二两　阿胶二两　生姜二两　牡丹皮二两（去心）　甘草二两　半夏半升　麦门冬一升（去心）

上十二味，以水一斗，煮取三升，分温三服。亦主妇人少腹寒，久不受胎；兼取崩中去血，或月水来过多，及至期不来。

【词解】

①下利：程氏与《金鉴》俱谓当是"下血"，可参。

【释义】

本条文论述冲任虚寒兼有瘀血所致的崩漏证治。妇人五十岁左右，气血已衰，冲任不充，理应绝经。今复下血数十日不止，此属崩漏之疾。病由冲任虚寒，曾经半产，瘀血停留于少腹所致。瘀血留于少腹，故有腹满里急，或伴有刺痛、拒按等症。漏血数十日不止，阴血势必耗损，以致阴虚生内热，故见暮即发热、手掌烦热等症。瘀血不去则新血不生，津液失于上润，故见唇口干燥。证属冲任虚寒，瘀血内停，阴虚内热，故当用温经汤温养血脉，使虚寒得以温补，瘀血得以行散，从而起到温经行瘀，养阴清热之效。据方后注，本方亦疗妇人少腹寒、久不受孕以及月经不调等病。

【思辨】

既有瘀血，为何治疗用温经汤，而不用破血逐瘀的方剂？因破血逐瘀的方剂，重点用于瘀血不去的实证。温经汤证是因瘀血而引起崩漏，且患者年已五十余，气血衰弱，病属虚中挟实之证，故用温经汤温养气血，兼以消瘀，血得温则行，虚得补而正气旺，正气强则瘀自去，瘀去则崩漏亦止，是扶正祛邪之法。

温经汤证的辨证要点是在瘀血内阻出现腹满痛、崩漏不止的基础上，兼有气血不足的症状。

【文献摘录】

本条"病下利数十日不止"之下利，亦有注家认为是下泻泄泻，在泾说："此为瘀血作利，不必治利，但去其瘀而利自止。"可供参考。

妇人年已五十，冲任皆虚，天癸当竭，地道不通矣。今下血数十日不止，宿瘀下也。五心烦热，阴血虚也；唇口干燥，冲任血伤，不上荣也；少腹急满，胞中有寒，瘀不行也。此皆曾经半产崩中，新血难生，瘀血未尽，风寒客于胞中，为带下，为崩中，为经水愆期，为胞寒不孕。均用温经汤主之者，以此方生新去瘀，暖子宫，补冲

任也。(《金鉴》)

(二) 冲任虚寒 (漏下)

【症候】

主证：妇人漏下淋漓不断，日久不止，血色黑暗淡，量少。

以方测证：应有质清稀，无血块，可伴小腹隐痛，畏寒，或精神萎靡，头晕，心悸，面色少华，舌质淡、苔薄滑，脉细微弱。

【病因病机】

为素体冲任虚寒，经气下陷，气不摄血，致漏下淋漓不断。本证病机除气虚不能摄血外，尚有气虚不能生血，阳虚不能化血之机。此漏下并非鲜血不止，而漏下色黑暗淡，乃冲脉、肝、脾、心、肾俱虚之象。冲为血海，肝主藏血，脾主运化，心主血脉并能煦养阴血，肾主气化固摄并内藏真阴真阳属水火之脏，以上诸脏器经脉失之生化统摄，使机体气血阴阳俱虚，便见经气下陷之重证。

【治法】

温补冲任，养血止血。

【方药组成及方义】

胶姜汤 (药物组成已失)。

胶姜汤基本组成应有阿胶、干姜 (炮姜或生姜)。

方名中的姜，可用炮姜炭温中散寒止血；胶当指阿胶，用之养血止血。此二味温中止血之大法已俱，临床可随证增药用之。

经气下陷者，用温中止血之法，也是仲景治诸虚百损之要法，温中以运脾土，脾土健运，气血生化有源，诸脏腑经络皆得之充养，尤其下陷之气得干姜则可升举，下陷之血得阿胶则可补敛。

前人均谓胶姜汤方缺，可用胶艾汤加干姜。林亿等人认为恐是胶艾汤。按《千金方》胶艾汤，其中亦有干姜。陈修园治一妇人漏下黑水，宗此方用阿胶、生姜二味治愈，可做参考。

【临床应用及医案举例】

临床用治少腹疼痛，月经不调、崩漏，胎动不安，妊娠下血，产后或流产后恶露淋漓不断等症，疗效甚佳。若症见神疲乏力，中气虚者，可加人参、黄芪、白术补气摄血。若伴少腹冷而隐痛者，可加艾叶、鹿角霜等。

胶姜汤治疗血崩症。

道光四年，闽间府宋公，其三媳妇产后三月余，夜半腹痛发热，经血暴下鲜红，次下黑块，继有血水，崩下不止，约有三四盆许，不省人事，牙关紧闭，挽余诊之，时将五更矣。其脉似有似无，身冷面青，气微肢厥。予曰：血脱当益阳气，用四逆汤加赤石脂一两，煎汤灌之，不差。又用阿胶、艾叶各四钱，干姜、附子各三钱，亦不差。沉思良久，方悟前方用干姜守而不走，不能导血归经也，乃用生姜一两，阿胶五钱，大枣四枚，服半时许，腹中微响，四肢头面有微汗，身渐温，须臾苏醒。自道身中疼痛，余令先与米汤一杯，再进前方，血崩立止，脉复厥回。大约胶姜汤，即生姜、阿胶二味也。盖阿胶养血平肝，祛瘀生新，生姜散寒升气，亦陷者举之，郁者散之，

伤者补之育之之义也。［陈修园．金匮方歌括．上海：上海科学技术出版社，1963：131］

胶姜汤治疗功能性子宫出血案

刘某，女，17 岁，1999 年 3 月 12 日初诊。患者去年 4 月初潮后，每次月经淋漓不断，20 余日方止，且经期无规律。本次月经 2 月 21 日来潮，至今未止，量多，色暗淡，挟少量血块，伴头晕倦怠，食欲不振，腹部隐痛，得温则减。诊见患者面白，口唇淡红少泽，舌淡红、苔薄白，脉弱。用上述胶姜汤治疗，方法：阿胶 20g，姜炭 20g。姜炭加水 800mL，煎 20min，滤渣取汁，将烊化后的阿胶兑入汁中，温服，每日 1 剂。服药 9 剂血止。继予八珍汤 6 剂以扶其本。追访 2 个月，月经如常。［中国民间疗法，2000，8（1）：23］

附：《金匮要略》原文及释义

【原文】

妇人陷经①，漏下黑不解，胶姜汤主之。臣億等校褚本无胶姜汤方，想是前妊娠中胶艾汤。（12）

　　阿胶三两　姜炭三两

　　上二味，以水三升，煮取一升，日再服。

【词解】

①陷经：意即经气下陷，下血不止。

【释义】

本条论述妇人陷经的证治。妇人陷经，漏下（色黑）不止者，乃因冲任虚寒，不能摄血所致。治以胶姜汤，温补冲任，养血止血。

【思辨】

本条后世诸家多以下血的颜色来辨别寒热属性，似不足为据。因一般出血量多则血色鲜红，如出血量少，或停留时间较长，其血则为紫黑色，故漏下色黑，固可属于虚寒，但也有瘀血郁热，冲任有火所致者。本条除漏下色黑外，势必具有相应的虚寒证候，始可按后世注家所述用胶艾汤加干姜或胶姜汤为治。

【文献摘录】

陷经，下而不止之谓。黑则因寒而色瘀也。胶姜汤方未见，然补虚温里止漏，阿胶、干姜二物已足。林亿云：恐是胶艾汤。按《千金》胶艾汤有干姜，似可取用。（12）（《心典》）

（三）瘀血内阻（月经先期、月经过少、经期延长、经间期出血、月经过少、痛经）

【症候】

主证：月经提前，甚至一月两潮，量少，排出不畅，似通非通，时有时无，经期延长，小腹疼痛胀满，拒按，按之稍硬。

以方测证：色紫有块，舌紫暗，脉涩。

【病因病机】

为瘀血内阻胞脉致经血运行不畅利。经血淋漓，时通时不通，时有时无，是瘀血阻滞经行之路，瘀通则行，瘀阻则经闭。本证非血虚亦非寒凝。

【治法】

活血祛瘀通经。

【方药组成及方义】

土瓜根散。

土瓜根、芍药、桂枝、䗪虫。

方中土瓜根活血祛瘀，通调经血；䗪虫逐瘀破血通经；桂枝与芍药通血脉，调营血。加酒调服，以助活血祛瘀通经之功。

【方药应用及医案举例】

土瓜根散中之土瓜根，目前临床很少用，常用丹参、桃仁等代之；或用桂枝茯苓丸加䗪虫。本方常用于瘀血而致的月经不调，以祛瘀为主，瘀去则月经亦恢复正常。

土瓜根散治疗阴道不规则出血案

侯某，女，32岁，1998年8月31日初诊。前阴间断下血3~4d，活动则有下血，量少，色紫暗。现经后半月，小腹不痛，平常腰酸，白带时多时少。舌尖略红、舌苔略黄腻，脉滑。病史：过去月经周期一直提前3d，量多挟有血块，腹痛，怀疑是"带环"所致，于上月去节育环。8月30日B超提示：①子宫内膜增厚，宫腔积液；②子宫后位；③余（−）。

中医辨证：瘀血致月经不调，处方土瓜根散加减：丹参20g，桂枝10g，土元10g，当归15g，赤白芍各15g，益母草15g，泽兰15g，茜草15g，甘草6g。4剂水煎服。

9月5日复诊：上药当天取回，上午服第一次，下午前阴出血量增加，如来月经样，挟有血块，持续2~3d，疑为月经来潮，故停服药1d，后继续进药，出血逐渐减少，自觉服药一天比一天好。今晨未见出血。舌同前，脉由滑转为沉滑；原方继进3剂，以穷其根，以善其后。按：土瓜根散尚未见验案报道，据此案观察，用丹参代土瓜根，随证增药，确有效验。[张建荣.金匮妇人三十六病.人民卫生出版社，2001，5：284]

土瓜根散治疗更年期阴道出血案

某女，54岁。症见每日几乎都有少量的经血，妇科诊为更年期月经过多症，腹满便秘。脉见左关浮，两尺沉取有力，苔白，舌下静脉郁滞。两腹直肌拘挛，左脐及少腹左右见有动悸和压痛。后颈、两肩、右背、左腰、小腿后等肌肉发硬。拇指及小指肚有红斑，手掌干燥。血、尿等检查无异常。治疗方法是每日早晚各服土瓜根蜜丸20粒，连续服用14d后，便秘缓解，大便一日一行，腹胀未作，经血停止。[渡边武，等.土瓜根散的临床应用.日本东洋医学杂志，1985，35（4）：7]

附：《金匮要略》原文及释义

【原文】　带下经水不利①，少腹满痛，经一月再见②者，土瓜根散主之。

土瓜根散方：阴颓肿③亦主之。

土瓜根、芍药桂枝虫各三两

杵为散，酒冲服。

【词解】

①经水不利：指月经行而不畅，可表现为月经过少，近期延长。

②经一月再见：意指月经一月两潮。

③阴颓（tuí）肿：指外阴部有较硬的卵状肿块。《本草纲目·鲮鲤》引《摘玄方》："妇人阴，硬如卵状。"

【释义】

条文论述因瘀血而致经水不利的证治。妇女患经水不利或兼一月再见者，多因留瘀所致。治当以活血通瘀为主，方用土瓜根散。阴肿，多属瘀积为患，故本方亦能治疗。

【文献摘录】

妇人经脉流畅，应期而至，血满则下，血尽复生，如月盈则亏，月晦复出也。惟其不利，则蓄泄失常，似通非通，欲止不止，经一月而再见矣。少腹满痛，不利之验也。土瓜根主内痹瘀血月闭，䗪虫蠕动逐血，桂枝、芍药行营气而正经脉也。（《心典》）

（四）瘀结成实（闭经）

【症候】

主证：经水不利下，即值经期，月经闭阻不通。

以药测证：或伴少腹硬满结痛，或腹不满而患者自诉腹满拒按，大便色黑易解，小便自利，舌质紫暗或有瘀斑，脉象沉涩。

【病因病机】

瘀血内结胞脉，致经血闭阻不通，多因虚、积冷、结气所致。

【治法】

破血逐瘀通经。

【方药组成及方义】

抵当汤

水蛭、虻虫（熬，去翅足），桃仁（去皮尖），大黄（酒浸）。

方中以水蛭、虻虫攻其瘀，大黄、桃仁下其血，瘀血去而新血生则其经自行。

【方药研究】

（1）抗动脉粥样硬化作用：研究表明抵当汤能提高实验动物血 SOD 活性，降低脂质过氧化物的最终代谢产物丙二醛含量，保护内皮细胞，阻止泡沫细胞的形成，减少主动脉的脂质斑块面积。

（2）抗肿瘤作用：现代药理研究表明抵当汤能通过提高机体的免疫力，从而增强抗肿瘤效果。并能抑制动物肝脏内 ECFR 的表达，限制了细胞骨架某些成分的激活，影响到细胞骨架的重构、黏附和移动，从而抑制了肿瘤细胞的黏附能力和移动性。

（3）改善老年痴呆作用：抵当汤灌胃给药可显著改善 D-半乳糖亚急性衰老小鼠和老年大鼠的学习记忆能力，提高血清和大脑皮质组织超氧化物歧化酶活力，降低血清和大脑皮质丙二醛含量，抑制亚急性衰老小鼠胸腺指数的下降，改善老年大鼠血液流变学和微循环。

（4）血栓形成：方中水蛭、虻虫等药可降低血液的"黏、浓、凝、聚"，进而抗血栓形成和抗凝。［张丽芬．金匮要略研究与应用．2008，04：560］

【方药应用与医案举例】

本方主治少腹硬满，结痛拒按、小便自利、脉沉涩等瘀血结实重症。临床可用于治疗子宫内膜异位症、产后静脉炎、子宫肌瘤、卵巢囊肿、前列腺增生、脱疽、热入血室致狂、外伤性癫痫、急性脑出血、中风等疾病。

抵当汤治疗卵巢囊肿案

杨某，女，28岁，工人，已婚未育。1990年5月初诊。述近半年来右下腹部时有胀痛，经前尤甚，经色紫暗有块，量不多，淋漓不清，约10d净，在妇幼保健医院B超检查证实，右侧卵巢囊肿，因不愿手术治疗，前来中医门诊。诊见患者形体较胖，精神尚好，胃纳一般，大便正常，平时白带较多，色黄质稠，舌质暗有紫色，脉弦滑。辨证属气滞血瘀，有痰浊。药用：水蛭、虻虫、桃仁、大黄、红花、三棱、莪术各10g，海藻、昆布、蒲公英各15g，柴胡、香附子各6g。嘱经期停服，连续服用2个月约60余剂。B超检查右侧卵巢无囊肿，无腹痛，经期正常，白带明显减少。［陕西中医，2001，22（6）：369］

抵当汤治疗子宫癌案

患者张师母，患子宫癌，处方：水蛭30个，熬；虻虫30个，去足翅，熬；桃仁20个，去皮尖；大黄如棋子大，4枚，酒制。以上为抵当汤原方；另用当归1两，先煮清汤代水煎药。当归另用，主理血，能引导各药下行以起活血化瘀、破癥散结作用。服数方后，始得痊可。［医古文知识，2004，4：34］

抵当汤治疗产后栓塞性静脉炎案

王某，女，26岁，产后12d自觉发热，左下肢浮肿疼痛，行走不便。确诊为产后左下肢栓塞性静脉炎。用青霉素等药物治疗20d后症状缓解出院。后双下肢浮肿，疼痛又日趋加重。检查：双下肢高度浮肿，腓肠肌压痛明显，踝关节背曲时双侧腓肠肌亦疼痛，舌质淡、苔白腻，脉沉弱。证属新产气血俱虚，恶血内阻，气血瘀滞于经络化为热毒，著于下肢经脉。治宜活血化瘀，清热化湿。方用抵当汤加味：水蛭、虻虫、桃仁各6g，大黄3g，金银花30g，当归9g，冬瓜子30g，木通3g，泽泻9g。水煎服3剂后，双下肢疼痛、肿胀减轻。原方金银花变为15g，再加忍冬藤30g。连续服用12剂后，双下肢疼痛、肿胀消失。［河南中医，1998，18（6）：355］

抵当汤治疗热入血室致狂案

王某，女，30岁，已婚，农民。1998年5月20日初诊。患者自5月1日月经来潮，因淋雨即患感冒，头痛发热，服感冒药后诸证减轻。7d前夜间突然烦躁不安，时哭时笑，骂人，不避亲疏，四处奔走，次日晨则神志清楚，安静，入夜则发作。经服用抗焦虑西药不效，拟送精神病院治疗，因经济拮据，由其姐带至我处诊治。家族中无精神病患者。诊见舌红尖端有瘀点、苔黄，脉弦沉涩。此乃热入血室证，月经期间感受寒邪，郁而化热，与血相搏，用抵当汤加减。药用：土鳖虫10g，水蛭10g，桃仁10g，红花10g，赤芍10g，酒制大黄10g，当归尾15g。2剂，水煎服。头煎加水400mL，煎30min，取汁150mL，二煎加水300mL，取汁150mL，二汁混合，分2次口服，每日1剂。5月22日二诊，丈夫代诉，服药后夜晚能安静入睡，已不骂人和奔走，效不更方，按前方继服2剂。25日三诊，自诉服药3剂后月经来潮，内有紫黑色血块，再服1剂后经色鲜红，血块减少，现仍心烦闷，脉沉弦，即用小柴胡汤加当归、瓜蒌实治之。3剂药服后，患者脉象和缓，经尽病愈，嘱其饮食调养。本案是月经期间感受寒邪，乘虚而入，郁久化热，与血相搏，热入血室，血热上扰神明，致烦躁诸症。此为寒邪内郁，久而化热，上扰神明。因病在血分，急当下血，用抵当汤逐瘀血，瘀血去则神志自清，再用小柴胡汤驱邪外出，邪去而正安，故诸症消除。[江苏中医，2000，21（6）：34-35]

抵当汤治疗痛经案

郭某，女，37岁。有痛经病10余年。经前腹痛，连及腰背，经色紫暗，挟有瘀块，淋漓不畅，少腹硬满，脉象弦数。诊为气血瘀滞。治以调气活血，行瘀止痛，投血府逐瘀汤，但未见效。请周老师辨其面垢唇黑，苔黄少津，经有瘀块，少腹部硬满拒按，认为此属瘀血证。仲景谓"妇人经水不利下，抵当汤主之"。嘱处：水蛭、大黄、桃仁各15g，虻虫4.5g，上方服后，下瘀紫之血，少腹硬满疼痛较轻。续服4剂，诸症好转，此后行经疼痛治愈。[唐祖宣. 抵当汤的临床辨证应用. 上海中医药杂志，1981（5）：26]

抵当汤治疗盆腔肿块案

应某，女，45岁，干部。1992年8月初诊，患者述38岁患子宫肌瘤，在妇幼保健医院施行子宫全切除术，左侧卵巢随同切除，保留右侧卵巢。近年来常感下腹部隐痛，1992年3月B超检查，证实盆腔右侧实性肿块，因患者不愿手术治疗，故前来中医门诊。诊见患者形瘦，面色晦暗，肌肤乏润，干燥，口干不欲多饮，精神萎靡，下腹部时有隐隐胀痛，右小腹可扪及隆起包块，疼痛拒按，胃纳一般，二便正常，口唇紫暗，舌质暗边有紫点，脉细沉涩，辨证属瘀血客阻下焦，气血不足。治宜破血逐瘀，佐以补气养血。方用抵当汤加味。药用：水蛭、虻虫、桃仁、大黄、三棱、莪术、当归、川芎、黄芪、枳壳各10g。连续服用月余，自觉症情尚好。精神略振，面色转红润，小腹部隐痛已减轻，右少腹包块缩小，舌边紫点亦有减少，胃纳尚好，大便日解2次，脉细沉涩，原方继续服用2个月，共服100剂左右，历时3个月，复查B超，盆腔右侧实性肿块消失，腹部软，无胀痛，用八珍汤调理善后。[陕西中医，2001，22（6）：369]

附：《金匮要略》原文及释义

【原文】

妇人经水不利下[①]，抵当汤主之。亦治男子膀胱满急有瘀血者。（14）

抵当汤方：

水蛭三个（熬）　虻虫三十枚（熬，去翅足）　桃仁二十个（去皮尖）　大黄三两（酒浸）

上四味，为末，以水五升，煮取三升，去滓，温服一升。

【词解】

①经水不利下：经闭。

【释义】

本条指出经水不利属于瘀结成实治法。原文述证简略，以方测证，经水不利下是由瘀血阻滞而致，属于瘀血重证，临床还可见少腹硬满，结痛拒按，小便自利，脉沉涩等症。用抵当汤破血逐瘀，瘀血去则新血生，月经亦能自调。抵当汤，《伤寒论》用治蓄血，为攻下瘀血的峻剂，须瘀血结实，形气俱实者，方可用之。

本条"经水不利"与土瓜根散条"经水不利下"在程度上有所不同，前者"经水不利"是经行不畅利；后者"经水不利下"，为经水闭阻不通，所以前者以土瓜根散活血通瘀，后者以抵当汤攻瘀破血。妇人经闭，一般分血虚与血滞。血滞经闭，一般应理气和血而行瘀，今用抵当汤逐瘀峻剂，说明瘀结较重，临床上必具有某些蓄血的见症，如参考《伤寒论·太阳病》篇有关蓄血证的条文，更有助于对本病的辨证治疗。

【文献摘录】

经水不利下者，经脉闭塞而不下，比前条下而不利者有别矣。故彼兼和利，而此专攻逐也。然必审其脉证并实而后用之。不然，妇人经闭，多有血枯脉绝者矣。虽养冲任，犹恐不至，而可强责之哉。（《心典》）

表6-1　土瓜根散证与抵当汤证鉴别

鉴别点	土瓜根散证	抵当汤证
病机	血瘀内阻月经不调	瘀血结实，经闭不行
症状	月经不调少腹痛	经闭不行，少腹硬满结痛拒按
治法	活血行瘀调经	攻瘀破血通经
药物	土瓜根、桂枝、芍药蟅虫	水蛭、虻虫、大黄、桃仁

（五）水血并结血室

【症候】

主证：产后少腹胀满，其形高起如敦状，小便排出不畅，略感困难，口不渴。

以方测证：或伴有颜面或四肢轻度浮肿。

【病因病机】

水血俱结血室。

产后或经期水与血俱结血室。少腹满如敦状是水与血俱结血室的共有证。水结则小便不利而口渴；血结虽腹满但小便自利。本证少腹满如敦状，小便微难而不渴，故为水结与血结兼有之证，也是水血俱结血室的特征。从方中用大黄、甘遂两味苦寒药看，本证当为水热结滞血室而化热，或水血挟热结于血室。

【治法】

破血逐水。

【方药】

大黄甘遂汤方

大黄、甘遂、阿胶。

水煎顿服，服后可见前阴排出血水样物。

方中大黄攻瘀，甘遂逐水；因产后所得，故配阿胶养血扶正，使邪去而不伤正。

【方药研究】

大黄甘遂汤对 CCl_4 导致的小鼠肝纤维化有明显的防治作用，其机制可能是抑制了储脂细胞的激活和转化，减少了纤维细胞的生成。

【方药应用及医案举例】

本方除可治疗妇人水血互结诸证，如闭经、臌胀、产后尿潴留、产后恶露不尽、癥瘕外，还可治疗肝硬化腹水、癫证、附睾瘀积症、前列腺增生等。

大黄甘遂汤治疗水血互结少腹增大案

郭某，农妇，年三十许。曾生产四胎，断乳一年，月经不行，食减体瘦，腹大日增，延治于余。察其面黑斑满布，舌色紫暗，少腹肿满，状如孕子。闻其声言彻而吸远。问其证无妊娠反应，唯少腹沉胀，时有隐痛，大便尚可，小便微难，口燥不渴。询及其夫，言旅外两载未归。按其脉沉而涩。据因分析为思郁交加，致伤肝脾，肝伤则疏泄失职，致气滞血瘀；脾伤则运化失常，造成水湿内蓄。水血互结，故成斯疾。据证分析少腹肿满，口渴而小便不利者，为水蓄，不渴而小便自利者，为血瘀。今月经不行，少腹肿满，小便微难而不渴，为既有水蓄而又血瘀也。血瘀于下，则新血无以上荣，故面黑斑满布，舌色紫暗。脉沉为水，脉涩为瘀。立逐水破瘀之法，以大黄甘遂加桃仁、䗪虫。服药须臾，药效桴鼓，下水血如注，病家惊措，奔告求出复诊。证见神疲气怯，形瘦目闭，腹满稍平，汗出肢冷，舌暗淡，脉微细。为邪去正虚所致，故暂与独参汤以扶正祛邪，益气顾虚。并嘱待证情好转，水血稍停，余药仍须继服。病家虑其药猛，表情犹豫。余申：攻邪不尽，后患无穷。闻者明义，即照嘱继进余药，但药性较前缓和。两剂尽，少腹基本平陷，水血亦渐停止。则更与金匮肾气丸以温养下焦。药进六剂，少腹柔软如平人，二便自调，就寝安卧，唯食纳欠佳，少气懒言，舌淡脉弱。则改用六君子汤加黄芪、当归补益脾胃而助气血以善其后，服药十余剂，余证悉除，全告康复。

按：本案治验，局分三步。一则邪实，急与大黄甘遂汤加味以逐水破瘀，故攻邪不嫌其峻，药验必守其方。独参汤为权宜顾虚而设，不宜过剂，过则扶正之品反有助邪之弊，故气复即止。二则病邪结于下焦，水血暴下则正气骤虚，故与金匮肾气丸以填补下焦。此方补肾之阴以滋养肝木，补肾之阳以养脾土，肾气旺盛，水不重蓄。三则以六君子汤加味补益脾胃，脾胃为生化之源，化源充足，则气血充盈，五脏皆得其养，于是元真通畅，人即安和矣。[熊魁梧. 水血互结验案. 湖北中医杂志，1984，1：32]

大黄甘遂汤治疗闭经案

钟某，女，43岁，农民。闭经三月余，腹部膨隆，状如十月怀胎，曾经数医诊治，且时减时复，求治于余。诊时见患者形体尚充实，唯面色萎黄，腹大臌胀，呕吐频繁，小便不利，大便稍结，时腹部隐痛，不欲饮食，睡眠不实、舌质偏红、苔白、脉沉缓。审前服之方，皆桃仁、红花、三棱、莪术之类，且服用半月余，病情全无更动。乃详辨之，诊为血水并结于血室之《金匮》大黄甘遂汤证，施血水并攻之法。大黄15g，阿胶（烊化）50g，桃仁、甘遂各10g，一剂。晚间服药，至夜半时，腹中剧痛，约半小时后，前阴排出大量淡红色血水，其痛即解，腹胀亦随消潜。原方减量复进一剂，又排出血水若干，腹膨隆基本消除。

复诊：服药后月经即来潮，经量较多且挟血块，头晕乏力，自汗畏寒，苔薄质淡，脉沉而细，改拟健脾益气，温中复阳之方调理之，予归脾汤合四逆汤加减数剂获痊愈。

按：本案取效，是受《金匮》之"妇人少腹满如敦状……此属水与血俱结在血室也"之启示而施用的。患者经闭三月，且腹部渐大，发展至十月怀胎状，前医由于偏治于攻血化瘀，仅投桃、红、棱、术之属，忽略逐水之法，故不验效，然大黄甘遂汤具血水并治之能，方以大黄、桃仁下瘀血；甘遂逐积水；阿胶入之即有安养之功且具去瘀浊之力。投用之故而收效显著。[谢胜臣. 经方验案. 新中医，1984，4：25]

大黄甘遂汤治疗产后栓塞性静脉炎案

周某，女，27岁，因产后发热20余天，右下肢肿痛3d入院。患者20d前顺产一女婴，曾行会阴侧切，伤口愈合良好，产后出血不多，20d来体温波动在37.4～37.8℃，近3d体温增高达38.5℃左右，右下肢肿痛，肤色如常，扪之稍热，有压痛，无凹陷。舌质暗红、苔黄微腻，脉稍数。西医诊为急性深部静脉炎，治用青霉素、丹参液等静脉滴注。中医诊为产后流注，治宜清热解毒，活血祛湿通络，方用自拟消炎通脉汤加减；治疗月余，收效不显，仍见低热，下肢肿痛。查见下腹部压痛、反跳痛、腹肌紧张。上腹部叩鼓音，肠鸣音亢进。因忆仲景有水血互结血室之证与此颇相似，故处方：大黄12g，甘遂3g，阿胶（烊化）10g，1剂，水煎服。服药约4h后排出一次柏油样便，随之腹痛缓解，右下肢疼痛亦大减，肿胀见消。治宜健脾开胃以充养经脉气血，活血祛湿以尽除余邪，治疗近月，基本痊愈。

按语：产后栓塞性静脉炎常由产后气血亏虚，经脉气血运迟缓，加之恶露不行，恶血败水互结，日久化热生毒，阻滞而成。用清热解毒，活血祛湿通络而不效，盖因十二经脉冲任二脉和胞宫相联系，若恶血败水胶结胞宫则少腹满；若流注下肢脉络则下肢肿痛，二者同源一病。前者为本，后者为标，治当溯流以清本，用大黄下恶血，甘遂逐败水，阿胶滋阴养血，以补为通，胞中实邪得去，一则经脉随之疏通。[齐文升. 大黄甘遂汤治疗产后栓塞性静脉炎一例报告，新中医，1991，8：41]

大黄甘遂汤治疗水血并结血室情志异常案

霍某，女，农民。主因产后半个月，情志变异，哭笑无常，就诊于1990年1月。患者产后小腹一直发胀，有下坠感，小便微难，无疼痛、出血，偶发情志变异，哭笑无常，舌质胖紫暗，脉弦。素无痼疾，曾服药无效。查《金匮·妇人杂病》篇第13条之："妇人小腹满如敦状，小便微难而不渴，生后者，此属水与血俱结在血室也，大黄甘遂汤主之。"恍然悟之，此证属水血互结血室，遂用：甘遂1.5g，大黄12g，阿胶6g，嘱其分4次服完，每日2次。患者疑药少力微，分4次不足以生效，自作主张顿服之，后半夜小便数次，泻出水样大便，腹胀消失，诸症骤减。随访半年，再无他变。[王若华，等.《金匮》方治愈罕见病3例. 中医药研究，1996（3）：46]

大黄甘遂汤治疗跌打胸痛案

李某，女，71岁。患者半月前被摩托车撞倒，致左前臂、左足外踝青紫肿痛，左胸疼痛，呼吸咳嗽痛加剧，左胸部触压痛明显，X光摄片未见骨折。接诊医院给予骨伤片、三七片、开胸顺气丸内服，骨伤膏局部外敷，后又服用活血化瘀、疗伤止痛中药十余剂，上臂及足踝青紫肿痛基本消除，唯胸痛不减，不能左侧卧，胸透未发现异常，左乳中线至腋中线 3~7 肋间触压痛，听诊左胸背部闻及湿啰音，纳差，大便稍干，小便量较少，舌质暗、苔白、脉弦涩，给予大黄甘遂散，每服 1g，日服 3 次。3 月 7 日二诊，服药当天胸痛即明显减轻，大小便利，日泻 5~6 次，现胸痛已除，病已告愈。
[陕西中医，2000，29（1）：33-34]

附：《金匮要略》原文及释义
【原文】
妇人少腹满如敦①状，小便微难而不渴，生后②者，此属水与血俱结在血室也，大黄甘遂汤主之。(13)

大黄甘遂汤方：

大黄四两　甘遂二两　阿胶二两

上三味，以水三升，煮取一升，顿服之，其血当下。

【词解】
①敦（duì）：是古代盛食物的器具，上下稍锐，中部肥大。
②生后：即产后。

【释义】
本条论述妇人水血俱结血室的证治。妇人少腹满，有蓄水与蓄血之不同。区别在于若满而小便自利，为蓄血；满而小便不利，口渴，则为蓄水。今少腹胀满，其形高起如敦状，小便微难而不渴，而且发生在产后，所以诊断为水与血俱结在血室。治当水血兼攻，以大黄甘遂汤破血逐水。方中大黄攻瘀，甘遂逐水；因产后所得，故配阿胶养血扶正，使邪去而不伤正。

对"生后者"，历代医家认识不一，《小心典》认为"生后即产后"；《论注》则谓"更在生病之后"，可供参考。大黄甘遂汤与抵当汤皆主瘀血实证，并见少腹满症。但两者病机同中有异，抵当汤证血热瘀结下焦，下腹硬满而小便自利，故治以荡热破瘀为法；本方证血水并结血室，少腹满如敦状而小便微难，故治宜破血逐水。

【思辨】
（1）辨别水血互结于血室的主要依据是少腹胀满，甚则突起如敦状，小便微难，伴产后恶露量少或平素经闭等瘀血内阻症状。

（2）治实证当辨实邪之性质及其所在，并注意祛邪不伤正。本条实邪为水与血，部位在血室，故当逐水攻瘀，然大黄、甘遂攻逐之品，多易伤正，因而加阿胶养血护正。

（3）病情复杂，用药尤需注意精练。本证症状复杂，然所用大黄甘遂汤药仅三味，大黄攻瘀，甘遂逐水，阿胶护正。唯药力精专，方收效明显。

【文献摘录】
敦，大也。少腹，胞之室也。胞为血海，有满大之状，是血蓄也。若小便微难而不渴者，水亦蓄也。此病若在生育之后，则为水与血俱结在血室也。主之大黄甘遂汤，是水血并攻之法也。（《金鉴》）

三、历代沿革

分述于以下各病症中。

四、现代诊治

（一）月经先期

月经周期提前7~14d，连续两个周期以上者，称为月经先期，亦称"经早""经期超前""经行先期"。月经先期进一步发展可成为崩漏。

西医学的功能失调性子宫出血病中的黄体功能不足、盆腔炎、甲状腺功能轻度亢进等均可引起月经频发。

【诊断】

1. 病史　有血热病史，或有情志内伤史或盆腔炎病史或慢性疾病等病史。

2. 症状　月经周期提前7d以上，2周以内，连续发生2个周期以上，经期与经量基本正常。

3. 检查

（1）妇科检查：黄体功能不足和甲状腺功能亢进；盆腔炎子宫体多有压痛，双附件压痛或有增粗增厚感及盆腔包块等。

（2）基础体温测量及诊断性刮宫：黄体功能不足者，基础体温呈双相，但高温相短于12d，高温期上升缓慢，上升幅度小于0.3~0.5℃；月经来潮见红6h内子宫内膜诊断性刮宫结果为子宫内膜分泌功能不足。

（3）甲状腺功能测定（即甲功三项或五项）：甲状腺功能轻度亢进患者血清总三碘甲状腺原氨酸T3可升高，血清总（游离）甲状腺素T4可升高，TSH则减低。

【鉴别诊断】

月经先期半月一行者，应注意与经间期出血相鉴别（详见经间期出血）。

临床辨病思路：一月两潮者，应排除经间期出血；月经先期病程稍长者，可做以上相关检查，判断是否属于西医常见相关性疾病，以便中西医结合辨病治疗。

【病因病机】

本病的病因病机，主要是气虚冲任不固，血热扰及冲任，均可使经血提前而至。

1. 气虚

（1）脾气虚。体质素虚，或饮食不节，或思虑劳倦过度，损伤脾气，中气虚弱，统摄无权，冲任不固，经血失统，以致月经先期而至。《景岳全书·妇人规》指出："若脉证无火，而经早不及期者，乃心脾气虚，不能固摄而然。"

（2）肾气虚。先天禀赋不足，或年届七七肾气渐衰，或多产房劳，或久病伤肾，肾气虚弱，封藏失职，冲任不固，不能制约经血，而致月经提前而至。

2. 血热

（1）阳盛血热。素体阳盛，或过食辛辣、温燥助阳之品，或感受热邪，热扰冲任，迫血妄行，遂致月经提前而至。《万氏妇人科·调经章》曰："如曾误服辛热暖宫之药者，责其冲任伏火也。"

（2）肝郁化热。素体抑郁，或情志内伤，郁怒伤肝，肝气郁结，郁久化热，下扰血海，热伤冲任，使月经先期而至。《万氏妇人科·调经章》曰："如性急躁，多怒多妒者，责其气血俱热且有郁也。"

（3）阴虚血热。素体阴虚，或久病阴亏，或失血伤阴，或多产房劳耗伤阴血，阴亏血少，虚热内生，热扰冲任，血海不宁，月经先期而至。《傅青主女科》说："先期而来少者，火热而水不足也。"

【辨证论治】

月经先期的辨证，主要根据月经周期的提前及经量、经色、经质的变化，结合全身兼症及舌脉，综合分析，辨清虚实。

本病的治疗原则是虚者补之，热者清之。其治疗大法为或补或清，安冲为要。

1. 气虚证

（1）脾气虚证。

证候：月经周期提前，月经量多，色淡红，质清稀；气短懒言，神疲体倦，小腹空坠，纳少便溏，面色㿠白；舌淡红、苔薄白，脉细弱。

分析：脾气虚弱，统摄无权，冲任不固，故月经周期提前，量多；脾虚化源不足，气虚血少，故经色淡红而质清稀；脾气虚弱则面色㿠白；脾虚中气不足则气短懒言，神疲体倦，小腹空坠；脾虚失运则纳少便溏；舌淡红、苔薄白，脉细弱均为脾虚气血不足之征。

治法：补脾益气，摄血调经。

方药：补中益气汤（《脾胃论》）。

人参、黄芪、白术、陈皮、升麻、柴胡、当归、甘草。

方义：方中以人参、黄芪益气为君；白术、甘草补中健脾为臣；当归补血，陈皮理气为佐；升麻、柴胡升阳为使。诸药合用，共奏益气补中，升阳举陷，摄血归经之功。

若月经量过多者，应减少失血量，以防伤阴，故去当归，重用人参、黄芪，酌加血余炭、棕榈炭、煅龙骨、煅牡蛎等固涩止血之品；便溏者，宜健脾祛湿止泻，可去当归润肠之品，酌加山药、砂仁、茯苓以健脾和胃利湿；若为脾肾两虚伴腰骶酸痛者，可兼补肾气，酌加杜仲、菟丝子、鹿角胶以温肾益气固冲。

若兼心悸怔忡、失眠多梦者，为心脾两虚，治宜健脾益气，补血养心，方用归脾汤（《校注妇人良方》）。

白术、茯神、黄芪、龙眼肉、酸枣仁、人参、木香、当归、远志、甘草、生姜、大枣。

方中人参、白术、黄芪、甘草、生姜、大枣甘温补脾益气；茯神、龙眼肉、酸枣仁甘平养心安神；远志交通心肾而定志宁神；当归温养心肝之血；木香理气醒脾，防补益之品滋腻滞气。全方补脾与养心并进，益气与养血相融，使气固血宁，血有所归，经调如期。

（2）肾气虚证。

证候：月经周期提前，经量或多或少，色淡黯，质清稀；腰膝酸软，头晕耳鸣，小便频数，面色晦黯；舌淡暗、苔薄白，脉沉细。

分析：肾气虚弱，封藏失职，冲任不固，不能制约经血致周期提前，月经量多；肾虚精血不足则月经量少；肾虚血失温煦则经色淡黯，质清稀；腰为肾之外府，肾虚外府失养则腰膝酸软，不能充髓填精，荣养脑窍则头晕耳鸣；肾司二便，肾气虚，不能化气行水，则小便频数；面色晦黯、舌淡暗，脉沉细均为肾虚之象。

治法：补肾益气，固冲调经。

方药：固阴煎（《景岳全书》）。

菟丝子、熟地黄、山茱萸、人参、山药、五味子、远志、炙甘草。

方义：方中菟丝子补肾气、益肾精；熟地黄、山茱萸滋肾填精；人参、炙甘草健脾益气；山药固肾培脾；五味子益气敛阴；远志交通心肾；诸药合用，共奏补肾益气、固冲调经之功。

亦可用归肾丸（《景岳全书》）。

熟地黄、山药、山茱萸、茯苓、当归、枸杞子、杜仲、菟丝子。

若月经量过多者，应温经固冲止血，酌加姜炭、乌贼骨之类；若腰痛甚者，宜增强补肾壮腰止痛之功效，酌加续断、杜仲、乳香；夜尿频数者，应固肾缩小便，酌加益智仁、金樱子。

2. 血热证

（1）阳盛血热证。

证候：月经周期提前，月经量多，色深红或紫红，质黏稠；心烦，口渴，溲黄、便结，面色红赤，舌质红、苔黄，脉滑数。

分析：阳盛则热，热扰冲任，迫血妄行而致周期提前，月经量多；血为热灼，故经色深红或紫红，质黏稠；热邪扰心则心烦；热盛伤津则口渴、溲黄、便结；面色红赤，舌质红、苔黄，脉数，均为热盛于里之征象。

治法：清热凉血调经。

方药：清经散（《傅青主女科》）。

牡丹皮、青蒿、黄柏、地骨皮、熟地黄、白芍、茯苓。

方义：方中牡丹皮、青蒿、黄柏清热泻火凉血；地骨皮清虚热；熟地黄滋肾水；白芍养血敛阴；茯苓行水泄热。全方清热、凉血、养阴之品合用，使热去而阴不伤，血安而月经自调。

若月经量过多或经期过长者，应凉血固经止血，酌加仙鹤草、地榆、茜草根、阿胶、续断，并去淡渗之茯苓，以免伤阴；烦渴甚者，宜清热生津止渴，酌加石膏、知母、天花粉；因热致瘀而伴少腹疼痛者，应活血化瘀止痛，酌加益母草、生蒲黄、泽兰。

（2）肝郁化热证。

证候：月经周期提前，经量或多或少，经色深红或紫红，质稠有块，或经行不畅；胸胁、乳房胀痛，或少腹胀痛，心烦易怒，口苦咽干；舌质红、苔薄黄，脉弦数。

分析：肝郁化热，热扰冲任，血海不宁，故月经先期而至；肝郁疏泄失司，故经量或多或少；血为热灼则经色深红或紫红，质稠；肝郁气滞血瘀，故见经行不畅，有块，胸胁、乳房或少腹胀痛；心烦易怒，口苦咽干，舌质红、苔薄黄，脉弦数，均为肝郁化热之征。

治法：疏肝清热，凉血调经。

方药：丹栀逍遥散（《女科撮要》）去煨姜。

柴胡、牡丹皮、栀子、当归、白芍、白术、茯苓、薄荷、煨姜、炙甘草。

方义：方中柴胡疏肝解郁清热；栀子、牡丹皮清肝泄热凉血；当归、白芍养血柔肝；白术、茯苓、炙甘草健脾和中，培土疏木；薄荷助柴胡疏达肝气；唯煨姜辛热故而去之。诸药合用，使肝疏而条达，热清而血宁，则经水如期。

若月经量过多者，宜凉血固冲止血，酌加茜草、地榆、乌贼骨、煅牡蛎；经行不畅，有血块者，宜活血化瘀，酌加泽兰、益母草；胸胁、乳房、少腹胀痛甚者，宜疏肝理气，通络止痛，酌加夏枯草、川楝子、王不留行、制香附、延胡索、路路通；乳房灼热感者，宜咸寒清热，酌加蒲公英、山慈菇、昆布。

（3）阴虚血热证。

证候：月经周期提前，经量或多或少，色红质稠；咽干口燥，心烦不眠，手足心热，两颧潮红；舌质红、少苔，脉细数。

分析：阴虚内热，热扰冲任，迫经妄行，故月经先期而至，量多，色红，质黏稠；阴虚血少则月经量少；虚热上浮则见两颧潮红；虚热扰心则心烦不眠；手足心热，咽干口燥，舌质红、少苔，脉细数，均为阴虚内热之象。

治法：养阴清热调经。

方药：两地汤（《傅青主女科》）。

生地黄、玄参、麦冬、白芍、地骨皮、阿胶。

方义：方中生地黄、玄参、麦冬养阴清热凉血；地骨皮清骨中之热，泻肾中之火；白芍敛阴养血；阿胶滋阴养血。全方壮水制火，水盛而火自灭，阴生而阳自秘，则经水自调。

潮热者，应滋阴退虚热，酌加青蒿、地骨皮、银柴胡、鳖甲；虚热不眠者，应清热除烦，养心安神，酌加黄连、酸枣仁、钩藤；月经量过多者，应滋阴清热止血，酌加女贞子、旱莲草、仙鹤草、地榆；月经量少者，可滋肾养精，酌加枸杞子、制首乌。

【其他疗法】

1. 经验方

（1）人参、枸杞子、大枣、粳米各10g，红糖适量，水煎服。适用于脾气虚证。

（2）牡丹皮、地骨皮、大枣各10g，冰糖适量，水煎服。适用于血热证。

（3）熟地黄30g，旱莲草15g，水煎服，每日1剂。适用于虚热证。

2. 中成药

（1）人参归脾丸：每次1丸，每日2次。适用于脾气虚证。

（2）加味逍遥丸：每次6g，每日2次。适用于肝郁血热证。

3. 针灸治疗

太冲、三阴交、足三里、血海、关元、肾俞，每次取3~4穴，平补平泻。

附：黄体功能不足

黄体功能不足属排卵性月经失调的一种常见类型，月经周期中有卵泡发育及排卵，也有黄体形成，但黄体期孕激素分泌不足或黄体过早衰退导致子宫内膜分泌反应不良和黄体期缩短。

【病因病理】

本病多因神经内分泌调节功能紊乱，或高催乳素血症引起。此外，生理性因素如初潮、分娩后、绝经过渡期、内分泌疾病、代谢异常等，也可出现黄体功能不足。

子宫内膜形态一般表现为分泌期内膜腺体分泌不良，间质水肿不明显或腺体与间质发育不同步。内膜活检显示分泌反应落后2d。

【临床表现】

月经周期缩短。有时月经周期虽在正常范围内，但卵泡期延长、黄体期缩短，以致患者不易受孕或在孕早期流产。

【诊断】

根据月经周期缩短、不孕或早孕时流产，妇科检查无引起功血的生殖器官器质性病变；基础体温双相型，但高温相小于11d（图6-1）；子宫内膜活检显示分泌反应至少落后2d，可做出诊断。

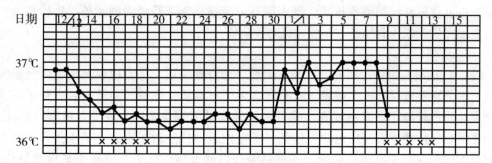

图6-1 基础体温

基础体温双相型（黄体期短）

【治疗】

1. 促进卵泡发育 针对其发生原因，促使卵泡发育和排卵。

（1）卵泡期使用低剂量雌激素：月经第5日起每日口服结合雌激素0.625mg或戊酸雌二醇1mg，连续5~7d。

（2）氯米芬：月经第5日起每日口服氯米芬50mg，连服5d。

2. 促进月经中期LH峰形成 在监测到卵泡成熟时，绒促性素5 000~10 000u一次或分两次肌内注射。

3. 黄体功能刺激疗法 于基础体温上升后开始，隔日肌内注射HCG1 000~2 000u，共5次。

4. 黄体功能替代疗法 自排卵后开始每日肌内注射黄体酮10mg，共10~14d。

5. 黄体功能不足合并高催乳激素血症的治疗 使用溴隐亭，每日2.5~5.0mg。

（二）月经过多

月经周期正常，经量明显多于既往者，称为月经过多，亦称"经水过多"或"月水过多"。

最早在《金匮要略》温经汤方下即有"月水来过多"的记载，金元时期的刘河间在《素问病机气宜保命集》中提出了"经水过多"的病名，而清代的傅山在《傅青主女科》中率先将"经水过多"作为一个病证来论述，并认为本病为血虚而不归经所致。

本病的特点是经量明显增多，在一定时间内能自然停止。一般认为正常月经量为 50~80mL，超过 100mL 者为月经过多。

西医学中的排卵性功能失调性子宫出血、子宫肌瘤、子宫内膜异位症、盆腔炎、子宫肥大症、子宫内膜息肉、子宫内膜炎、子宫内膜结核初期、血液病（再障、白血病、血小板减少等）、严重的肝肾疾病、甲状腺功能亢进等内分泌疾病及带宫内节育器均可引起月经过多。

【诊断】

1. 病史　可有大病久病、精神刺激、饮食不节，经期、产后感邪或不禁房事史，或宫内节育器避孕史。

2. 症状　月经量明显增多，但在一定时间内能自然停止。月经周期、经期一般正常，也可伴见月经提前或推后，唯周期有一定规律，或行经时间延长。病程长者，可有血虚之象。或伴有痛经、不孕、癥瘕等病证。

3. 检查

（1）妇科检查：功能失调性子宫出血、全身性疾病、子宫内膜息肉、内分泌疾病及宫内节育器致月经过多患者，盆腔器官无明显器质性病变，而子宫肌瘤则可有子宫增大，质地较硬，形态不规则，或可触及肿瘤结节等体征；盆腔炎者可有宫体压痛，附件增粗、压痛或有炎性包块等体征；子宫内膜异位症者子宫大小基本正常，多有不同程度的粘连，子宫骶骨韧带、主韧带等处可触及痛性结节，或有卵巢囊肿等体征；子宫肥大症者子宫均匀性增大，无结节、包块。

（2）B超检查：可观察盆腔子宫形态、大小、内膜厚度，卵巢大小、形态、卵泡数目以及盆腔是否有器质性病变。

（3）宫腔镜检查及子宫内膜病理检查有助于功能失调性子宫出血、子宫内膜息肉、子宫内膜炎、子宫内膜结核、黏膜下子宫肌瘤等疾病的诊断。

（4）甲状腺功能测定见月经后期。

（5）卵巢功能测定有助于功能失调性子宫出血的诊断。

（6）血液检查有助于排除血液病和了解患者贫血程度。

【鉴别诊断】

月经过多注意与崩漏相鉴别，详见崩漏。

临床辨病思路：月经过多应详细询问病史和起病诱因，注意有无上述常见西医疾病，初步做妇科检查和B超进行辨病，必要时可做上述进一步的相应检查，以便中西医结合辨病治疗。

【病因病机】

本病的主要发病机制为气虚失统，冲任不固；血热，热伤冲任，迫血妄行；血瘀，瘀阻冲任，血不归经，使经血流溢失常而致月经过多。

1. 气虚　体质素弱，或久病大病，或饮食劳倦，中气不足，统摄无权，冲任不固，以致月经量多。

2. 血热　素体阳盛，或外感热邪，或过食辛燥，或肝郁化火，热扰冲任，迫血妄行，导致月经量多。如《妇科玉尺》云："经来过多不止，平日瘦弱，常发热者，由火旺也。"

3. 血瘀　素多抑郁，气郁而致血滞，或经期产后，余血未尽，感受外邪，或不禁房事，邪与血搏而血瘀，瘀血滞阻冲任，新血不得归经则妄行，导致经量增多。

【辨证论治】

月经量多的特征是经量增多而周期、经期正常，辨证着重在结合月经的色、质变化及全身症状来辨其虚实、寒热。

治疗原则是经期止血为主以治标，经后固冲为主以治本，慎用温燥动血之品，以免耗伤气血。

1. 气虚证

证候：月经量多，色淡红质清稀，面色㿠白，神疲体倦，气短懒言，小腹空坠，舌质淡、苔薄，脉细弱。

分析：气虚冲任不固则经血量多；气虚火衰不能化血为赤，故经色淡红而质清稀；气虚阳失敷布，故面色㿠白；气虚中阳不振，故气短懒言、神疲体倦；气虚不能提掣，故小腹空坠；舌淡苔薄、脉细弱均为气虚之象。

治法：补气摄血固冲。

方药：举元煎（《景岳全书》）。

人参、黄芪、白术、升麻、炙甘草。

方义：方中人参、黄芪、白术、甘草补中益气；升麻助黄芪升阳举陷，全方以补气升阳为主，使气充则血固，不治血而自有摄血固冲之效。

若出血不止者，可酌加阿胶养血止血；艾叶、姜炭温经止血；乌贼骨、血余炭、茜草炭收涩止血；经期过长，甚至淋漓不断者，酌加蒲黄、茜草、益母草化瘀止血；腰腹冷痛者，酌加炒续断、炒杜仲、炒艾叶、小茴香温肾固冲止痛。

2. 血热证

证候：经行量多，色深红或紫红，质黏稠有小血块，心烦口渴，溲黄便结，舌质红、苔黄，脉滑数。

分析：热盛于里，热扰冲任，迫血妄行，故经行量多；血为热灼故经色深红或紫红；热灼血瘀故质稠有块；热扰心神则心烦口渴；热盛伤津则溲黄便结；舌质红、苔黄、脉滑数均为热盛之象。

治法：清热凉血，固冲止血。

方药：保阴煎（《景岳全书》）加地榆、茜草。

生地黄、熟地黄、黄芩、黄柏、白芍、山药、续断、甘草。

方义：方中生地黄清热凉血；熟地黄、白芍养血敛阴；黄芩、黄柏清热泻火；山药、续断补肾固冲；甘草调和诸药；加地榆、茜草清热凉血，化瘀止血，共奏清热凉血，固冲止血之效。

若外感热邪化火成毒，经量多而臭秽，伴发热恶寒，少腹疼痛拒按者，酌加败酱草、红藤、金银花、牡丹皮以清热解毒化瘀；若兼见倦怠乏力，气短懒言，酌加黄芪、党参、白术以健脾益气；若口渴甚者，酌加玄参、麦冬、芦根、天花粉以养阴清热，生津止渴。

3. 血瘀证

证候：经行量多，色紫黯有血块，小腹疼痛拒按，舌质紫黯有瘀点，脉沉涩。

分析：瘀血内停，阻于胞宫，新血不得归经而妄行，导致经行量多；瘀血停滞则色紫黯有血块；瘀阻胞脉，不通则痛，故小腹疼痛拒按；舌质紫黯有瘀点，脉涩均为血瘀之象。

治法：活血化瘀止血。

方药：失笑散（《和剂局方》）加乌贼骨、茜草、益母草。

蒲黄、五灵脂。

方义：方中蒲黄活血止血，五灵脂祛瘀止痛；加乌贼骨收涩止血，茜草、益母草化瘀止血，使瘀血去、新血生、经血止。

若瘀久化热，见经量多而臭秽，小便短赤者，酌加牡丹皮、金银花、败酱草凉血解毒；若小腹疼痛剧烈者，加延胡索、枳壳、乌药活血理气止痛。

【其他疗法】

1. 经验方

（1）黄芪 12g，当归 6g，仙鹤草 10g，益母草 10g，水煎服，每日 1 剂。适用于气虚证。

（2）仙鹤草 20g，旱莲草 20g，茜草 15g，水煎服，每日 1 剂。适用于虚热证。

（3）侧柏叶 20g，椿皮 30g，水煎服，每日 1 剂。适用于血热证。

2. 针灸治疗

主穴：隐白、三阴交。

配穴：气海、血海、足三里、太冲。

方法：每次取 3~4 穴，虚证补法加灸，留针 30min，实证平补平泻，不留针。

《中国女科验案精华·蒲辅周》

（三）经期延长

月经周期正常，行经期超过 7d 以上，甚或淋漓不净达半月之久者，称为"经期延长"，又称"月水不断"或"经事延长"。

西医学的排卵性功能失调性子宫出血的黄体萎缩不全、子宫肌瘤、子宫内膜异位症、盆腔炎、子宫肥大症、子宫内膜息肉、子宫内膜炎等疾病及带宫内节育器均可引起月经过多。

【诊断】

（1）病史：可有饮食、起居、情志失调、盆腔炎症等病史，或有计划生育手术史。

（2）临床表现：行经时间超过7d以上，甚至淋漓半月始净，月经周期基本正常，或伴有经量增多，慢性盆腔炎患者可伴有下腹痛，腰骶坠痛或白带增多。

（3）检查：①妇科检查：见月经先期。②B超检查：可观察盆腔子宫形态、大小、内膜厚度，卵巢大小、形态、卵泡数目以及盆腔是否有器质性病变。③宫腔镜检查及子宫内膜病理检查有助于功能失调性子宫出血、子宫内膜息肉、子宫内膜炎、黏膜下子宫肌瘤等疾病的诊断。④BBT测定、妇科内分泌激素测定均有助于功能失调性子宫出血黄体萎缩不全的诊断。

【鉴别诊断】

经期延长注意与崩漏相鉴别，详见崩漏。

临床辨病思路：经期延长应详细询问病史和起病诱因，注意有无上述常见西医疾病，初步做妇科检查和B超进行辨病，必要时可做上述进一步的相应检查，以便中西医结合辨病治疗。

【病因病机】

本病的主要发病机制是气虚冲任不固，虚热血海不宁，血瘀血不循经，使经血失于制约而致经期延长。

1. 气虚 素体脾虚，或劳倦伤脾，中气不足，统摄无权，冲任不固，不能制约经血而致经期延长。如《妇人大全良方》曰："妇人月水不断，淋漓腹痛，或因劳损气血而伤冲任。"

2. 虚热 素体阴虚，或多产房劳，或久病伤阴，阴血亏耗，虚热内生，热扰冲任，血海不宁故致经期延长。如王孟英曰："有因热而不循其常度者。"

3. 血瘀 素体抑郁，或郁怒伤肝，气郁血滞；或经期产后，摄生不慎，邪与血搏，结而成瘀；瘀阻胞脉，经血妄行，以致经期延长。

【辨证论治】

经期延长应根据月经量、色、质的不同辨虚实。

治疗重在固冲止血调经，常用养阴、清热、补气、化瘀等治法，不宜过用苦寒以免伤阴，亦不可概投固涩之剂，以免致瘀。

1. 气虚证

证候：行经时间延长，经量多，色淡质稀，神疲体倦，气短懒言，面色㿠白，纳少便溏，舌质淡、苔薄白，脉缓弱。

分析：气虚冲任不固，经血失于制约，故行经时间延长、量多；气虚火衰，血失气化，故见经色淡质稀；气虚阳气不布则神疲体倦、气短懒言，面色㿠白；中气虚不运则纳少便溏；舌淡苔薄白，脉缓弱为脾虚气弱之象。

治法：补气摄血调经。

方药：举元煎（方见月经过多）。

若经量多者，可加阿胶养血止血，乌贼骨固冲止血，姜炭温经止血，炒艾叶暖宫止血；若失眠多梦者，酌加炒枣仁、龙眼肉以养心安神；若伴腰膝酸痛，头晕耳鸣者，酌加炒续断、杜仲、熟地黄以补肾益精。

2. 虚热证

证候：经行时间延长，量少质稠色鲜红，两颧潮红，手足心热，咽干口燥，舌质红、少苔，脉细数。

分析：阴虚内热，热扰冲任，血海不宁则经行时间延长；阴虚水亏故经量少；火旺则经血鲜红质稠；阴虚阳浮则两颧潮红、手足心热；虚火灼津，津液不能上承，故见咽干口燥；舌质红、少苔，脉细数均为阴虚内热之象。

治法：养阴清热调经。

方药：两地汤（方见月经先期）。

若月经量少者，加枸杞子、丹参、鸡血藤养血调经；潮热不退者，加白薇、麦冬滋阴退虚热；若口渴甚者，酌加天花粉、葛根、芦根以生津止渴；若见倦怠乏力，气短懒言者，酌加太子参、五味子以气阴双补而止血。

3. 血瘀证

证候：经行时间延长，经量或多或少，色紫黯有块，小腹疼痛拒按，舌质紫黯或有瘀斑，脉弦涩。

分析：瘀血内阻，冲任不通，血不归经，而致经行时间延长，量或多或少；瘀阻胞脉，气血不畅，不通则痛，故经色紫黯，有血块，经行小腹疼痛拒按；舌质紫黯或有瘀斑，脉涩亦为血瘀之象。

治法：活血祛瘀止血。

方药：桃红四物汤（《医宗金鉴》）合失笑散（方见月经过多）。

桃仁、红花、熟地黄、当归、川芎、白芍。

方义：方中桃仁、红花活血祛瘀；熟地黄滋阴养血；当归、川芎养血活血调经止痛；白芍养血柔肝，缓急止痛；诸药合用，使气行血行，瘀去经调。若经行量多者，加乌贼骨、茜草固涩止血；若见口渴心烦，溲黄便结，舌黯红、苔薄黄者，为瘀热之征，酌加生地黄、黄芩、马齿苋、牡丹皮以清热化瘀止血。

【其他疗法】

1. 中成药

（1）功血宁胶囊：每日3次，每次1~2粒，用于血热证。

（2）归脾丸：每日2次，每次1丸，用于气虚证。

（3）补中益气丸：每日2次，每次1丸，用于气虚证。

（4）云南白药：每日3次，每次0.25~0.5g，用于血瘀证。

2. 针灸治疗

主穴：关元、子宫、三阴交。

配穴：肾俞、血海、足三里、太溪。

方法：每次取3~4穴，虚证补法加灸，留针30min；实证平补平泻，留针15min。

3. 黄体萎缩不全的西医治疗　月经周期有排卵，黄体发育良好，但萎缩过程延长，导致子宫内膜不规则脱落。

由于下丘脑—垂体—卵巢轴调节功能紊乱，或溶黄体机制失常，引起黄体萎缩不全，内膜持续受孕激素影响，以致不能如期完整脱落。

（1）孕激素排卵后第 1~2d 或下次月经前 10~14d 开始，每日口服醋酸甲羟孕酮 10mg，连服 10d。有生育要求者肌内注射黄体酮注射液。无生育要求者也可口服单相口服避孕药，自月经周期第 5d 始，每日 1 片，连续 21d 为一周期。

（2）绒促性素用法同黄体功能不足，HCG 有促进黄体功能的作用。

（四）经间期出血

凡在两次月经中间出现周期性少量阴道出血者，称为"经间期出血"。

明代医家王肯堂在《证治准绳》中引用袁了凡先生云："天地生物，必有氤氲之时。万物化生，必有乐育之时。此天然之节候，生化之真机也……"又引用丹溪翁云："凡妇人一月经行一度，必有一日氤氲之候，于一时辰间气蒸而热，昏而闷，有欲交接不可忍之状，此的候也。于此时逆而取之则成丹，顺而施之则成胎矣。"可见，前人认为两次月经中间是"氤氲期"，现代医学称之为"排卵期"。

本病相当于西医学的排卵期出血。

【诊断】

（1）病史有青春期月经不调史，手术流产史。

（2）症状：主要根据两次月经中间，在周期的第 12~16d 出现规律性的少量阴道出血，持续 2~3d 或数日，可伴有腰酸，少腹两侧或一侧胀痛，乳胀，白带增多，质地透明如蛋清样，或赤白带下进行诊断。

（3）检查。①基础体温测量：测量基础体温，多见高、低温相交替时出血，当基础体温升高，出血停止，亦有高相时继续出血。②妇科检查：正常盆器，宫颈黏液透明呈拉丝状挟有血丝或有赤白带下。

【鉴别诊断】

本病应与月经先期、月经过少、赤带相鉴别。

（1）月经先期半月一行者易与本病混淆。但月经先期每次出血都发生在基础体温由高向低交替时，而且每次的出血量都接近正常月经量；经间期出血虽然也是每半月一行，但一次为月经，出血较多，发生在基础体温由高温向低温变化时，一次为经间期出血，出血量少，发生在基础体温由低向高温交替时。出血量呈现一多一少的变化规律。

（2）月经过少与经间期出血量均少，但月经过少周期正常；经间期出血月经量正常，但两次月经的中间有少量出血，表现为出血半月一行，一多一少。

（3）赤带排出无规律，反复发作，持续时间较长，可有接触性出血史，妇科检查常见宫颈糜烂、赘生物或子宫、附件区压痛明显；经间期出血则其出血发生的时间、持续的时间和量均有规律性、周期性，生殖器官无明显病变。

临床辨病思路：出血半月一行，一次多一次少有规律者，应考虑经间期出血，可作基础体温测定和妇科检查进一步确诊。

【病因病机】

本病的主要发病机制是阴阳失调，损及冲任，血海失藏，血溢于外所致。

1. 肾阴虚 禀赋不足，天癸未充；或房劳多产，肾阴不足；或思虑过度，欲火偏旺，值氤氲之时，阳气内动，虚火内灼，虚火与阳气相搏，损伤冲任，血海不固，因而出血。

2. 湿热 外感湿热之邪，或肝郁脾虚，湿热内生，蕴于冲任，于氤氲之时，阳气内动，引动内蕴之湿热，扰动冲任胞宫，迫血妄行，遂致出血。

3. 血瘀 经产之时感寒，血为寒凝而瘀，或情志内伤，气郁血滞成瘀，瘀阻冲任、胞宫，氤氲之时，阳气内动，引动瘀血，血不循经，以致出血。

【辨证论治】

经间期出血应根据出血的量、色、质及伴随症状进行辨证。

治疗重在经后期，以调摄冲任、平衡阴阳为大法，出血时可在辨证论治的基础上，适当加一些固冲止血药。

1. 肾阴虚证

证候：两次月经中间阴道出血，量少质稠色鲜红，腰酸膝软，头晕耳鸣，手足心热，两颧潮红，舌质红、少苔，脉细数。

分析：肾阴亏损，氤氲之时，阳气内动，损伤冲任，因而出血；虚火灼络故量少质稠；阴虚阳动故色鲜红；肾阴虚则腰酸膝软，头晕耳鸣；阴虚生内热故见手足心热，两颧潮红；舌质红、少苔，脉细数，均为阴虚内热之象。

治法：滋肾养阴，固冲止血。

方药：两地汤（方见月经先期）合二至丸（《医方集解》）。

女贞子、旱莲草。

方义：方中两地汤滋阴壮水以平抑虚火；女贞子、旱莲草滋肾养肝止血。

若出血较多者，酌加仙鹤草、血余炭、乌贼骨以固涩止血；若阴虚内热明显者，酌加青蒿、鳖甲、白薇滋阴退虚热。

2. 湿热证

证候：两次月经中间阴道出血，量或少或多，色红质黏无块，或如赤带、赤白带，胸闷纳呆，小腹时痛，神疲体困，小便短赤，平素带下量多色黄质黏，舌质红、苔黄腻，脉滑数或濡数。

分析：湿热内蕴，阻于冲任，氤氲之时，阳气内动，引动湿热，扰动血海，故而出血；湿热与血相搏结，故出血量少色红；湿浊与血俱下则质黏，或如赤带、赤白带；湿热搏结，瘀滞不通，则小腹作痛；湿热下注，任带失约则带下量多质黏色黄；湿热互结，热重于湿者则出血量多、小便短赤；湿重于热，则神疲体困、胸闷纳呆；舌质红、苔黄腻，脉滑数，均为湿热之征。

治法：清热利湿止血。

方药：清肝止淋汤（《傅青主女科》）。

当归、白芍、生地黄、丹皮、黄柏、牛膝、制香附、黑豆、阿胶、大枣。

方义：方中白芍、当归、生地黄、阿胶、大枣、黑豆补肾养血柔肝；牡丹皮清泻肝火；香附疏肝解郁；黄柏清热燥湿；牛膝引药下行。

可于上方加小蓟清热止血；茯苓健脾利水渗湿；若热重于湿者，酌加败酱草、金银花清热解毒；湿重于热者，酌加薏苡仁、车前子清热除湿；出血多时去牛膝、当归，酌加旱莲草、仙鹤草、侧柏叶。

3. 血瘀证

证候：两次月经中间阴道出血，量或多或少，色紫黯有血块，少腹疼痛拒按，情志抑郁，胸闷烦躁，舌紫黯或有瘀斑，脉涩。

分析：瘀血阻滞冲任、胞络，氤氲之时，阳气内动，与瘀血相搏，血不归经，溢于脉外，故而出血，色紫黯而有血块；瘀阻胞络故见少腹疼痛拒按；瘀血内阻，气机不畅，故情志抑郁，胸闷烦躁；舌紫黯或有瘀斑，脉涩均为血瘀之象。

治法：化瘀止血。

方药：逐瘀止血汤（《傅青主女科》）。

生地黄、大黄、赤芍、牡丹皮、归尾、枳壳、桃仁、龟板。

方义：方中生地黄、归尾、赤芍养血活血；桃仁、大黄、牡丹皮活血祛瘀；枳壳行气散结；龟板养阴止血。

若出血量多者，去赤芍、归尾，酌加三七、炒蒲黄化瘀止血；腹痛较剧者，酌加延胡、香附行气止痛；若兼湿热者，酌加茯苓、薏苡仁、败酱草；若兼脾虚者，去生地黄、大黄、桃仁，酌加陈皮、砂仁、白术；若兼肾虚者，酌加续断、山药、菟丝子。

【西医治疗】

排卵期出血：月经周期第 10 天起给炔雌醇 0.005~0.01mg，每日 1 次，口服 10d。

【其他疗法】

1. 经验方

（1）山萸肉 15g，女贞子、旱莲草、侧柏炭、归身、白芍各 10g，水煎服，每日 1 剂，每日 2 次。适用于肾阴虚证。

（2）益母草 30g，红糖 15g，水煎服，每日 1 剂。适用于血瘀证。

2. 针灸

主穴：关元、肾俞、三阴交。

配穴：血海、气海、关元、足三里、阴陵泉。

方法：补法，留针 30min。

3. 排卵期出血的西医治疗　排卵期出血：月经周期第 10 天起给炔雌醇 0.005~0.01mg，每日 1 次，口服 10d。

（五）月经先后无定期

月经不按周期来潮，或提前或延后 7d 以上，并连续 3 个月经周期以上者，称为"月经先后无定期"，又称"经水先后无定期""月经愆期"等。本病以月经周期紊乱，超过 7d 以上为特征，如仅提前或错后三五天不作病论；青春期初潮后一年内，或围绝经期绝经前出现行经先后不定现象，若无其他不适者，不作病论。本病可向崩漏或闭经转化，若伴有经量增多、经期延长，则可发展为崩漏，若伴有经量减少、经行延后，则可发展为闭经。

西医常见相关疾病：功能失调性子宫出血。

【诊断】

1. 病史　有七情内伤或慢性疾病等病史。

2. 症状　月经不按周期来潮，提前或错后 7d 以上，并连续出现 3 个周期或以上，一般经期正常、经量不多。

3. 检查 妇科检查：子宫大小正常或偏小。

【鉴别诊断】 月经先后无定期，注意与崩漏相鉴别。（详见崩漏）

临床辨病思路：月经周期提前或错后 7d 以上，连续出现 3 个周期或以上，经期、经量基本正常，生殖器官无明显病变者可考虑本病。

【病因病机】

本病的主要发病机制是脏腑受损，气血失调，冲任功能紊乱，血海蓄溢失常。临床上分为肝郁、肾虚两种类型。

1. 肝郁 肝藏血，主疏泄，司血海。情志抑郁，或愤怒伤肝，可致肝气逆乱，疏泄失司，冲任失调，血海蓄溢失常。若疏泄太过则月经先期而至；疏泄不及则月经后期而来，遂成愆期。

2. 肾虚 肾主封藏，为冲任之本，又主经血之施泄。青春期肾气未充，更年期肾气渐衰，或房劳多产，或大病久病，损伤肾气，藏泄失职，冲任失调，血海蓄溢失常，致经行先后无定期。

【辨证论治】

月经先后无定期的辨证要点除掌握月经周期先后不定外，还应根据月经的量、色、质及兼症综合分析，辨明其病在肝或在肾，或肝肾同病。治疗原则是疏肝补肾，调理冲任，随证灵活施治，使肝肾开合正常，冲任气血和调，则经自归期。注意不可过用香燥之品，以免耗气伤阴。

1. 肝郁证

证候：经行或先或后，经量或多或少，色黯红或紫红，有血块，或经行不畅，胸胁、乳房、少腹胀痛，情志抑郁，时欲太息，苔薄白或薄黄，脉弦。

分析：郁怒伤肝，疏泄失常，冲任失调，血海蓄溢失常故经行或先或后，量或多或少；肝郁则气滞，气滞则血行不畅，故经色黯红有血块；肝脉经过胸胁、乳房、少腹，肝郁气滞，经脉不利故胸胁、乳房、少腹胀痛；气郁不舒则情志抑郁、时欲太息；气郁化火则可见经色紫红，苔薄黄，苔薄白，脉弦乃肝气郁滞之象。

治法：疏肝理气调经。

方药：逍遥散（《太平惠民和剂局方》）。

柴胡、白术、茯苓、当归、白芍、甘草、薄荷、煨姜。

方义：方中柴胡疏肝解郁；薄荷助柴胡疏达之力；当归、白芍养血调经；白术、茯苓、甘草和中健脾；煨姜温胃行气；使肝气得疏，脾气得健，气血和调，经自归期。

若经行少腹胀痛明显者，酌加丹参、益母草、制香附、延胡索理气化瘀止痛；若肝郁化热而月经量多、色红、质稠者，可去当归、煨姜之辛温，酌加牡丹皮、栀子、旱莲草清热凉血止血；木郁土壅而见纳呆、脘闷显著者，酌加厚朴、陈皮理气和中；肝血不足，肝阳偏盛而见头晕目眩，舌红口干者，去煨姜、薄荷之辛散，酌加菊花、钩藤清肝平肝。

2. 肾虚证

证候：经行或先或后，量少，色淡黯，质清稀，面色晦黯，头晕耳鸣，腰骶酸痛，或夜尿频数，大便不实，舌淡、苔薄，脉沉弱。

分析：肾气虚弱，封藏失职，冲任不调，血海蓄溢失常，以致经行先后无定期；肾为水火之脏，肾气虚弱，水火两亏，水不足则经量少，火不足则经色淡质清稀；肾虚精血不足，面失荣润，故面色晦黯；肾主骨生髓，开窍于耳，脑为髓之海，肾虚则髓海不足，孔窍不利，故头晕耳鸣；腰为肾之外府，肾虚失养，故出现腰骶酸痛；肾司二便之开合，肾虚故溲多而大便不实；舌淡苔薄，脉沉弱皆为肾气不足之象。

治法：补肾调经。

方药：固阴煎（方见月经先期）。

若腰骶酸痛甚者，酌加杜仲、补骨脂、续断以补肾强腰；尿频便溏者，酌加益智仁、金樱子、鹿角霜温肾固涩。

若肝郁肾虚，则肝肾同治，用定经汤（《傅青主女科》）。

柴胡、炒荆芥、当归、白芍、山药、茯苓、菟丝子、熟地黄。

本方中柴胡、荆芥疏肝解郁；菟丝子、熟地黄补肾气、滋肾阴；山药固肾培脾；茯苓和中健脾；当归、白芍养血柔肝。诸药合用，使肝疏、肾充、脾健，气血和调，充任得养，血海蓄溢有常，则经水定期来潮。

【其他疗法】

1. 经验方

（1）益母草30g，当归10g，醋香附10g，白芍10g，水煎服，每日1剂。适用于肝郁证。

（2）熟地黄30g，山萸肉20g，怀牛膝15g，醋香附10g，水煎服，每日1剂。适用于肝郁肾虚证。

2. 中成药

（1）乌鸡白凤丸。蜜丸9g，每次1丸，每日2次，经后服用，连服两周。适用于肝肾两虚证。

（2）逍遥丸。水丸每次6g，每日3次。适用于肝郁证。

3. 针灸治疗　关元、血海、脾俞、足三里、三阴交。每次取2~3穴，平补平泻。

（六）崩漏

经血非时暴下如注或淋漓不尽者，称为"崩漏"。一般以来势急，出血量多者称"崩"，也称"崩中"；来势缓慢，出血量少，淋漓不断者称"漏"，又称"漏下"。崩与漏的出血量多少和病势缓急虽然不同，但二者病机一致，且在发展过程中常可相互转化，崩久可演变成漏，漏久可演变成崩，故临床上常统称为"崩漏"。

崩漏的周期、经期、经量严重紊乱，出血完全没有规律性，临床有广义与狭义之分。

广义的崩漏是指"血非时而下者"，正如《诸病源候论》所说："血非时而下，淋漓不断谓之漏下""忽然暴下，谓之崩中"，主要涉及以下西医疾病：妊娠期出血（流产、异位妊娠、葡萄胎）、生殖器官炎症、生殖器官肿瘤、无排卵型功能失调性子宫出血、外伤、血液病、严重的肝肾疾病、带宫内节育器不适应、性激素使用不当、其他内分泌腺体功能失调等。

狭义的崩漏则指无排卵型功能失调性子宫出血，正如《景岳全书》所言："崩漏不止，经乱之甚者也。"

本节主要讨论无排卵型功能失调性子宫出血。

【病因病机】

本病的主要病机是冲任不固，不能制约经血。临床上常见的病因有肾虚、脾虚、血热和血瘀。

1. 脾虚 素体脾虚，或饮食不节，或久病伤脾，或忧思不解，或劳倦过度，损伤脾气，以致脾失健运，气血生化不足，气不摄血，血失统摄，冲任不固，不能制约经血而致崩漏。

2. 肾虚 多因素体肾气不足，天癸初至，冲任不充；或年届更年期肾气渐衰；或早婚多产，房事不节，损伤肾气所致。肾气虚则封藏失职，冲任不固，不能制约经血，故见崩漏；或素体阴虚，精血耗伤，肾阴亏损，则阴虚生内热，虚火扰动冲任，迫血妄行，以致经血非时而下，出现崩漏；或素体阳虚，肾阳虚损，命门火衰，封藏失职，冲任不固，不能制约经血，亦可致经血非时而下而成崩漏。

3. 血热 实热多因素体阳盛，或过食辛辣燥热之品，或情志内伤，郁久化火，或感受热邪，邪热内盛，热伤冲任，迫血妄行，以致崩漏。虚热多因素体阴虚，或久病伤阴，或房劳伤阴，阴虚生内热，热伤冲任，迫血妄行而致崩漏。

4. 血瘀 经期、产后余血未尽，摄生不慎，感受病邪致瘀；或七情内伤，气滞血瘀；亦可因气虚运血无力，致气虚血滞，久则致瘀。瘀血阻滞冲任，新血不生，血不归经，发为崩漏。

崩漏为病，虽与所有血证一样，可概括为虚、热、瘀的机制，但由于其缠绵难愈，反复发作，病程较久，常因果相干，气血同病，多脏受累，形成虚、热、瘀并见的复杂病机。无论病起何脏，"四脏相移，必归脾肾""五脏之伤，穷必及肾"，加之青春期肾气初盛，经断前后肾气渐衰的生理基础，本病的病本应在肾，病位在冲任，变化在气血，表现为子宫藏泻无度。

【诊断】

1. 病史 注意患者的年龄及月经史，尤须询问以往月经的周期、经期、经量有无异常，有无崩漏史，有无口服避孕药或其他激素，有无宫内节育器及输卵管结扎术史等。此外，还要询问有无内科出血病史。

2. 症状 月经周期紊乱，行经时间超过半月以上，甚或数月断续不休；亦有停闭数月又突然暴下不止或淋漓不尽；常有不同程度的贫血。

3. 检查 无排卵型功能失调性子宫出血检查结果如下：

（1）妇科检查：正常盆器。

（2）经前或经期诊断性刮宫：多为子宫内膜增生症。

（3）经前宫颈黏液结晶实验：呈羊齿植物叶状结晶。

（4）基础体温测定：单相型体温。

（5）激素测定：经前孕激素低。

（6）B超检查：多提示子宫内膜增厚。

（7）血红细胞计数及血细胞比容：可有不同程度的贫血。

【鉴别诊断】　崩漏应与月经不调、经间期出血、赤带、妊娠出血疾患、生殖器炎症、肿瘤出血、外阴阴道外伤性出血以及内科出血性疾病相鉴别。

（1）月经先期、月经过多、经期延长、月经先后无定期。月经先期是周期缩短，月经过多是经量过多如崩，经期延长是行经时间延长似漏，月经先后无定期主要是周期或先或后，但多在1~2周内波动。这种周期、经期、经量的各自改变与崩漏的周期、经期、经量的同时严重失调易混淆，但崩漏属没有规律的出血，上述各病虽有周期、或经期、或经量的各自异常，但仍是有规律的出血。

（2）经间期出血崩漏与经间期出血都是非时而下，但经间期出血发生在两次月经中间，颇有规律，且出血时间仅2~3d，不超过7d左右自然停止。而崩漏是周期、经期、经量的严重失调，出血不能自止。

（3）赤带与漏下都是没有规律的出血，但赤带月经正常，以带中有血丝为特点。

（4）妊娠出血疾患崩漏应与妊娠早期的出血性疾病如胎漏、胎动不安、葡萄胎，尤其是异位妊娠相鉴别，询问病史做妊娠试验和B超检查可以明确诊断。

（5）生殖器肿瘤出血临床可表现如崩似漏的阴道出血，必须通过妇科检查或结合B超、MRI检查或诊断性刮宫可以明确诊断以鉴别。

（6）生殖系炎症如宫颈息肉、子宫内膜息肉、子宫内膜炎、盆腔炎等，其临床常表现为漏下不止，可通过妇科检查或诊断性刮宫或宫腔镜检查以助鉴别。

（7）外阴外伤出血注意排除外阴阴道外伤性出血，如跌仆损伤、暴力性交等，询问病史和妇科检查可鉴别。

（8）内科血液病、内科出血性疾病如再生障碍性贫血、血小板减少，在阴道出血期可由原发内科血液病导致血量过多，甚至暴下如注，或淋漓不尽。通过血液分析、凝血因子的检查或骨髓细胞的分析不难鉴别。

临床辨病思路：临床遇到无规律阴道出血的患者应首先询问年龄、月经史及避孕措施，注意有无崩漏病史、外伤史、肿瘤病史、盆腔炎病史、子宫颈炎病史等，是否在口服避孕药或其他激素或带宫内节育器及输卵管结扎术后现月经无规律的出血、有无内科出血性疾病、甲状腺功能失常等内分泌失调性疾病。对于生育年龄的女性应首先排除与妊娠有关的出血性疾患（详见妊娠诊断），根据病史情况选择上述合适检查方法协助诊断，找出患者无规律出血的原因，明确西医诊断，再做相应处理。为便于记忆，常见将疾病编成歌诀，以便临床辨病之用。

【辨证论治】

崩漏的主证是血证。由于本病病程日久，反复发作，故临证时首辨出血期还是止血后。如在出血期则应根据出血的多少、病势的缓急、患者的体质和病程的新久，本着"急则治其标，缓则治其本"的原则，灵活掌握和运用塞流、澄源、复旧三法。

治崩三法源于明代医家方约之对崩漏治法的论述，他在《丹溪心法附余》中提出："初用止血以塞其流，中用清热凉血以澄其源，末用补血以还其旧"，后世医家继承并发展了三法的内涵，推陈出新，成为今天治疗崩漏的"塞流""澄源""复旧"三法。

1. 塞流　即止血。暴崩之际，急当止血以塞其流，以防厥脱。一般可根据情况选择下列方法及方药止崩救急：

（1）补气摄血止暴崩下血，"留得一分血，便是留得一分气""气者，人之根本也"。

补气摄血止崩最常用。方选独参汤或丽参注射液：高丽参 10g，水煎服；或丽参注射液 10mL，加入 50%葡萄糖液 40mL，静脉注射；或丽参注射液 20~30mL，加入 5%葡萄糖液 250mL，静脉滴注。

（2）温阳止崩若出现阴损及阳，血无气护时，症见血崩如注，动则大下，卧不减势，神志昏沉，头仰则晕，胸闷泛恶，四肢湿冷，脉芤或脉微欲绝，血压下降。病情已陷入阴竭阳亡危象，急须中西医结合抢救。中药宜回阳救逆，温阳止崩，急投参附汤（《伤寒论》）：高丽参 10g、熟附子 10g，急煎服。亦可选六味回阳汤（《景岳全书》）：人参、制附子、炮姜、炙甘草、熟地黄、当归。原方治中寒或元阳虚脱，危在顷刻者。

（3）滋阴固气止崩使气固阴复血止。急用生脉注射液或参麦注射液 20mL，加入 5%葡萄糖液 250mL 静脉滴注。煎剂方选生脉二至止血汤（《中医妇科验方集锦》）。

（4）祛瘀止崩使瘀祛血止，用于瘀血瘀阻血海，子宫泻而不藏，下血如注。①田七末 3~6g，温开水冲服。②云南白药 1 支，温开水冲服。③宫血宁胶囊，每次 2 粒，每日 3 次，温开水送服。此胶囊为单味重楼（七叶一枝花）研制而成。

（5）针灸止血。艾灸百会穴、大敦穴（双）、隐白穴（双）（详见《针灸治疗学》）。

（6）西药或手术止血主要是输液、输血补充血容量以抗休克或激素止血（见功血）。

对于顽固性崩漏，不论中年或更年期妇女，务必诊刮送病理检查，及早排除子宫内膜腺癌，以免贻误病情。

具体运用塞流方法时，还应注意崩与漏的不同，治崩应宜升提固涩，不宜辛温行血，以免失血过多，阴竭阳脱；治漏宜养血理气，不可偏于固涩，以免血止留瘀。

2. 澄源　即正本清源，亦是求因治本，是治疗崩漏的重要阶段。一般用于出血缓减后的辨证论治。切忌不问缘由，概投寒凉或温补之剂，或专事炭涩，致犯虚虚实实之戒，常采用补肾、健脾、清热、理气、化瘀等法，求因治本。

3. 复旧　即固本善后，是巩固崩漏治疗的重要阶段，用于止血后恢复健康，调整月经周期，或促排卵。治法或补肾，或扶脾，或疏肝，或补血等，还应结合各年龄阶段生理特点的差异，对青春期患者，宜补肾气，益冲任为主；对生育期患者，重在疏肝扶脾以调理冲任；对更年期患者，则主要滋肾补脾以调固冲任。然月经之本在于肾，故总宜益肾固冲调经，本固血充则月经可复正常。

治崩三法，各不相同，但又不可截然分开，临证必须灵活运用。塞流须澄源，澄源当固本，复旧要求因。三法互为前提，相互为用，各有侧重，但均贯穿辨证求因精神。

崩漏的辨证，主要根据阴道出血的量、色、质及全身症状、舌脉，并结合病程的久暂、发病年龄、必要的辅助检查，审证求因，辨清寒热虚实。经血非时暴下，量多势急，继而淋漓不止，色鲜红或深红，质稠者，多属热证；经血非时暴下或淋漓难尽，色淡质稀，多属虚证；经血非时而至，时崩时闭，时出时止，时多时少，色紫黯有块或伴腹痛者，多属血瘀；经血暴崩不止，或久崩久漏，血色淡黯，质稀，多属寒证。临时须结合全身脉证和必要的检查综合分析。

（一）出血期（塞流为主、结合澄源；或澄源为主、结合塞流）

1. 脾虚证

证候：经血非时暴下不止，或淋漓日久不尽，血色淡，质稀，神疲体倦，气短懒言，面色㿠白，头晕心悸，不思饮食，四肢不温，大便溏薄，或面浮肢肿，舌淡，或舌体胖嫩，或边有齿印，苔薄润，脉缓弱或沉弱。

分析：脾虚生化之源不足，气失统摄，冲任不固，不能制约经血，故经血非时暴下不止，或淋漓不断；脾虚血少，故血色淡、质稀，头晕心悸；脾阳虚，水湿不运，泛溢肌肤，故面浮肢肿；脾阳不振，失于温运，故面色㿠白，四肢不温；舌淡，或舌体胖嫩，或边有齿印，苔薄润，脉缓弱或沉弱，皆为脾虚运化不足之象。

治法：补气摄血，固冲止血。

方药：固冲汤（《医学衷中参西录》）加人参、升麻。

白术、黄芪、白芍、山萸肉、龙骨、牡蛎、海螵蛸、茜草、陈棕炭、五倍子。

方中人参、黄芪、白术补气摄血，固冲调经；白芍、山萸肉补益肝肾，养血敛阴；黑姜温中止血；龙骨、牡蛎、海螵蛸、陈棕炭、五倍子收涩止血；茜草化瘀止血；升麻升举阳气。

若兼精神萎靡、腰膝酸痛、小便清长等，为脾肾两虚，可加杜仲、续断、桑寄生等补肝肾、强筋骨；阿胶补血滋阴，收敛止血。兼见心悸怔忡、失眠健忘等，为心脾两虚，可加五味子、酸枣仁、炙远志、龙眼肉等养心安神。

2. 肾虚证

（1）肾气虚。

证候：经乱无期，出血量多或淋漓不尽，或由崩中而转为漏下，由漏下而转崩中，反复发作，血色淡黯，质清稀，面色晦黯，眼眶黯，小腹空坠，腰脊酸软，舌淡黯、苔白润，脉沉弱。

分析：此型多见于青春期少女或更年期妇女。青春期肾气未盛，更年期肾气渐虚，或中年房劳多产数伤肾气，致肾气虚衰，封藏失职，冲任不固，不能制约经血，故经乱无期，出血量多或淋漓不尽，或崩漏相互转化，反复发作，血色淡红或淡黯，质清稀；肾气虚损，精血虚亏，阳气不足，故血色淡红或淡黯，质清稀，面色晦黯，眼眶黯，小腹空坠；骨骼失养，故腰脊酸软；舌淡黯、苔白润，脉沉弱，均为肾气虚亏之象。

治法：补肾益气，固冲止血。

方药：加减苁蓉菟丝子丸（《中医妇科治疗学》）加人参、黄芪、阿胶。

肉苁蓉、覆盆子、菟丝子、桑寄生、熟地黄、当归、枸杞子、艾叶。

方中肉苁蓉、覆盆子、菟丝子温补肾气；熟地黄补血滋阴益精；桑寄生、枸杞子补益肝肾；当归补血、活血、调经；艾叶温经散寒止血；人参、黄芪补气摄血；阿胶增强止血及补血之力。

若出血量多，可加仙鹤草、三七等增强止血作用。有恐辛温活血以动血，可去当归。

（2）肾阳虚。

证候：经乱无期，出血量多或淋漓不尽，或停经数月又暴下不止，血色黯淡，质稀，眩晕耳鸣，精神不振，面色晦黯，眼眶黯，小腹空坠，腰膝酸软或腰痛如折，畏寒肢冷，小便频数清长，大便溏薄，舌淡嫩、苔白润，脉沉细无力。

分析：肾阳虚弱，命门火衰，封藏不固，冲任不固，不能制约经血，故经乱无期，出血量多或淋漓不尽，或停经数月又暴下不止；阳虚经血失于温化，故血色淡红或淡黯，质稀；阳气不充，失于荣养，故眩晕耳鸣，精神不振，面色晦黯，眼眶黯；阳虚失于温煦，故畏寒肢冷；肾阳虚则膀胱气化不利，故小便频数清长；肾阳虚不能温暖脾阳，脾运失健，运化水湿失常，故大便溏薄。脾运失健，中气生成不足，故小腹空坠；舌淡嫩、苔白润，脉沉细无力，均为肾阳虚弱之象。

治法：温肾益气，固冲止血。

方药：右归丸（《景岳全书》）。

制附子、肉桂、熟地黄、山药、山萸肉、杜仲、枸杞子、菟丝子、鹿角胶、当归。

方中肉桂辛热温经，宣通血脉，当归辛温活血，皆有动血之性，故出血期二药宜去之。方中制附子补火助阳，强壮肾气，杜仲、菟丝子、鹿角胶温补肾阳，固冲调经；熟地黄、枸杞子、山萸肉滋养肝肾，补益精血；山药补脾肾气阴。宜加黄芪补气摄血，覆盆子、赤石脂温肾固涩止血，血余炭、陈棕炭收敛止血。

若见出血量多，色黯红有块，小腹痛甚者，为虚寒内生，经血瘀滞，酌加乳香、没药、五灵脂等温经活血、化瘀止痛；兼见四肢浮肿、纳差泄泻等，为脾肾两虚，可加茯苓、党参、砂仁健脾益气、温中除湿；青春期患者肾气稚弱，上方可加紫河车、补骨脂、仙灵脾等，以加强补肾固冲之力。

（3）肾阴虚。

证候：经乱无期，出血量少，淋漓数月不止，或停经数月又突然暴下不止，血色鲜红，质稍稠，头晕耳鸣，腰膝酸软，颧赤唇红，五心烦热，失眠盗汗，口燥咽干，大便秘结，舌红或有裂纹、少苔或无苔，脉细数。

分析：肾阴不足，虚热内生，热伏冲任，迫血妄行，故经乱无期，淋漓不断而量少，或停经数月又暴下不止；热消灼阴血，故血色鲜红，质稍稠；肾阴不足，精血虚亏，髓海空虚，故头晕耳鸣；筋骨失养，故腰膝酸软；阴虚内热，故颧赤唇红，五心烦热，失眠盗汗；阴虚津亏，故可口燥咽干，大便秘结；舌红或有裂纹、少苔或无苔，脉细数，均为肾阴虚亏之象。

治法：滋肾益阴，固冲止血。

方药：左归丸（《景岳全书》）合二至丸（方见经间期出血）。

熟地黄、山药、山萸肉、枸杞子、菟丝子、鹿角胶、龟板胶、川牛膝、女贞子、旱莲草。

左归丸中川牛膝能活血祛瘀，引血下行，故宜去之。熟地黄、枸杞子、山萸肉滋养肝肾，补益精血；菟丝子补肾固冲，阴阳双补；山药补脾肾气阴；龟板胶益阴潜阳，固冲止血；鹿角胶温养精血，收敛止血；合用二至丸补益肝肾，清热凉血止血。再加炒地榆、仙鹤草，以加强清热凉血，收敛止血之力。

若兼见头目眩晕、目涩咽干、烦躁易怒者，为肝肾阴虚，可加白芍、石决明、菊花、夏枯草养血柔肝、清肝平肝；兼见虚烦不宁、心悸失眠等，为心肾不交，可加五味子、柏子仁、夜交藤交通心肾、养心安神；阴虚发热者，可加生地黄、天冬、知母、鳖甲等滋阴清热。

肾阴阳两虚者，宜阴阳双补，可综合上述两法，灵活化裁运用。

3. 血热证

（1）阴虚血热。

证候：经来无期，量少淋漓不尽或量多势急，血色鲜红，质稠，颧红潮热，心烦少寐，口燥咽干，大便干结，小便短赤，舌红、少苔，脉细数。

分析：阴虚内热，热扰冲任，迫血妄行，不能制约经血，故经来无期、量少淋漓不尽或量多势急；阴虚血热，消灼阴血，故血色鲜红、质稠；阴虚津亏，故口燥咽干、大便干结、小便短赤；阴虚火旺则颧红潮热；热扰心神则心烦少寐；舌红、少苔，脉细数，均为虚热之象。

治法：养阴清热，固冲止血。

方药：上下相资汤（《石室秘录》）。

熟地黄、山萸肉、人参、玄参、麦冬、沙参、玉竹、五味子、车前子、牛膝。

方义：原方用治血崩亡血而无以生精，精涸口舌燥裂之证。方中熟地黄、山萸肉补益肝肾，滋阴补血益精；玄参养阴清热凉血；麦冬、沙参、玉竹养阴润肺，清热生津，从而上下兼补，母子相资；人参补气摄血，五味子宁心敛阴，车前子引诸阴药使滋而不腻，牛膝活血通经，宜去之，宜加地榆、仙鹤草、乌贼骨、棕榈炭等增强止血的功效。

若出血淋漓不止、久漏多瘀，加蒲黄、三七、血余炭化瘀止血；若心烦少寐者，为心阴不足，加酸枣仁、柏子仁、夜交藤等养心安神；若眩晕耳鸣、头痛目赤、烦躁易怒、烘热汗出，为阴虚阳亢，可加白芍、龟板、牡蛎、石决明等柔肝养血，育阴潜阳。

（2）阳盛血热。

证候：经血非时暴下，量多如崩，或淋漓日久不止，色深红或紫红，质黏稠，或有少量血块，头晕面赤，口渴喜饮，心烦少寐，或有小腹疼痛、少腹疼痛，尿赤便秘，舌红、苔黄，脉弦数或滑数。

分析：邪热内盛，热伏冲任，迫血妄行，故经血非时暴下，量多如崩，或淋漓日久不止；血热消灼阴血，故色深红或紫红，质黏稠，或有少量血块，热伤阴津，口渴喜饮，尿赤便秘；火热之性，升腾上炎，则头晕面赤；热扰心神，则心烦少寐；热灼血稠，血行瘀滞，故有小腹疼痛或少腹疼痛；舌红、苔黄，脉弦数或滑数，皆为血热之象。

治法：清热凉血，固冲止血。

方药：清热固经汤（《简明中医妇科学》）。

生黄芩、焦栀子、生地黄、地骨皮、阿胶、炙龟板、牡蛎粉、地榆、生藕节、棕榈炭、生甘草。

方中生黄芩、焦栀子清热泻火止血；生地黄、地骨皮养阴清热、凉血生津；阿胶养血止血；炙龟板、牡蛎育阴敛血、固经止血；棕榈炭收涩止血；生甘草清热解毒、调和诸药。全方寓滋阴敛血于清热凉血之中，使热除血止。

若兼见胸胁、乳房或少腹胀痛，心烦易怒，时欲叹息，口苦咽干，脉弦数，属肝郁化热，扰动冲任，迫血妄行所致，宜用丹栀逍遥散去煨姜，加夏枯草、生地黄、香附、茜草、蒲黄炭、血余炭等，以清肝泻火，固经止血；兼见少气懒言，神疲乏力，汗多口渴者，为实热耗气伤阴，可加党参、沙参、五味子益气生津，敛阴止汗。

4. 血瘀证

证候：经血非时而下，量时多时少，时下时止，或淋漓不净，或停闭数月又突然崩中，继而漏下不止，血色紫黯有块，小腹疼痛拒按，血块排出痛减，舌质紫黯或有瘀点瘀斑，脉沉涩或弦涩有力。

分析：由于瘀血阻滞冲任，新血不生，血不循经，经血失于制约，故经血非时而下，淋漓不净；气血运行可时瘀时畅，故经血时下时止，血色紫黯有块等；若冲任阻隔，致经水不得下行，故可停闭日久，蓄极而满，又瘀血不去，新血不守，血不归经，故经血又突然暴下，继而淋漓不断；瘀血阻滞冲任，气血运行不畅，故小腹疼痛拒按，血块排出痛减，舌质紫黯或有瘀点瘀斑，脉涩等，均为瘀血阻滞之象。

治法：活血化瘀，固冲止血。

方药：四物汤（《和剂局方》）合失笑散（方见月经过多）。

当归、川芎、熟地黄、白芍。

方中四物汤养血活血调经，失笑散活血化瘀止血。可加三七、茜草化瘀止血，乌贼骨收涩止血。诸药合用，止血而不留瘀，化瘀而不伤正，共奏活血化瘀，固冲止血之效。

若兼见精神抑郁，胸闷胁胀、少腹胀痛等症状，为气滞血瘀所致崩漏，可加香附、延胡索、川楝子以疏肝行气；兼见口干、下血量多、苔薄黄等症状，为瘀久兼有化热之象，可加地榆、茜草、栀子等清热凉血止血。

治疗崩漏时，可选择相应的止血药，增强止血效果。补气升提摄血药：人参、党参、黄芪、白术、炙甘草、升麻等，简记为参芪术草升；清热凉血止血药：黄芩、旱莲草、焦栀子、黄柏、侧柏（炭）、仙鹤草、地榆（炭）、大蓟、小蓟，简记为芩莲栀柏鹤地榆大小蓟；养血止血药：龟板胶、阿胶、鹿角胶、炒白芍、当归炭、生地黄炭等，简记为三胶、四物炭；化瘀止血可选用：益母草、蒲黄、炒五灵脂、茜草根（炭）、三七、贯众（炭）、血余炭、山楂炭、马齿苋等，简记为坤蒲茜七贯血楂马齿苋；温经止血可选用：炒艾叶、炮姜炭、炒续断、伏龙肝、补骨脂、赤石脂等，简记为艾姜断龙肝故纸赤石脂；固涩止血药常用五倍子、乌梅、龙骨、牡蛎、乌贼骨、山茱萸、棕榈炭等，简记为五乌龙牡蛸萸棕炭；养阴止血药：旱莲草、女贞子、阿胶、龟板胶等，简记为二至胶。

（二）止血后（以复旧为主，结合澄源）

崩漏止血后治疗是治愈崩漏的关键。但临证中个体化治疗要求较高。对青春期患者，有两种治疗目标：一是调整月经周期，并建立排卵功能以防复发；二是调整月经周期，不强调有排卵。因青春期非生殖最佳年龄，可让机体在自然状态下逐渐去健全排卵功能；对生育期患者，多因崩漏而导致不孕，故治疗要解决调经种子的问题；至于更年期患者，主要是解决因崩漏导致的体虚贫血和防止复发及预防恶性病变。临床常用的治疗方法有如下几种：

（1）辨证论治。寒热虚实均可导致崩漏，针对病因病机进行辨证论治以复旧。可参照出血期各证型辨证论治，但应去除各方中的止血药。

（2）中药人工周期疗法。由于"经本于肾""经水出诸肾"，月经病的治疗原则重在治本以调经。故对青春期、生育期患者的复旧目标，主要是调整肾—天癸—冲任—胞宫生殖轴，以达到调整月经周期或同时建立排卵功能。常可采用中药人工周期疗法：分别按卵泡期、排卵期、黄体期、行经期，设计以补肾为主的促卵泡汤、促排卵汤、促黄体汤、调经活血汤进行序贯治疗，一般连用3个月经周期以上，可望恢复或建立正常的月经周期，有的可建立或恢复排卵功能，经调子嗣而病愈。

（3）先补后攻法。根据月经产生的机制，同样以补肾为主，多从止血后开始以滋肾填精，养血调经为主，常选左归丸、归肾丸或定经汤等先补3周左右，第4周在子宫蓄经渐盈的基础上改用攻法，即活血化瘀通经，多选桃红四物汤加香附、枳壳、益母草、川牛膝。这是传统的调经法。同样可达到调整月经周期或促进排卵的治疗目的。

（4）健脾补血法。主要运用于更年期崩漏患者，尽快消除因崩漏造成的贫血和虚弱症状。

可选大补元煎（方见月经后期）或人参养荣汤（方见闭经）。

（5）手术治疗。对于生育期和更年期久治不愈的顽固性崩漏，或已经诊刮子宫内膜送病理检查，提示有恶变倾向者，宜手术治疗，手术方法分别选择诊刮术、子宫内膜切除术或全子宫切除术。

（6）促绝经法。对于年龄超过55周岁仍未绝经，崩漏反复发作又无须手术者，可选用中药或西药促其绝经。

【其他疗法】

1. 经验方

（1）仙鹤草、血见愁、旱莲草各30g，水煎服，每日3次。适用于血热证。

（湖北中医学院附属医院妇产科）

（2）补骨脂、赤石脂各等份研细末，每日3次，每次3g。适用于肾气虚证。

（中国中医学百科全书中医妇科学）

（3）育阴止崩汤：熟地黄、山药、海螵蛸、白芍、龟板、牡蛎、川断、桑寄生、炒地榆。有滋补肝肾，收涩止血之功，适用于肝肾阴虚之崩漏。

（韩百灵经验方）

2. 中成药

（1）云南白药：每次0.5克，每日2次，可化瘀止血，适用于血瘀崩漏。

（2）益母草流浸膏：每次10mL，每日2次，可化瘀止血，适用于血瘀崩漏。

3. 针灸止血

（1）断红穴：手背第二、第三指关节掌骨间，指端下一寸处，先针后灸，留针20min，有减少血量的作用。

（2）耳针：针刺子宫、内分泌、卵巢、皮质下等穴位，中等强度刺激，留针15~20min，每日1次。也可用埋针法。

（3）体针：神阙，隐白，艾灸20min，一般10min后，血量可减少。出血量多，甚则虚脱者，可加灸百会。

4. 无排卵型功能失调性子宫出血的西医治疗

（1）一般性治疗。贫血者应补充铁剂、维生素C和蛋白质，严重贫血者需输血，若出血时间长者给予抗生素预防感染。出血期间应加强营养，避免过度劳累，保证充分休息。

（2）药物治疗。功血的一线治疗是药物治疗。青春期及生育年龄无排卵性功血以止血、调整周期、促排卵为主；绝经过渡期功血以止血、调整周期、减少经量，防止子宫内膜病变为治疗原则。常采用性激素止血和调整月经周期。出血期可辅以促进凝血和抗纤溶药物，促进止血。

1）止血：对大量出血患者，要求性激素治疗8h内见效，24~48h出血基本停止。96h以上仍不止血，应考虑更改功血诊断。

联合用药：急性大出血，病情稳定，可用复方单相口服避孕药，每6~8h 1片，血止后每3d递减1/3量直至维持量（每日1片），共21d停药。可在雌孕激素联合的基础上加用雄激素，以达到加速止血的目的，如三合激素（黄体酮12.5mg，苯甲酸雌二醇1.25mg，睾酮25mg）2mL肌内注射，每8~12h 1次，血止后逐渐递减（每3d减量1次）至维持量，共21d停药。

雌激素：适用于急性大量出血时。口服结合雌激素2.5mg，每4~6h 1次，血止后每3d递减1/3量直至维持量1.25mg，每日1次；也可用己烯雌酚1~2mg，每6~8h 1次，血止后每3d递减1/3量，维持量每日1mg。

孕激素：合成孕激素分两类，常用17-羟孕酮衍生物（醋酸甲羟孕酮、甲地孕酮）和19-去甲基睾酮衍生物（炔诺酮等）。以炔诺酮治疗出血较多的功血为例，首剂量5mg，每8h 1次，2~3d血止后每隔3d递减1/3量，直至维持量每日2.5~5.0mg，持续用至血止后21d停药，停药后3~7d发生撤药性出血。

雄激素：适用于绝经过渡期功血。大量出血时单独应用效果不佳。

宫内孕激素释放系统：常用于治疗严重月经过多。在宫腔内放置含孕酮或左炔诺孕酮的宫内节育器，使孕激素在局部直接作用于子宫内膜，能减少经量80%~90%，有时甚至出现闭经。

其他：非甾体类抗炎药和其他止血药有减少出血量的辅助作用，但不能赖以止血。

2）调整月经周期：应用性激素止血后必须调整月经周期。

雌、孕激素序贯法：雌激素自血止周期撤药性月经第5日起用药，生理替代全量为结合雌激素1.25mg或戊酸雌二醇2mg，每晚1次，连服21d，服雌激素12d起加用醋酸甲羟孕酮，每日10mg，连用10d。连续3个周期为1个疗程。若正常月经周期仍未建立，应重复上述序贯疗法。

雌、孕激素联合法：口服避孕药自血止周期撤药性出血第 5 日起每晚 1 片，连服 21d，一周为撤药性出血间隔，连续 3 个周期为 1 个疗程。对停药后仍未能建立正常月经周期者，可重复上述联合疗法。

后半周期疗法：适用于青春期或活组织检查为增殖期内膜功血。可于月经周期后半期（撤药性出血的第 16~25 日）服用醋酸甲羟孕酮 10mg，每日 1 次或肌内注射黄体酮 20mg，每日 1 次，连用 10d 为一周期，共 3 个周期为 1 个疗程。

3）促排卵：适用于有生育要求的患者。

氯米芬：适用于有一定内源性雌激素水平的无排卵者。月经第 5 日始，每日 50~100mg，连用 5d。

促性腺激素：适用于低促性腺激素闭经及氯米芬促排卵失败者，用尿促性素（HMG）、卵泡刺激素（FSH）或绒毛膜促性腺激素（HCG）。常用 HMG 或 FSH 和 HCG 联合用药促排卵。HMG 或 FSH 一般每日剂量 75~150u，于撤药性出血第 3~5 日开始，连续 7~12d，待优势卵泡达成熟标准时，再使用 HCG5 000~10 000u 促排卵。

4）手术治疗：刮宫术。适用于急性大出血或存在子宫内膜癌高危因素的功血患者；子宫内膜切除术适用于经量多的绝经过渡期功血和经激素治疗无效且无生育要求的生育年龄功血；子宫切除术适用于经各种治疗效果不佳。

【预防与调摄】

崩漏是可以预防的，重视经期卫生，尽量避免或减少宫腔手术；早期治疗月经过多、经期延长、月经先期等出血倾向的月经病，以防发展成崩漏。崩漏一旦发生，必须及早治愈，并加强锻炼，以防复发。崩漏调摄首重个人卫生防感染，次调饮食增营养，再适劳逸畅情怀。

【转归与预后】

崩漏的预后与发育和治疗相关。青春期崩漏随发育渐成熟，肾—天癸—冲任—胞宫生殖轴协调，最终可建立正常排卵的月经周期；少数发育不良或治疗不规范者，易因某些诱因而复发。

生育期崩漏，正值排卵旺盛期，有部分患者有自愈趋势，大多可恢复或建立正常排卵周期，达到经调而后子嗣。亦有少数患者，子宫内膜长期增生过长伴发不孕症，有转变为子宫内膜腺癌的危险。

更年期崩漏疗程相对较短，止血后健脾补血消除虚弱症状，少数须手术治疗或促使其绝经以防复发。并注意排除恶性病变。

（七）月经后期

月经周期延后 7d 至 6 个月以内，连续两个周期以上者，称为"月经后期"，亦称"经期错后""经迟"或"月经延后"。月经后期进一步发展可成为闭经。

西医学的甲状腺功能亢进、甲状腺功能低下、功能失调性子宫出血病的卵泡发育不良、高泌乳素血症、高雄激素血症、多囊卵巢综合征等均可出现月经后期。

【诊断】

（1）病史。禀赋不足，或有感寒饮冷、情志不遂史，甲状腺功能亢进、甲状腺功能低下等病史。

（2）症状。月经周期延后7d以上，6个月以内，连续两个周期以上，经期正常。

（3）检查。①妇科检查：甲状腺功能亢进、甲状腺功能低下、功能失调性子宫出血病的卵泡发育不良、高泌乳素血症、高雄激素血症、多囊卵巢综合征均为正常盆器。②基础体温测量：功能失调性子宫出血病的卵泡发育不良，基础体温呈双相，但低温相过长；甲状腺功能低下、高泌乳素血症、高雄激素血症、多囊卵巢综合征患者基础体温多呈单相。③女性激素六项测定：甲状腺功能低下者，促卵泡素（FSH）、黄体生成素（LH）、泌乳素（PRL）等均减少；高泌乳素血症患者泌乳素（PRL）升高；高雄激素血症患者雄激素（T）升高；多囊卵巢综合征患者多表现为 T 升高或 LH/FSH ≥ 2.5，或可兼见 PRL 升高。④甲状腺功能测定（即甲功三项或五项）：甲状腺功能亢进患者血清总三碘甲状腺原氨酸 T3 升高，血清总（游离）甲状腺素 T4 升高，促甲状腺素（TSH）则减低。甲状腺功能低下患者，血清总甲状腺素 T4 和游离总三碘甲状腺原氨酸 T3 均降低，而总 T3、游离 T4 可正常或降低，TSH 减低。

【鉴别诊断】

月经后期应特别注意与早、中期妊娠诊断相鉴别。

临床辨病思路：青春期初潮后 1 年内或围绝经期时有周期延后，不伴其他证候者，不作病论，同时应排除并月、居经、避年及月经错后但有规律，且生育功能正常者；月经后期有性生活史者，应先做妊娠试验和 B 超检查排除妊娠；临床上如果患者偶尔月经两个月未至，排除妊娠后也可按月经后期进行诊治。病程稍长者，可做上所述相关检查，了解是否属于西医常见相关性疾病，以便中西医结合辨病治疗。

【病因病机】

本病的主要发病机制有虚实之别。虚则精血不足，冲任不充；实则邪气阻滞，冲任不畅，均使血海不能按时满溢而致经期延后。

1. 肾虚 先天肾气不足，或早婚多产房劳，以致肾虚精亏血少，冲任不足，血海不能按时满溢，月经后期而至。

2. 血虚 体质素弱，营血不足；或大病久病，或产乳过众，数伤于血；或饮食劳倦伤脾，化源不足，均可致营血亏虚，冲任不充，血海不能按时满溢，遂致经水延后。正如《丹溪心法》云："过期而来，乃是血虚。"

3. 虚寒 素体阳虚，或久病伤阳，阳虚则内寒，脏腑失于温养，生血运血失职，冲任不足，血海不能按时满溢而致月经后期。

4. 实寒 经期产后，外感寒邪，或过食寒凉，寒凝血滞，经脉不通，冲任不畅，血海不能按时满溢而致经行后期。

5. 气滞 素多抑郁，或愤怒过度，气机不畅，肝失条达，气郁血滞，冲任受阻，血海不能按时满溢，故月经后期而至。

【辨证论治】

月经后期的辨证主要根据月经的量、色、质及全身证候辨其虚实。

本病的治疗原则是虚者补之，实者泻之，以温经、养血、行滞、活血为法，重在平时调理。慎用辛燥、苦寒、破血之品，以免劫伤阴津，耗伤气血。

1. 肾虚证

证候：经期延后，量少，色淡黯，质清稀，腰酸腿软，头晕耳鸣，面色晦黯，带下清稀，舌质淡、苔薄白，脉沉细。

分析：肾虚精亏血少，冲任不足，血海不能按时满溢，则经期延后，量少；肾虚血失温煦，故见经色淡黯、质清稀；腰为肾之府，肾虚府失所养则腰酸腿软；肾虚上不能荣面、养清窍，下不能温任带二脉，故见面色晦黯、头晕耳鸣、带下清稀；舌质淡、苔薄，脉沉细亦为肾虚精血不足之象。

治法：补肾养血调经。

方药：大补元煎《景岳全书》)。

人参、山药、熟地黄、杜仲、当归、山茱萸、枸杞子、甘草。

方中人参大补元气；熟地黄、当归、山茱萸养血益精；杜仲、山药补肾气以固命门；枸杞子养血调肝；甘草调和诸药。全方补肾养血，气旺血充，则经水如期。

若肾气不足，日久伤阳而见腰膝酸冷者，酌加仙茅、仙灵脾、巴戟天以温肾阳，强腰膝；经量少者，加紫河车、肉苁蓉等血肉有情之品养血益精；带下量多者，加鹿角霜、金樱子、芡实温肾固涩止带。

2. 血虚证

证候：经期延后，量少，色淡红，质清稀，小腹空痛，头晕眼花，心悸少寐，面色苍白或萎黄，舌质淡、苔薄白，脉细弱。

分析：营血亏虚，冲任不充，血海不能按时满盈，故经期延后；营血不足，血海不充则量少；赤色不足则色淡红；精微不充则质清稀；血虚气少，胞脉失养故小腹空痛；血虚不能上荣，面失所养则萎黄或苍白；脑失所养则头晕眼花；心失所养则心悸失眠；舌质淡、苔薄白、脉细无力，均为血虚之象。

治法：补血益气调经。

方药：归脾汤（方见月经先期）。

若血虚阴亏，兼见潮热盗汗、五心烦热者，酌加地骨皮、女贞子、旱莲草养阴清虚热；若久病伤肾，兼有腰腹冷痛、经色黯黑有块者，酌加艾叶、菟丝子、杜仲补肾暖宫。

3. 虚寒证

证候：经期延后，经色淡红而量少，质清稀，小腹隐隐作痛，喜温喜按，腰酸无力，小便清长，大便溏薄，舌质淡、苔薄白，脉沉迟无力。

分析：阳虚寒盛，脏腑失于温养，不能化气生血，冲任不充，血海满溢失时而致月经后期量少；血失温煦，故经色淡红质清稀；阳虚不能温煦胞宫则小腹隐隐作痛、喜温喜按；阳虚肾气不足外府失养，故见腰酸无力；肾阳虚，上不能温煦脾阳则大便溏薄；下不能温暖膀胱则小便清长；阳虚不能生血，不能鼓动血脉故见舌质淡、苔薄白，脉沉迟。

治法：扶阳祛寒调经。

方药：温经汤（《金匮要略》）。

当归、吴茱萸、桂枝、白芍、川芎、牡丹皮、法半夏、麦冬、人参、阿胶、生姜、甘草。

方中吴茱萸、桂枝温经散寒，暖宫通脉；当归、白芍、川芎、阿胶养血活血调经；牡丹皮祛瘀；法半夏、麦冬、生姜润燥降逆和胃；人参、甘草补气和中，全方以温经散寒，养血调经为主，却又寒热虚实并用，为调经之要方。

若阳虚寒甚，见腰膝冷痛者，加巴戟天、补骨脂、仙灵脾温肾助阳；溲清便溏者，去当归，加补骨脂、山药补益脾肾。

4. 实寒证

证候：经期延后，量少色黯有块，小腹冷痛拒按，得热痛减，畏寒肢冷，面色青白，舌质淡黯苔白，脉沉紧。

分析：寒凝血滞，冲任不畅，血海不能按时满溢而致经行延后、量少；寒凝血滞则经色黯有块；寒客胞中，气血不畅，不通则痛，故见小腹冷痛拒按；得热则气血稍畅，故痛减；寒邪伤阳，阳不外达，故畏寒肢冷，面色青白；舌淡黯苔白，脉沉紧，均为实寒之象。

治法：温经散寒调经。

方药：温经汤（《妇人大全良方》）。

人参、当归、川芎、白芍、桂心、莪术、牡丹皮、牛膝、甘草。

方中当归、川芎养血活血，桂心温经散寒，三药配伍有温经散寒调经的作用；人参温阳补气，气旺则邪易去而血易行；莪术、牡丹皮、牛膝活血祛瘀；白芍、甘草缓急止痛。全方温而不燥、补而不滞、攻邪而不伤正，共奏温经散寒，祛瘀调经之功。

若寒凝血瘀见腹痛拒按明显者，加蒲黄、五灵脂活血化瘀止痛；如经量多，去莪术、牛膝，酌加炮姜炭、艾叶炭以温经止血。

《金匮要略》温经汤与《妇人大全良方》温经汤的鉴别：

同：均有当归、川芎、白芍、牡丹皮、人参、甘草以温经养血，益气祛瘀。

异：《金匮要略》温经汤：吴茱萸桂枝法半夏麦冬阿胶生姜，以温养冲任为主，主要用于冲任虚寒而有瘀滞的月经病。《妇人大全良方》温经汤：桂心莪术牛膝，以散寒祛瘀为主，主要用于冲任实寒而有瘀滞的月经病。

5. 气滞证

证候：经期延后，经量正常或量少，色黯红有血块，少腹胀痛，或胀甚于痛，胸胁乳房胀痛，时欲太息，舌质正常或偏红、苔薄白或微黄，脉弦或弦数。

分析：肝气郁结，血为气滞，冲任受阻，血海满溢失时，故经期延后、量少色黯有块；胸胁、乳房、少腹为肝经所布，气机不畅，肝气不达，经脉壅滞，故胸胁乳房少腹胀痛；时欲太息、舌苔正常、脉弦为肝郁气滞之征；若肝郁化热则出现舌偏红、苔微黄、脉弦数之象。

治法：理气行滞调经。

方药：乌药汤（《兰室秘藏》）。

乌药、香附、木香、当归、甘草。

方中乌药理气行滞为君；香附疏肝理气止痛；木香行脾胃之滞为臣；当归养血活血调经为佐；甘草调和诸药为使，诸药合用，共奏行气活血调经之功效。

若经量少，有瘀块者，酌加丹参、益母草活血化瘀；若小腹胀痛甚者，酌加延胡索、青皮理气止痛；若胸胁、乳房胀痛明显者，酌加柴胡、郁金、王不留行以疏肝解郁，理气止痛；若肝郁化火而见月经量多色红，心烦，舌红、苔薄黄，脉弦数者，酌加牡丹皮、焦山栀、旱莲草、地榆以清热凉血止血。

【其他疗法】

1. 经验方

（1）益母草 30g，红花 10g，乌药 10g，水煎服。适用于血瘀气滞证。

（2）刘寄奴 30g，红花 10g，炒王不留行 15g，益母草 30g，水煎服。适用于血瘀证。

2. 中成药

（1）六味地黄丸：水丸每次 6g，每日 2 次，适用于肾阴虚证。

（2）八珍益母丸：蜜丸每次 9g，每日 2 次，适用于血虚证。

（3）艾附暖宫丸：蜜丸每次 9g，每日 2 次，适用于虚寒证。

3. 针灸治疗

关元、血海、肾俞、子宫、足三里、三阴交，每次取 3~4 穴，虚证补法加灸，实证平补平泻。

（八）月经过少

月经周期正常，经量明显减少，或行经期不足 2d，甚或点滴即净者，称为"月经过少"，亦称"经水涩少""经量过少"。本病的特点是经量明显减少，一般认为月经量少于 30mL 者为月经过少。月经过少常伴月经后期，并可发展为闭经。

《诸病源候论·月水不调候》有"月水……乍少"的记载。其后历代医家不断从病因病理、治法方药等方面丰富了月经过少的内容。

西医学的甲状腺功能亢进、甲状腺功能低下、子宫发育不良、性腺功能低下、高泌乳素血症、高雄激素血症、多囊卵巢综合征、子宫内膜结核、长期服用避孕药、子宫内膜炎或计划生育手术后子宫内膜损伤或宫腔部分粘连等均可出现月经过少。

【诊断】

1. 病史 可有失血、结核病、反复流产等病史及刮宫术史。

2. 症状 经量明显减少，甚或点滴即净，月经周期可正常，也可伴周期异常，常与月经后期并见。

3. 检查

（1）妇科检查：甲状腺功能亢进、甲状腺功能低下、功能失调性子宫出血病的卵泡发育不良、高泌乳素血症、高雄激素血症、多囊卵巢综合征均为正常盆器；子宫发育不良者子宫偏小；子宫内膜炎者子宫体压痛；性腺功能低下者，盆腔器官基本正常或子宫体偏小。

（2）基础体温测量：子宫病变者，基础体温可呈双相；功能失调性子宫出血病的卵泡发育不良，基础体温虽呈双相，但低温相过长；甲状腺功能亢进、甲状腺功能低下、高泌乳素血症、高雄激素血症、多囊卵巢综合征患者基础体温多呈单相。

（3）女性激素六项测定：甲状腺功能低下者，促卵泡素（FSH）、黄体生成素

（LH）、泌乳素（PRL）等均减少；高泌乳素血症患者泌乳素（PRL）升高；高雄激素血症患者雄激素（T）升高；多囊卵巢综合征患者多表现为 T 升高或 LH/FSH≥2.5，或可兼见 PRL 升高。

（4）甲状腺功能测定（即甲功三项或五项）：甲状腺功能亢进患者血清总三碘甲状腺原氨酸 T3 升高，血清总（游离）甲状腺素 T4 升高，促甲状腺素（TSH）则减低。甲状腺功能低下患者，血清总甲状腺素 T4 和游离总三碘甲状腺原氨酸 T3 均降低，而总 T3、游离 T4 可正常或降低，TSH 减低。

（5）宫腔镜检查和在其指引下进行诊断性刮宫：对子宫内膜结核、子宫内膜炎或宫腔粘连有诊断价值。

（6）子宫造影：对子宫内膜结核、宫腔粘连有诊断价值。

【鉴别诊断】

常见疾病鉴别：月经过少应特别注意与妊娠有关的出血（激经、异位妊娠、胎漏、葡萄胎）相鉴别，其次要注意与经间期出血相鉴别（详见早期妊娠诊断、异位妊娠、胎漏、葡萄胎、经间期出血）。

（1）与经间期出血的鉴别：经间期出血的出血量一般较月经量少，发生在两次月经中间（即排卵期），结合 BBT 测定，多能鉴别。

（2）与激经的鉴别：激经是受孕早期，月经仍按月来潮，血量少，无损胎儿发育，可伴有早孕反应，妊娠试验阳性，B 超检查可见子宫腔内有孕囊、胚芽或胎心搏动等。

临床辨病思路：本病诊断应先做妊娠试验和 B 超检查，排除与妊娠有关的出血；询问有无长期服用避孕药病史；排除初潮即量少，但生殖功能正常者；如月经半月一行者需排除经间期出血。排除以上因素且病程稍长者，可做上述检查，以了解是否属于西医常见相关性疾病，中西医结合辨病治疗。

【病因病机】

本病的发病机制有虚有实，虚者多由精亏血少，血海不盈；实者多因痰湿或瘀阻，冲任阻滞，血不畅行，而致经量过少。

1. 肾虚 禀赋素弱，肾气不足，或久病、多产、房劳伤肾，冲任劳损，精血不充，血海溢泻不足以致月经过少。

2. 血虚 素体血虚，或大病久病伤血，营血亏虚；或饮食劳倦伤脾，生化之源不足，冲任空虚，血海溢泻不足以致经量过少。

3. 血瘀 经期产后，寒客胞宫，血为寒凝；或情志失调，气郁血滞，血道瘀涩；冲任受阻，血行不畅，血海溢泻不足以致月经量少。

4. 痰湿 素体肥胖，或脾虚不运，痰湿内生，痰阻胞脉，冲任不通，血行不畅，经血受阻而量少。

【辨证论治】

经量过少是本病的特征。应从月经的色、质变化及兼症、舌脉辨其虚实。

治疗宜虚则补之，以补肾滋肾，养血调经为主；实则泻之，以活血通利为主，佐以温经、行气、祛痰。但临床上常虚多实少，故凡辛燥、攻破之品均宜慎用，通利不宜过量或久用，以免重伤气血，致经血难复。

1. 肾虚证

证候：经行量少，甚至点滴即净，色黯淡质清稀，腰酸腿软，足跟痛，头晕耳鸣，精神不振，或小腹冷，或夜尿多，舌淡，苔薄，脉沉弱。

分析：肾虚精血不足，冲任不充，故经来量少；肾阳虚，血不化赤故经色黯淡质清稀；腰为肾之府，肾主骨生髓，脑为髓之海，肾虚髓海失养，故头晕耳鸣；外府失养则腰酸膝软、足跟痛；肾阳不足，胞脉失于温煦，故小腹冷；肾虚膀胱之气不固，故夜尿多。舌淡、苔薄，脉沉弱，均为肾虚阳气不足之象。

治法：补肾益精，养血调经。

方药：归肾丸（《全书景岳》）。

熟地黄、山药、山萸肉、茯苓、当归、枸杞子、杜仲、菟丝子。

方中熟地黄、山药、山萸肉、枸杞子滋肾养肝，杜仲、菟丝子补益肾气，山药、茯苓益肾健脾，当归养血调经，全方共奏补肾益精，养血调经之效。

若形寒肢冷，夜尿多酌加巴戟天、淫羊藿、益智仁温肾助阳，固肾缩尿；若见潮热，手足心热，咽干口燥者，酌加生地黄、地骨皮、玄参养阴清热；气短神疲者，酌加党参、黄芪以补气。

2. 血虚证

证候：经行量少，甚至点滴即净，色淡质稀，伴头晕眼花，心悸怔忡，小腹空痛，面色萎黄，唇舌色淡，苔薄，脉细弱。

分析：阴血衰少，冲任不充，血海不盈，故经行量少；血虚则精微不充，赤色不足故经色淡、质稀；血虚胞脉失养故小腹空痛；血虚不能上荣于脑则头晕眼花；不能上营于心则心悸怔忡；不能上荣于面则面色萎黄，唇舌色淡、苔薄，脉细弱均为血虚之象。

治法：养血益气调经。

方药：滋血汤（《证治准绳》）。

人参、黄芪、山药、茯苓、熟地黄、当归、川芎、白芍。

方中人参、黄芪、山药、茯苓健脾益气以资生化之源，四物汤补血养血，调经；诸药合用，使气生血长，血海充盛则经水自调。

若心悸失眠者，酌加夜交藤、五味子、炒枣仁以养心安神；脾虚食少加砂仁、陈皮以健脾和胃；经来过少，点滴即止者，去川芎，酌加枸杞子、山茱萸、何首乌滋养肝肾，填精益血；兼有胸胁或乳房胀痛等肝郁之象者，酌加柴胡、香附、金铃子疏肝理气止痛。

3. 血瘀证

证候：经来量少，色紫黯有血块；小腹胀痛拒按，血块排出后胀痛减轻，舌紫黯，或有瘀斑、瘀点，脉沉涩 。

分析：瘀血内停，血行不畅，冲任受阻，故经量少而有块，小腹胀痛拒按；血块排出，瘀滞稍通，故疼痛减轻；舌紫黯，或有瘀斑、瘀点，脉沉涩乃为瘀血内停之象。

治法：活血化瘀调经。

方药：桃红四物汤（方见经期延长）。

如小腹胀痛甚，或兼胸胁胀痛者，酌加香附、乌药理气行滞止痛；如小腹冷痛，得热痛减者，酌加肉桂、吴茱萸以温通血脉。

4. 痰湿证

证候：经量过少，色淡红，质黏腻如痰，形体肥胖，胸脘满闷，纳呆呕恶，白带量多，质黏腻，苔白腻，脉滑。

分析：痰湿停聚，阻滞胞脉，气血运行不畅，血海满盈不足，故经量过少，色淡红质黏腻；痰湿内阻，中阳不振则胸脘痞闷，纳呆呕恶；湿邪下注，伤及任带二脉则白带量多，质黏腻；苔白腻，脉滑为痰湿内停之征。

治法：化痰燥湿调经。

方药：苍附导痰丸（《叶天士女科》）。

苍术、香附、陈皮、茯苓、半夏、南星、枳壳、生姜、甘草。

方中二陈汤健脾和胃、燥湿化痰；苍术、南星燥湿化痰；香附、枳壳理气行滞；生姜温中和胃；温则痰消，燥则湿化，痰湿去则胞脉通，经量可复矣。

【其他疗法】

1. 经验方

（1）熟地黄 15g，当归、川芎、赤芍各 9g，牛膝 6g，甘草 3g，水煎服。

（2）益母草 30g，茜草 30g，大枣 10g，水煎服。每日 1 剂。

（3）鸡血藤 30g，怀牛膝 20g，红花 10g，路路通 15g，水煎服。每日 1 剂。

2. 针灸治疗

主穴：关元、三阴交。

配穴：中极、血海、阴陵泉、太冲。

方法：每次取 3~4 穴，虚证补法加灸，留针 30min；实证平补平泻，留针 15min。

（九）闭经

女子年逾 16 周岁月经尚未初潮；或已经行经又中断达 6 个月以上；月经稀发者，中断 3 个周期以上，排除生理性停经者，称为"闭经"。前者称为原发性闭经，后者称为继发性闭经。妊娠期、哺乳期暂时性停经，绝经期停经，均属生理性停经，不属闭经范畴。若初潮后一两年内月经有暂时性停闭，或由于生活习惯突然改变，偶见一两次月经不潮，又无其他不适者，亦可暂不作病论，月经多能自行恢复。

闭经最早记载于《内经》，称为"女子不月""月事不来"，并认识到闭经可由纵欲、大脱血、心理失调等因素致脏腑功能失常而引起，还提出以"四乌贼骨—芦茹丸"治疗血枯经闭。东汉张仲景《金匮要略》概括其病因为"因虚、积冷、结气为诸经水断绝"。唐代孙思邈《千金要方》将妇人方列于卷首，记载了治疗闭经的药方 31 首。金元四大家对闭经的认识及治疗上都有独特之处，如朱丹溪首次提出痰阻闭经乃"躯脂满闭经，治以导痰汤加黄连、川芎"。明代李梴《医学入门》中，把闭经错综复杂的病因病机概括为"凡此变证百出，不过血滞与枯而已"，并论有"虫证经闭"。张景岳《景岳全书·妇人规》以"血枯""血隔"分虚实立论。清代傅山《傅青主女科》明确提出"经水出诸肾""肾气本虚，又何能盈满而化经水外泄耶？"。《医宗金鉴·妇科心法要诀》指出痨瘵闭经是"经闭久嗽，又见骨蒸潮热……则为之风血痨"。从历代医家对闭经的论述来看，说明闭经的病因病机复杂多端，当分别原因论治。

西医常见相关疾病：甲状腺、肾上腺功能异常，胰岛素拮抗；无子宫或始基子宫、幼稚子宫、子宫内膜缺如、子宫内膜结核、严重的子宫内膜炎、刮宫过度损伤子宫内膜或宫腔粘连、刮宫术或宫颈锥切术后宫颈管粘连狭窄、手术切除子宫或放疗破坏子宫内膜；卵巢缺如、卵巢不发育或发育不全、卵巢早衰、双侧卵巢切除、放疗损伤卵巢、卵巢肿瘤、多囊卵巢综合征；垂体梗死、垂体肿瘤、空蝶鞍综合征；颅咽管肿瘤、长期服用避孕药和氯丙嗪、利血平等，精神刺激、环境、寒冷刺激及体重下降过快、营养不良、神经性厌食、长期剧烈运动均可影响中枢神经、下丘脑的功能而导致闭经；高泌乳素血症、高雄激素血症、先天性下丘脑分泌下丘脑促性腺激素释放激素或垂体分泌促性腺激素不足、生殖道闭锁等均可引起闭经。

西医通常将闭经的原因分为五大类：子宫性闭经、卵巢性闭经、垂体性闭经、下丘脑性闭经和其他内分泌能异常导致的闭经。

【诊断】

1. 病史　了解既往月经史；有无发病诱因如精神刺激、环境改变、减肥、剧烈运动、长期服药史、宫腔及宫颈手术史、结核感染史和其他慢性疾病史；有无头痛、视觉障碍、溢乳、周期性下腹胀痛、阴道干涩等不适症状。已婚妇女需询问生育史及产后并发症史。原发性闭经应询问第二性征发育情况，了解生长发育史，有无先天缺陷或其他疾病及家族史。

2. 症状　女子已逾 16 周岁月经尚未初潮；或已建立月经周期后，停经已达 6 个月以上，或月经稀发者，中断 3 个周期以上。

3. 检查

（1）全身检查：观察患者体质、发育、营养状况，全身毛发分布，第二性征发育情况。

（2）妇科检查：了解外阴、阴道、子宫、卵巢发育情况，有无缺失、畸形和肿块。对原发性闭经者尤需注意外阴发育情况，处女膜有无闭锁，有无阴道、子宫、卵巢缺如。

（3）辅助检查：生育年龄妇女闭经，首先需排除妊娠。通过病史及体格检查对闭经病因及病变部位有初步了解，再通过有选择的辅助检查明确诊断。

1）功能试验：

A. 药物撤退试验：用于评估体内雌激素水平，以确定闭经程度。①孕激素试验：黄体酮注射液，每日肌内注射 20mg，连续 5d；或口服醋酸甲羟孕酮，每日 10mg，连用 5d。停药后出现撤药性出血（阳性反应），提示子宫内膜已受一定水平雌激素影响，为Ⅰ度闭经。停药后无撤药性出血（阴性反应），应进一步行雌孕激素序贯试验。②雌孕激素序贯试验：适用于孕激素试验阴性的闭经患者。每晚睡前服妊马雌酮 1.25mg 或己烯雌酚 1mg，连续 21d，最后 10d 加用醋酸甲羟孕酮，每日口服 10mg，停药后发生撤药性出血者为阳性，提示子宫内膜功能正常，可排除子宫性闭经，引起闭经的原因是患者体内雌激素水平低下，为Ⅱ度闭经，应进一步寻找原因。无撤药性出血者为阴性，应重复一次试验，若仍无出血，提示子宫内膜有缺陷或被破坏，可诊断为子宫性闭经。

B. 垂体兴奋试验：又称下丘脑促性腺激素释放激素刺激试验，了解垂体对下丘脑促性腺激素释放激素的反应性。典型方法：将 LHRH 100g 溶于 0.9%氯化钠射液 5mL 中，30s 内静脉注射完毕。于注射前及注射后 15min、30min、60min、120min 分别采血测定 LH 含量。注射后 15~60min LH 高峰值较注射前升高 2~4 倍，说明垂体功能正常，病变在下丘脑；经多次重复试验 LH 值无升高或升高不显著，说明垂体功能减退，如希恩综合征。

2）激素测定：

A. 血甾体激素测定：包括雌二醇、孕酮及睾酮测定。血孕酮水平升高，提示排卵；雌激素水平低，提示卵巢功能不正常或衰竭；睾酮水平高，提示可能为多囊卵巢综合征或卵巢支持—间质细胞瘤等。

B. 催乳激素及垂体促性腺激素测定：PRL>25μg/L 时称为高催乳激素血症。PRL 升高者测定 TSH，TSH 升高为甲状腺功能减退；TSH 正常，而 PRL<100μg/L，应行头颅 MRI 或 CT 检查，排除垂体肿瘤。PRL 正常应测定垂体促性腺激素。月经周期中 FSH 正常值为 5~20u/L，LH 为 5~25u/L。若两次测定 FSH>25~40u/L，为高促性腺激素性腺功能减退，提示卵巢功能衰竭；若 LH>25u/L 或 LH/FSH 比例>3 时，应高度怀疑多囊卵巢综合征；若 FSH、LH 均<5u/L，为低促性腺激素性腺功能减退，提示垂体功能减退，病变可能在垂体或下丘脑。

C. 肥胖、多毛、痤疮患者还需测定胰岛素、雄激素（血睾酮、硫酸脱氢表雄酮，尿 17-酮等），以确定是否存在胰岛素抵抗、高雄激素血症或先天性 21-羟化酶功能缺陷等。Cushing 综合征可通过测定 24h 尿皮质醇或 1mg 地塞米松抑制试验排除。

3）影像学检查：

A. 盆腔 B 型超声检查：观察盆腔有无子宫，子宫形态、大小及内膜厚度，卵巢大小、形态、卵泡数目等。

B. 子宫输卵管造影：了解有无宫腔病变和宫腔粘连。

C. CT 或磁共振显像（MRI）：用于盆腔及头部蝶鞍区检查，了解盆腔肿块和中枢神经系统病变性质，诊断卵巢肿瘤、下丘脑病变、垂体微腺瘤、空蝶鞍等。

D. 静脉肾盂造影：怀疑米勒管发育不全综合征时（副中肾管发育障碍引起的先天畸形，促性腺激素正常，有排卵，外生殖器、输卵管、卵巢及女性第二性征正常。主要异常表现为始基子宫或无子宫、无阴道，约 15%伴肾异常如肾缺如、盆腔肾或马蹄肾，40%有双套尿液集合系统，5%~12%伴骨骼畸形），用以确定有无肾脏畸形。

4）宫腔镜检查：能精确诊断宫腔粘连。

5）腹腔镜检查：能直视下观察卵巢形态、子宫大小，对诊断多囊卵巢综合征等有价值。

6）染色体检查：对鉴别性腺发育不全病因及指导临床处理有重要意义。

7）其他检查：如靶器官反应检查，包括基础体温测定、诊断性刮宫等。怀疑结核或血吸虫病应行内膜培养。

【鉴别诊断】

（1）闭经应与妊娠、胎死腹中及生理性闭经、月经生理的特殊现象相鉴别（详见早、中期妊娠诊断、月经生理现象)。

(2) 闭经与育龄期妇女胎死腹中的鉴别：胎死腹中虽有月经停闭，但可有厌食、择食、恶心呕吐等早孕反应，乳头着色、乳房增大等妊娠体征。妇科检查宫颈着色、软，子宫增大，但小于停经月份、质软、B超检查提示子宫增大，宫腔内见胚芽，甚至胚胎或胎儿，但无胎心或胎体活动。闭经者停经前大部分有月经紊乱，继而闭经，无妊娠反应和其他妊娠变化。

临床辨病思路：本病诊断应先做妊娠试验或B超检查排除妊娠及胎死腹中；同时应注意排除妊娠期、哺乳期、初潮后1~2年月经暂时性停闭，绝经期停经、避年、暗经等生理性闭经和月经生理特殊现象、处女膜闭锁、阴道横膈等假性闭经以及药物因素引起的闭经。详细询问上述病史并进行体格检查，初步除外器质性病变，然后按诊断步骤进行。

【病因病机】

闭经的主要病机可分为虚、实两类。虚证多因精亏血少，冲任亏乏，源断其流，无血可下，张景岳谓之"血枯"；实证多由于邪气阻隔，冲任受阻，血不得下，张景岳谓之"血隔"。虚者多因肝肾不足、气血虚弱、阴虚血燥所致；实者多由气滞血瘀、痰湿阻滞而成。

1. 肝肾不足　由于先天禀赋不足，肾气未充，或多产房劳、久病所伤，损及肝肾，以致精血亏枯，源断其流，冲任空虚，无血可下而成闭经。正如《医学正传》曰："月经全借肾水施化，肾水既乏，则经血日以干涸。"

2. 气血虚弱　素体脾胃虚弱，或饮食不节，损伤脾胃，或劳倦过度，或忧思过度，损伤心脾，以致气血生化不足；或大病久病，或失血过多，或哺乳过久，或久患虫疾耗血，以致营血亏虚，冲任不充，无血可下而成闭经。

3. 阴虚血燥　素体阴虚，或失血阴亏，或久病伤阴，或劳瘵骨蒸，阴虚肺燥，金水不能相资，肾阴受亏，或过食辛温燥热之品，灼胃伤阴，或五志过极，化火伤阴。阴虚内热，血海燥涩干涸，故成闭经。若日久病深，阴精亏乏，血海涸竭，则可发展为虚劳闭经。

4. 气滞血瘀　七情内伤，肝气郁结，气机不畅，气滞血瘀，或经期产后，调摄失宜，感受风寒，或内伤寒凉生冷，血为寒凝致瘀，或因热邪消灼阴血，阴血稠涩致瘀，冲任瘀滞，胞脉阻隔，经血不得下行。

5. 痰湿阻滞　素体肥胖，多痰多湿，或饮食不节、劳倦内伤，脾失健运，水湿内停，湿聚为痰，痰湿阻滞冲任，壅塞胞脉，阻隔不通，经血不得下行。《女科切要》曰："肥白妇人，经闭而不通者，必是湿痰与脂膜壅塞之故也。"

【辨证论治】

闭经应以全身症状和舌脉为依据，结合患者体质因素、初潮年龄、经带胎产史，甚至家族史、既往史等病史，辨清寒热虚实。

闭经的治疗原则，虚者补而通之，实者泻而通之。切不可不分虚实，滥用通破之药，以通经见血为快，以致气血耗伤；亦不可一律峻补之药，滋腻碍脾，影响气血生化。至于因他病所致闭经，又当先治他病。

1. 肝肾不足证

证候：年逾 16 岁月经尚未来潮，或月经初潮较迟，时有月经停闭，或由月经后期、量少，渐至闭经，体质虚弱，第二性征发育不良，精神不振，腰酸腿软，头晕耳鸣，舌淡红、苔薄，脉沉细。

分析：先天禀赋不足，肾气未充，精气不足，天癸匮乏，精血亏少，致冲任空虚，无血可下，故年逾 16 岁月经尚未来潮，或月经初潮较迟，量少色淡，渐至闭经；或因后天肝肾虚损，精血不足，致冲任空虚，无血可下，故由月经后期、量少，渐至闭经。肝肾精血不足，髓海不荣，故头晕耳鸣；筋骨失养，故腰膝酸软；余症及舌脉表现，皆为肝肾不足之象。

治法：补肾益精，养血调经。

方药：归肾丸（方见月经过少）。

本方补肾气、益精血，加续断、桑寄生、牛膝以增强补肝肾、强筋骨之力，加鸡血藤、何首乌以增强补血之效，且寓活血通经于补之中，使精血充足，冲任通盛，可望月经渐复。对肾气虚所致闭经者尤为适用。

偏肾阳虚者，兼见畏寒肢冷，面色晦黯，小便频数清长，大便溏薄，带下量多色白清稀，舌淡、苔白，脉沉细或沉迟等，可于上述方中，加入巴戟天、仙灵脾、紫河车、覆盆子等温肾补精；偏肝肾阴虚者，兼见五心烦热，口燥咽干，舌红、少苔，脉细数等症，可于上方中加女贞子、旱莲草、生地黄、牡丹皮等养阴清热凉血；若见盗汗、骨蒸潮热等症，可参照阴虚血燥证闭经论治。

2. 气血虚弱证

证候：经量渐少，或月经逐渐后期而来、稀发，色淡质稀，渐至闭经，或大失血后，月经骤然闭止，神倦乏力，面色苍白无华，头晕目眩，心悸气短，失眠健忘，或食欲不振，羸瘦萎黄，毛发不泽或易脱，肌肤不润或干燥，阴道干涩，带下稀少，性欲低下或生殖器官萎缩，舌淡、少苔，脉细弱。

分析：因失血过多、脾胃虚损、虫疾耗血等致血虚气弱，又影响肾精不充，从而冲任失养，血海空虚，无血可下，故经量渐少，或月经逐渐后期而来、稀发，色淡质稀，渐至闭经；或大失血后，月经骤然闭止。血虚不能上荣头面，故面色苍白无华，头晕目眩；血不养心，故心悸怔忡，失眠健忘；脾虚失运，则不思饮食，大便溏薄；余症及舌脉表现均为气血虚弱之象。

治法：补气养血调经。

方药：人参养荣汤（《和剂局方》）。

人参、黄芪、白术、茯苓、炙甘草、当归、白芍、熟地黄、肉桂、五味子、远志、陈皮、生姜、大枣。

方中人参大补元气，补脾和胃，配黄芪、白术、茯苓、炙甘草补益中气，以助气血生化；当归、白芍、熟地黄滋阴养血调经；陈皮理气行滞；五味子、远志宁心安神；适加肉桂，温阳通脉，鼓舞气血生长；生姜、大枣，调和营卫。全方补气养血，气充则血旺，血盛则气旺，气血充足，精得充养，血海渐盈，则经行正常。

治疗时可适当加入菟丝子、覆盆子、续断、枸杞子等补肾益精之品。若还伴见性欲低下、全身毛发易脱、肌肤干燥、阴道干涩、带下稀少、生殖器官萎缩等症状，此为精血亏败，冲任虚衰，可于上方加紫河车、鹿角霜、鹿茸等血肉有情之品填补精血，长期服用。伴见畏寒肢冷、面色晦黯、小便清长等症状，可加淫羊藿、肉苁蓉、巴戟天等温补肾阳；伴见食欲不振、面色萎黄、脘腹胀满、大便溏薄等症状，宜用参苓白术散加补骨脂温补脾肾，养血调经；若因思虑过度、营阴暗耗、血不养心所致心悸怔忡、失眠多梦等症状，宜用柏子仁丸养血滋阴，养心安神；伴见多食善饥、面色淡黄或萎黄、皮肤不润、腹部膨胀、或脐腹作痛、或嗜食异物等症状，为虫积所致闭经，宜健脾理气，杀虫消积，攻补兼施，同于内科驱虫治疗。

3. 阴虚血燥证

证候：月经周期延后、经量少，色鲜红质稠，渐至闭经，五心烦热，两颧潮红，盗汗，或骨蒸劳热，口燥咽干，形体消瘦，阴道干涩，白带量少，或干咳，或咳嗽唾血，或虚烦少寐，心悸怔忡，舌红、少苔，脉细数。

分析：阴血不足，虚热内生，久则热燥血亏，血海燥涩渐涸，故月经周期延后、经量少，色红质稠，渐至闭经；阴虚火旺，故五心烦热，两颧潮红；虚热内扰，蒸津外泄，故盗汗；阴虚日久，精血亏损，虚火内炽，故成骨蒸劳热；阴精亏损，机体失于润养，故见口燥咽干，形体消瘦；阴虚肺燥，金水不能相资，故干咳，或咳嗽唾血；余症及舌脉表现均为阴虚血燥之象。

治法：养阴清热调经。

方药：加减一阴煎（《景岳全书》）加二至丸（方见经间期出血）。

熟地黄、生地黄、芍药、麦冬、知母、地骨皮、炙甘草、女贞子、旱莲草。

方中熟地黄滋阴补血，以滋肾水，芍药养血和阴；生地黄、麦冬、女贞子、旱莲草养阴清热凉血；知母清热泻火，滋阴润燥；地骨皮凉血退蒸健脾和中，调和诸药。全方既滋肾阴，又降泄虚火，尤适于肾水真阴虚损，水亏火旺之证。可加香附、牡丹皮理气活血调经，加何首乌、黄精等增强补益精血的作用。

若虚烦潮热、骨蒸劳热甚者，加鳖甲、青蒿滋阴潜阳，清退虚热。若兼干咳，可酌加沙参、天冬、百合、川贝等养阴润肺，清泄肺热；有咳嗽唾血者，可加百部、阿胶、白及润肺敛肺止血；如为结核病所致者，同时应给以抗痨治疗。虚烦少寐、心悸怔忡者，加柏子仁、夜交藤、远志、五味子交通心肾，养心安神。

4. 气滞血瘀证

证候：月经周期延后，经量少，或月经先后不定期，渐至闭经，或骤然闭止，精神抑郁，烦躁易怒，胸胁、乳房胀痛，少腹胀痛或拒按，舌质紫黯，或有瘀斑、瘀点，脉沉弦或沉涩。

分析：七情内伤，肝气郁结，气机阻滞，血行不畅，冲任气血瘀滞，胞脉阻隔，经血不通，血不下行，故见月经周期延后，经量少，或月经先后不定期，渐至闭经，或骤然闭止，少腹胀痛或拒按；气滞不畅，则精神抑郁，胸胁、乳房胀痛，郁久化热，故烦躁易怒；舌质紫黯，或有瘀点，脉沉弦或沉涩，均为气滞血瘀之征。

治法：活血理气，祛瘀通经。

方药：血府逐瘀汤（《医林改错》）。

桃仁、红花、当归、川芎、生地黄、赤芍、柴胡、枳壳、牛膝、桔梗、甘草。

桃仁、红花活血祛瘀；当归、川芎、生地黄、赤芍活血行气，养血调经；柴胡、枳壳疏肝理气；桔梗开宣肺气，以开胸膈之结气；牛膝引血下行；甘草和中调药。全方既行血分瘀滞，又解气分郁结，使冲任气血畅通，则经血按期来潮。

偏气滞者，兼见胸胁、乳房、少腹胀甚，上方加郁金、青皮、香附、莪术以增强疏肝解郁行气之效；偏血瘀者，兼见少腹疼痛拒按，上方加姜黄、三棱、五灵脂以活血化瘀止痛。若为寒凝血瘀，证见面色青白、形寒肢冷、小腹冷痛、苔白、脉沉迟而涩者，治宜温经散寒，活血通经，可用温经汤（方见月经后期）；若因实热消灼，血行瘀滞，证见小腹灼热疼痛、带下色黄、身热烦渴、苔黄、脉数者，治宜清热解毒，化瘀止痛，可用血府逐瘀汤加黄柏、败酱草、红藤、牡丹皮。

5. 痰湿阻滞证

证候：月经周期延后，经量少，色淡质黏稠，渐至闭经，形体肥胖，胸脘满闷，呕恶痰多，神疲肢倦，头晕目眩，或纳少腹胀，大便溏薄，或面浮肢肿，带下量多，色白，舌淡、苔白腻，脉滑。

分析：肥胖之人，多痰多湿，或脾失健运，痰湿内生，致痰湿阻滞冲任，壅塞胞脉，阻隔不通，经血不得下行，故月经延后，量少，色淡质黏稠，渐至闭经；痰湿阻滞胸脘，故胸脘满闷，呕恶痰多；痰湿阻遏，气机不利，故神疲肢倦；痰湿蒙蔽清窍，则头晕目眩；湿困脾阳，运化失常，故纳少腹胀，大便溏薄；水湿泛溢肌肤，则面浮肢肿；湿浊下注，伤及任带，则带下量多，色白，舌淡、苔白腻，脉滑皆为痰湿阻滞之象。

治法：豁痰除湿，活血调经。

方药：苍附导痰丸（方见月经过少）。

上方燥湿健脾，理气化痰，原治因痰湿阻滞之闭经。可加四物汤健脾益气，使脾胃得健，痰湿不生；加当归、川芎活血通经；加木香、鸡内金消食行滞；加川断、菟丝子等补益肝肾；加桂枝温经通脉；配牛膝引血下行。诸药合用，可达健脾燥湿化痰，行气活血调经，温通滋养冲任之效。标本同治，使脾运湿除痰消，经脉通畅，则经血可行，经量渐至正常。

若见带下量多，酌加车前子、芡实、白果健脾渗湿，收涩止带；见呕恶痰多，胸脘满闷，可加厚朴、旋覆花、生姜行气和中，降逆止呕；痰湿化热兼口苦，带下色黄，舌红、苔黄腻，脉滑数者，可加枳壳、瓜蒌、黄连、竹茹等清热化痰除湿。

【其他疗法】

1. 经验方

（1）促排卵汤：菟丝子、淫羊藿、巴戟天、枸杞子、熟地黄、熟附子、当归、党参、甘草。功用：补肾益精，培本调经。适用于肾虚经闭。阴虚者加用干地黄、女贞子、桑葚子、五味子等；阳虚者加用桂枝、仙茅、补骨脂、艾叶等。适时选用川芎、丹参、鸡血藤、牛膝等活血通经之品。

（《新编中医妇科学》罗元恺经验方）

（2）蚕沙酒：晚蚕沙 20g，黄酒 750mL 浸泡半月左右，去渣服用，每次 1 小匙，每日2次，连续10～15d，月经来潮后停药。本方适用于痰湿阻滞型闭经。

(《全国中医妇科验方集锦》浙江中医学院科研处)

（3）月月红通经方：月月红30朵，陈黄酒一斤半浸泡一周后去渣服酒，早晚各一次，每次半两至一两。一般服两料即可，有时可服至三料，冬天服用为宜。本方活血通经，适用于月经不调、闭经。

(《中医妇科验方选》夏桂成)

2. 针灸疗法

（1）体针：取三阴交、关元穴，虚证配足三里、血海、肾俞；实证配太冲、中极。

（2）耳针：子宫、内分泌、卵巢、皮质下、神门、交感等。

3. 西医治疗

（1）全身治疗：包括积极治疗全身性疾病，增强机体体质，供给足够营养，保持标准体重。运动性闭经者应适当减少运动量。对应激或精神因素所致闭经，应进行耐心的心理治疗，消除精神紧张和焦虑。对肿瘤、多囊卵巢综合征等引起的闭经，应进行特异性治疗。

（2）激素治疗：①性激素替代治疗：参考崩漏。②促排卵：见崩漏。③溴隐亭：每日2.5～5mg，一般在服药的第5～6周能使月经恢复。垂体催乳激素瘤患者，每日5～7.5mg，敏感者在服药3个月后肿瘤明显缩小，较少采用手术。④其他激素治疗：肾上腺皮质激素（适用于先天性肾上腺皮质增生所致的闭经，一般用泼尼松或地塞米松）或甲状腺素（适用于甲状腺功能减退引起的闭经）。

（3）手术治疗：针对各种器质性病因，采用相应的手术治疗。

（十）痛经

凡在经期或经期前后，周期性出现小腹疼痛，或痛引腰骶，甚至剧痛晕厥，称为"痛经"，也称"经行腹痛"。痛经多发生在经行第1～2d或经前数日，也有发生于月经将净或经净之后。痛经时间长短不一，疼痛程度轻重不同，一般疼痛较重者，可造成患者坐卧不安，甚至出现昏厥状态，影响患者工作和学习。痛经是妇科临床常见疾病之一。

痛经最早见于东汉张仲景《金匮要略》："带下，经水不利，少腹满痛，经一月再见。"隋代巢元方等所著《诸病源候论》首列"月水来腹痛候"，认为"妇人月水来腹痛者，由劳伤气血，以致体虚，受风冷之气客于胞络，损伤冲任之脉"。宋代陈自明《妇人良方大全》亦提出主风冷致痛经，并列有治痛经的方剂温经汤，此方为后世医家所喜用。明代《景岳全书·妇人规》指出："经行腹痛，证有虚实，实者或因寒滞，或因血滞，或因气滞，或因热滞；虚者有因血虚，有因气虚。然实痛者多痛于未行之前，经通而痛自减；虚痛者多痛于既行之后，血去而痛未止，或血去而痛益甚。大都可揉可按为虚，拒按拒揉为实"。这些论述至今仍然对临床有重要的指导性。历代医家在临床实践中反复观察，归纳出痛经的许多病因病机、证候、治法及用方，为临床论治痛经积累了宝贵经验。如《傅青主女科》认为痛经有肝郁、寒湿、肾虚等不同证候，当分别以宣郁通经汤、温脐化湿汤、调肝汤论治。

西医将生殖器官无器质性病变出现的痛经，称为原发性痛经或功能性痛经（多见于青春期少女）；生殖器官有器质性病变所引起的痛经，称为继发性痛经或器质性痛经（常见于育龄期妇女）。生殖器官有器质性病变引起的痛经常见的有慢性盆腔炎、子宫内膜异位症、子宫腺肌症、宫颈口粘连狭窄、妇科肿瘤等。

【诊断】

1. 病史　见伴随月经周期规律性发作的以小腹疼痛为主证史，或有经量异常、不孕、放置宫内节育器、盆腔炎等病史。

2. 症状　腹痛多发生在行经第 1~2d 或经前 1~2d，可呈阵发性痉挛性疼痛或胀痛伴下坠感，严重者可放射到腰骶部、阴道、会阴、肛门、两股内侧。可伴恶心、呕吐、腹泻等症状，甚至可见面色苍白、大汗淋漓、手足厥凉，剧痛至晕厥者。但无论疼痛程度如何，一般不伴腹肌紧张或反跳痛。也有少数患者于经血将净或经净后 1~2d 始觉腹痛或腰腹痛者。

3. 检查

（1）妇科检查：无阳性体征者属功能性痛经；如盆腔粘连、包块、结节或增厚、压痛者，应属盆腔炎；子宫内膜异位症患者常见子宫极度后倾、固定，直肠子宫陷凹、宫骶韧带或子宫后壁下方可扪及触痛性结节，一侧或双侧附件处触及囊实性包块，活动度差。病变累及直肠阴道间隙时可在阴道后穹隆触及，或直接看到局部隆起的小结节或紫蓝色斑点；子宫腺肌症患者子宫呈均匀增大或有局限性结节隆起，质硬且有压痛，经期压痛更甚。

（2）B 超检查：有助于明确痛经的原因。

（3）腹腔镜、宫腔镜：腹腔镜检查是目前诊断子宫内膜异位症的最佳方法，疑有颈管粘连者可做宫腔镜检查。

【鉴别诊断】　痛经应与发生在经期或于经期加重的内、外、妇诸学科引起腹痛症状的疾病如急性阑尾炎、结肠炎、膀胱炎、卵巢囊肿蒂扭转等鉴别。若患者有短暂停经史，又见腹痛、阴道流血，应与异位妊娠、胎动不安或堕胎等妊娠病证鉴别（详见后有关章节诊断与鉴别诊断）。

临床辨病思路：患者既往虽有痛经史，但此次患者疼痛之性质、程度明显有别于既往征象时，或腹部扪诊见肌紧张或反跳痛体征，或患者有短暂停经史者，应先排除经期患急性阑尾炎、卵巢囊肿蒂扭转等疾患及相关妊娠期腹痛出血性疾患；如欲采取中西医结合方案治疗痛经，根据情况可适时做以上所述相关检查，以明确西医确诊的相关疾病。

【病因病机】

痛经随月经周期而发，是与经期及经期前后特殊的生理状态有关。未行经期间，由于冲任气血平和，致病因素、体质因素常不足以引起冲任、胞宫气血瘀滞或不足，故平时不发生疼痛。在经期及经期前后，冲任、胞宫气血较平时变化急骤，即冲任、胞宫气血经前"满盈"，经期"溢泻"，经后相对"空虚"。这种特殊生理变化易受致病因素、体质因素的干扰，导致冲任、胞宫气血运行不畅或失于濡养，不通或不荣而痛。经净后冲任、胞宫血气渐复则疼痛自止。但若病因未除，体质因素未获改善，故下次月经来潮，痛经随之而发。由此可见，痛经的病位在冲任、胞宫，变化在气血，主要病机为冲任气血不畅，胞宫气血瘀滞，不通则痛；或冲任胞宫失于濡养，不荣则痛。其临床常见的病因有气滞血瘀、寒凝血瘀、湿热瘀阻、气血虚弱、肝肾亏损等类型。

1. 气滞血瘀　素多抑郁，或恚怒伤肝，肝失条达疏泄，肝气郁滞，气机不畅，气滞则血亦滞，由滞而瘀，致冲任气血瘀滞，经血运行不畅；经前或经期，气血下注冲任，胞脉气血更加壅滞，不通则痛。正如《沈氏女科辑要笺正》曰："经前疼痛无非厥阴气滞，络脉不疏。"《张氏医通》亦云："经行之际，……若郁怒则气逆，气逆则血滞于腰腿心腹背肋之间，遇经行时则痛而重。"

2. 寒凝血瘀　经期、产后感受寒邪，或过食寒凉生冷，则寒客冲任、胞宫，与血相搏，致冲任、胞宫气血凝滞不畅；经前或经期，气血下注冲任，胞脉气血更加壅滞，不通则痛。或经期、产后冒雨涉水、游泳或久居湿地，伤于风冷寒湿，致寒湿客于冲任、胞宫，则发为寒湿凝滞证痛经。

3. 湿热瘀阻　素体湿热内蕴，或经期、产后或妇科手术后，感受湿热之邪，湿热流注下焦，滞留于冲任、胞宫，湿热与血胶结成瘀，湿热瘀阻气血，血行不畅；经行之际，气血下注冲任，胞脉气血更加壅滞，不通则痛。

4. 气血虚弱　素体脾胃虚弱，气血生化不足，或大病、久病、大失血后损伤气血，致冲任、胞宫气血不足，血海亏虚；经后血泻，冲任气血更虚，胞脉失于濡养，不荣则痛，兼之气虚无力运血，血行不畅则痛。

5. 肝肾亏损　多因先天禀赋不足，肝肾本虚，或房劳多产，损及肝肾，或疾病所伤，肝肾虚损，皆致精血不足，冲任亏虚；经后血泻，精血更虚，冲任愈虚，胞脉失于濡养，不荣则痛。如《傅青主女科》曰："妇人有少腹疼于行经之后者，人以为气血之虚也，谁知是肾气之涸乎。"

【辨证论治】

痛经辨证应首先辨明疼痛发生的时间、部位、性质、程度，并结合月经情况、全身症状、舌脉、体质因素及病史等全面分析，辨其寒热虚实论治。一般痛经发于经前、经行之初多属实证；月经将净或经净之后作痛多属虚证。痛在少腹一侧或双侧多属气滞，病在肝；痛在小腹正中多属子宫瘀滞；小腹虚痛引及腰脊多属肾。隐痛、疗痛、坠痛，喜揉喜按者多属虚；掣痛、绞痛、灼痛、刺痛，拒按者多属实；辨明其虚实寒热。灼痛得热反剧属热；冷痛得热痛减属寒。痛甚于胀属血瘀；胀甚于痛属气滞；持续作痛属血瘀或湿热。临床上常按疼痛的伴随症状来判断痛经疼痛的程度。若疼痛时不能坚持工作和学习，兼见四肢厥冷、唇青面白、冷汗淋漓，或恶心呕吐等，则疼痛属重，甚者可因剧烈疼痛而致昏厥。经期如常、量少、色黯淡、质稀薄，痛作于经后者，多属虚；量少、色黯红、质稠，或有血块，痛作于经前者，多属实；苔黄、脉滑数、疼痛拒按者，则多属湿热。素多抑郁而痛者，多属气滞血瘀；素体虚弱而痛者，多属虚证；素有白带量多而痛者，多属湿滞；素多带下色黄有臭而痛者，多属湿热。

痛经的治疗原则以调理胞宫、冲任气血为主，治法分两步：经期重在调血止痛以治标，平时辨证求因以治本。

【急症处理】

痛经发作之际，急宜止痛治标，可选用以下方法：

1. 田七痛经胶囊 每次 3~6 粒，每日 3 次，口服（蒲黄 0.275g，醋炒五灵脂、田七末、延胡索、川芎、小茴香各 0.3g，木香 0.2g，冰片 0.025g。每小瓶 2g 药粉或每克药粉分装胶囊 3 粒。每日 3 次，每次 2g）。

2. 痛经丸 每次 6~9g，每日 1~2 次，临经时服用。

3. 麝香痛经膏 穴位外贴，取穴：气海、子宫、三阴交或腹部痛点敷贴，每次选 1~2 穴，每穴 1 片，1~3d 更换 1 次。

4. 针灸

（1）艾灸：腹部。

（2）体针：足三里、三阴交、关元、气海、中极。留针 15~30min。或先针后灸（一般每次灸 15~20min）。

（3）耳针：子宫、交感、神门、内分泌、卵巢、皮质下、过敏点等穴位。每次选用 2~4 个穴位，中等强度刺激，留针 20min，每日 1 次。疼痛较甚者可用耳穴埋针法，埋针期间患者可自行按压穴位以增强刺激。

5. 免煎中药 辨证施治，开水冲服。

6. 常用止痛药物选择 痛经的治疗，宜经前一周给药至经期。平时的治疗在辨证的同时，常选择相应的止痛药配伍以协助止痛。寒胜者宜选温经止痛药，如艾叶、炮姜、吴茱萸、肉桂、台乌、小茴香等，简记为艾姜吴萸桂乌茴；热盛而痛者，宜选清热止痛药，如牡丹皮、赤芍、川楝子等，简记为丹赤楝；气郁而痛者，宜选行气止痛药，如香附、木香、延胡索、川楝子、姜黄、槟榔、枳壳等，简记为二香胡楝黄榔壳；瘀滞作痛者，宜选用活血祛瘀止痛药，如蒲黄、五灵脂、乳香、没药、延胡索、三七等，简记为失笑乳没胡三七。

【辨证论治】

1. 气滞血瘀证

证候：经前或经期小腹胀痛，拒按，经行不畅，量少色紫黯有块，块下痛减。乳房胀痛，胸胁胀闷不舒，舌质紫黯，或舌边、尖有瘀点或瘀斑，脉弦或沉弦。

分析：素多抑郁恚怒，或七情内伤，肝失条达，肝郁气滞，血行不畅，冲任气血瘀滞，至经前或经期，气血下注冲任，胞脉气血更加壅滞，不通则痛，故经前或经期小腹胀痛，拒按，经行不畅，经行不畅而量少。气滞血瘀，故经色紫黯有块。血块排出后，瘀滞稍通，故块下痛减。瘀滞随经血而外泄，故经后疼痛自消。若郁滞之因未除，则下次月经周期又复发作。肝主疏泄，调畅气机，肝郁气滞，经气不利，故乳房胀痛，胸胁胀闷不舒。舌质紫黯，或有瘀点或瘀斑，脉弦等均为气滞血瘀之征。

治法：行气活血，祛瘀止痛。

方药：膈下逐瘀汤（《医林改错》）。

当归、川芎、赤芍、桃仁、红花、枳壳、延胡索、五灵脂、乌药、香附、牡丹皮、甘草。

原方治瘀在膈下，积块疼痛之症。方中以香附、乌药、枳壳疏肝行气止痛；当归养血活血，调经止痛；川芎、延胡索、桃仁、红花、五灵脂活血行瘀，通经止痛；牡丹皮、赤芍清热凉血，散瘀止痛；甘草缓急止痛，调和诸药。全方共奏理气行滞，化瘀止痛之效，气行血畅则痛自止。

若兼烦躁易怒、口苦、舌红、苔黄、脉数者，为肝郁化热之象，加栀子、郁金、夏枯草等清泄肝热；兼纳差食少、脘腹胀闷者，为肝郁脾虚，可加陈皮、木香、砂仁、茯苓等健脾理气；兼恶心呕吐者，为肝气挟冲气上逆犯胃，可加黄连、吴茱萸、生姜和胃降逆止呕；兼小腹坠胀或二阴坠胀不适者，加柴胡、升麻行气升阳。

2. 寒凝血瘀证

证候： 经前或经期，小腹冷痛拒按，甚则绞痛难忍，得热痛减，月经或见推后，经血量少，色黯有块，畏寒肢冷，面色青白，舌质暗，苔白，脉沉紧。

分析： 寒主收引凝滞，寒客冲任、胞宫，凝滞胞脉，气血运行不畅，至经前或经期，气血下注冲任，胞脉气血更加壅滞，不通则痛，故经前或经期，小腹冷痛拒按，甚则绞痛难忍。寒得热化，故得热痛减；寒凝血瘀，经血运行受阻，故月经或见推后，经血量少，色黯有块；寒邪内盛，阳气被遏，故畏寒肢冷，面色青白；舌质暗、苔白、脉沉紧，均为寒凝血瘀之征。

治法： 温经散寒，祛瘀止痛。

方药： 温经汤（《妇人良方大全》方见月经后期）。

温经汤用治实寒证痛经。若小腹冷痛较重者，上方加吴茱萸、小茴香、生姜等，增强温经散寒，暖宫止痛之力；寒凝气闭、痛甚昏厥、冷汗肢厥者，加制附子、细辛、巴戟天、淫羊藿等温肾散寒，回阳救逆。若伴肢体酸重不适，胸闷脘痞，纳少腹胀，苔白腻，或有冒雨涉水、久居湿地之病史，则为寒湿凝滞证痛经，宜加苍术、白术、茯苓、生姜等散寒除湿。

若见经前或经期小腹冷痛，喜温喜按，经色黯淡，神疲乏力，腰腿酸软，小便清长，大便稀溏，苔白润，脉沉迟等症状，乃虚寒性痛经。治宜扶阳散寒，暖宫止痛。方选温经汤《金匮要略》加制附子、艾叶、小茴香、干姜以增强温肾暖宫，散寒止痛之效。若手足不温，面色青白，舌质淡嫩，宜去麦冬、阿胶滋腻阴柔，碍阳滞血。

3. 湿热瘀阻证

证候： 经前或经期小腹疼痛拒按，或胀痛不适，有灼热感，或痛连腰骶，或平时小腹疼痛，经来疼痛加剧，经血量多或经期延长，经色黯红，质稠有块，平素带下量多，黄稠臭秽，或伴有低热起伏，小便黄赤，舌红、苔黄腻，脉滑数或弦数。

分析： 湿热郁阻冲任、胞宫，与血胶结，气血瘀滞不畅，经行之际，气血下注冲任，胞脉气血更加壅滞，不通则痛，故经前或经期小腹疼痛拒按，或胀痛不适，有灼热感，或痛连腰骶。瘀热扰血，故经血量多或经期延长，经色黯红；湿热壅遏下焦，累及任带，故平素带下量多，黄稠臭秽；湿热郁蒸，故低热起伏；小便黄赤，舌红、苔黄腻，脉滑数或弦数，均为湿热蕴结之象。

治法： 清热除湿，化瘀止痛。

方药： 清热调血汤（《古今医鉴》）。

牡丹皮、黄连、生地黄、当归、白芍、川芎、桃仁、红花、莪术、延胡索、香附。

原方主治"经水将来，腹中阵阵作痛，乍作乍止，气血俱实"。方中以牡丹皮清热凉血，活血散瘀；黄连清热燥湿，泻火解毒；生地黄清热凉血养阴；当归、白芍养血活血，调经止痛；川芎、桃仁、红花、莪术、延胡索、香附活血行气止痛。加红藤、败酱草、车前子以增强清热除湿，活血止痛之力。

若痛连腰骶，加续断、狗脊、秦艽、牛膝等强腰止痛，清热除湿；伴见经血量多或经期延长，酌加地榆、槐花、茜草清热凉血止血；带下量多、黄稠臭秽，可加黄柏、土茯苓、椿根白皮等清热除湿止带。

4. 气血虚弱证

证候：经期或经后小腹绵绵作痛，喜按，或小腹及阴部空坠不适，月经量少，色淡，质清稀，面色无华，头晕眼花，神疲乏力，心悸失眠，或纳少便溏，舌质淡红、苔薄，脉细弱。

分析：气血不足，冲任亦虚，经行血泻，冲任气血更虚，胞脉失于濡养，不荣则痛，故经期或经后小腹绵绵作痛，喜按；气虚下陷，故小腹及阴部空坠不适；气血虚弱，血海不盈，故月经量少，色淡，质清稀；经后数日，冲任气血渐复，故隐痛渐消；若体虚尚未恢复，则下次经期或经后又复作痛。气血虚弱，不能上荣，故面色无华，头晕眼花；气血不足，心神失养，故心悸失眠；神疲乏力，为气虚之象；脾虚失运，故纳少便溏。舌质淡红、苔薄，脉细弱，皆为气血不足之象。

治法：补气养血，调经止痛。

方药：圣愈汤（《医宗金鉴·妇科心法要诀》）。

人参、黄芪、熟地黄、当归、川芎、生地黄。

原方治"月经先期，虚甚者"。方中人参、黄芪补脾益气；熟地黄、当归、川芎、生地黄养血和血。使气血充盈，冲任气血复其濡养，则疼痛自除。可酌加鸡血藤、桂枝、艾叶、炙甘草养血通脉，缓急止痛。

若见胁痛，乳房、小腹胀痛，胸闷不舒等血虚肝郁症状，可加柴胡、香附、川楝子、乌药等疏肝解郁，理气止痛；兼见头晕心悸，失眠少寐等心血不足症状者，可加酸枣仁、远志、龙眼肉、大枣等养血安神；小腹及阴部空坠不适者，酌加升麻、柴胡升举阳气；腰腿酸软者，加菟丝子、续断、桑寄生等补肝肾、强筋骨。

5. 肝肾亏损证

证候：经后或经期小腹绵绵作痛，喜按，腰骶酸痛不适，经色黯淡，量少，质稀薄，头晕耳鸣，失眠健忘，面色晦黯，精神不振，舌质淡红、苔薄，脉沉细。

分析：禀赋素弱或后天肝肾虚损，精血不足，冲任亦虚，经后血泻，胞脉精血愈虚，失于濡养，不荣则痛，故经后或经期小腹绵绵作痛，喜按；经后数日，冲任精血渐复，故疼痛渐消；若肝肾精血亏虚未复，则下次经期或经后又复作痛。外府不荣则腰骶酸痛不适；精亏血少，阳气不足，故面色晦黯，精神不振；精血亏虚，髓海不荣，故头晕耳鸣，失眠健忘。舌质淡红、苔薄，脉沉细，均为肝肾亏损，失于充养之象。

治法：补肾益精，养血止痛。

方药：调肝汤（《傅青主女科》）。

当归、白芍、山茱萸、巴戟、阿胶、山药、甘草。

原方用治"少腹痛于经行之后"，属肾虚不能养肝，肝木克伐脾土之证。方中当归、白芍养血和血，柔肝止痛；山茱萸补益肝肾；巴戟温肾益冲任；阿胶滋阴养血；山药益气养阴，补益脾肾；甘草补中调药，缓急止痛。

腰骶酸痛者，加菟丝子、续断、杜仲等补肾强腰；经色黯淡、量少，加熟地黄、淫羊藿、鸡血藤等补肾益精，养血活血；头晕耳鸣、失眠健忘，加何首乌、枸杞子、柏子仁等养血安神；兼见少腹两侧或两胁胀痛者，加川楝子、延胡索、郁金、橘核等疏肝行气止痛；兼见潮热、心烦少寐者，加青蒿、鳖甲、地骨皮、夜交藤、远志等清退虚热，除烦安神；兼手足不温，小腹空冷者，酌加制附子、乌药、桂枝等温肾扶阳，散寒通脉。

【其他疗法】

1. 经验方

（1）艾叶 6g，红糖 15g，水煎温服。最好在经行腹痛前服 1~2 剂，痛时继服。本方适应于虚寒型痛经。

（《常见病验方选编》中医研究院）

（2）姜桂乌珀汤：干姜 10g，肉桂 10g，制川乌 6g，琥珀末 3g（冲），九香虫 10g。水煎内服，宜在经前 5~7d 服用。忌生冷食物。本方温经散寒止痛，适用于痛经，用治寒凝血瘀之痛经者效果最佳。

（《中医妇科验方选》王子瑜经验方）

（3）痛经验方：全当归 24g，川芎 15g，香附 12g，延胡索 12g，水煎 2 次，分 2 次服，1d 服完。连服 2 剂。行经期前后各 3d，禁食生冷酸物。本方养血活血，行气止痛。适用于痛经。

（《中医妇科验方选》彭昆成祖传经验方）

（4）延胡索片：每日 3 次，每次 5 片，痛时服。

（5）云南白药（按说明服用）。

2. 原发性痛经的西医治疗

（1）解痉止痛剂：阿托品 0.5mg 肌内注射。

（2）前列腺素合成酶抑制剂：常用的药物有布洛芬、酮洛芬、甲氯芬那酸、双氯芬酸、甲芬那酸、萘普生。原发性痛经的发生主要与月经时子宫内膜前列腺素（PG）含量增高有关。前列腺素合成酶抑制剂通过抑制前列腺素合成酶的活性减少前列腺素产生，防止过强子宫收缩和痉挛，从而减轻或消除痛经。该类药物治疗有效率可达80%。布洛芬 200~400mg，每日 3~4 次；或酮洛芬 50mg，每日 3 次。

【预防与调摄】

（1）月经期减少剧烈运动。

（2）经期严禁性生活。

（3）防止经血倒流。对宫颈管狭窄或闭锁、宫颈粘连、阴道横膈、子宫极度前后屈等可引起经行不畅者，及时纠正。月经期避免不必要的盆腔检查，如有必要，操作应轻柔，不可重力挤压子宫。

（4）避免手术操作所引起的子宫内膜种植。经前禁止各种输卵管通畅试验，宫颈冷冻、电灼等均不宜在经前进行。人工流产吸宫时，不要突然降低宫内负压以防止碎片随宫腔血水倒流入腹腔。剖宫手术时，要注意保护手术术野和子宫切口，缝合子宫时缝针要避免穿过子宫内膜层，以防内膜异位于腹壁切口。

（5）适龄婚育和药物避孕、妊娠可以延缓此病的发生。

（十）不孕症

女子婚后夫妇同居2年以上，配偶生殖功能正常，未避孕而不受孕者；或曾孕育过，未避孕而又2年以上未再受孕者，称为不孕症。前者为原发性不孕，古称"全不产"；后者为继发性不孕，古称"断绪"。夫妇一方有先天或后天生殖器官解剖方面的缺陷，无法纠正而不能妊娠者，称绝对性不孕；夫妇一方，因某些因素阻碍受孕，一旦纠正仍能受孕者，称相对性不孕。本节主要讨论相对性不孕症。

历代医家重视对不孕的研究：公元前11世纪《周易》记载"妇三岁不孕"，这是关于不孕的最早记载。《素问·上古天真论》首先提出了肾气盛，天癸至，任通冲盛，月事以时下，故有子的受孕生理。又在《素问·骨空论》中指出"督脉者……此生病……其女子不孕"的病理。《神农本草经》紫石英条下记载"女子风寒在子宫，绝孕十年无子"。《金匮要略·妇人杂病脉证并治》温经汤条下说："亦主妇人少腹寒，久不受胎。"西晋《针灸甲乙经·妇人杂病》"女子绝子，衃血在内不下，关元主之"，率先提出瘀血导致不孕的机制。《诸病源候论》专设"无子候"，分列"月水不利无子""月水不通无子""子脏冷无子""带下无子""结积无子"等"挟疾无子"病源。唐代《千金要方·求子》首先提出"凡人无子，当为夫妻俱有五劳七伤、虚羸百病所致"，认识到不孕也可由男性因素引起，并将女性不孕症分为"全不产"和"断绪"。元代朱丹溪在《格致余论·受胎论》中指出"男不可为父，得阳气之亏者也；女不可为母，得阴气之塞者也"，并首先提出"女涵男"的真假阴阳人不能生育。在《丹溪心法·子嗣》中增补了肥盛妇人痰湿闭塞子宫和怯瘦妇人子宫干涩不能怀孕的证治。万全著《广嗣纪要》指出"五不女"和"五不男"不能生育。又在《万氏妇人科》中指出"女子无子，多因经候不调……此调经为女子种子紧要也"。张景岳《妇人规·子嗣类》强调治疗不孕应辨证论治，"种子之方，本无定轨，因人而药，各有所宜"，还提出"情怀不畅，则冲任不充，冲任不充则胎孕不受"的七情内伤导致不孕的机制。清代《傅青主女科》强调从肝肾论治不孕，创制的养精种玉汤、温胞饮、开郁种玉汤、宽带汤至今仍为临床常用。王清任《医林改错》重视用活血化瘀法论治不孕，认为少腹逐瘀汤"种子如神"，并创对经服药法，即月经来潮之日起连服5d以祛瘀生新、调经种子。这些理论和论述为我们今天研究不孕症提供了较好的学术基础。

【病因病机】

1. 病机　肾主生殖，不孕与肾的关系密切，并与天癸、冲任、子宫的功能失调，或脏腑气血不和，影响胞脉胞络功能有关。常见的有肾虚、肝郁、血瘀、痰湿。

（1）肾虚。肾藏精，精化气，肾中精气的盛衰主宰着人体的生长、发育与生殖。若先天肾气不足，或房事不节、久病大病、反复流产损伤肾气，或高龄，肾气渐虚。肾气虚，则冲任虚衰不能摄精成孕；或素体肾阳虚或寒湿伤肾，肾阳亏虚，命门火衰，阳虚气弱，则生化失期，有碍子宫发育或不能触发氤氲乐育之气，致令不能摄精成孕；

或素体肾阴亏虚，或房劳多产、久病失血，耗损真阴，天癸乏源，冲任血海空虚；或阴虚生内热，热扰冲任血海，均不能摄精成孕，发为不孕症。

（2）肝郁。若素性忧郁，或七情内伤，情怀不畅；或由于久不受孕，继发肝气不舒，致令情绪低落、郁郁寡欢，气机不畅。二者互为因果，肝气郁结益甚，以致冲任不能相资，不能摄精成孕。又肝郁乘脾，脾伤不能通过任脉而达带脉，任、带失调，胎孕不受。

（3）血瘀。瘀血既是病理产物，又是致病因素。寒、热、虚、实、外伤均可致瘀滞冲任，胞宫胞脉阻滞不通导致不孕。或经期、产后余血未净，房事不节亦可致瘀，瘀积日久成癥。

（4）痰湿。素体脾肾阳虚或劳倦思虑过度，饮食不节伤脾或肝木犯脾，或肾阳虚不能温脾，脾虚则健运失司，水湿内停，肾阳虚则不能化气行水，湿聚成痰；或嗜食膏粱厚味，痰湿内生，躯脂满溢，遮隔子宫，不能摄精成孕；或痰阻气机，气滞血瘀，痰瘀互结，不能启动氤氲乐育之气而致不孕。

2. 病因　西医认为引起不孕的原因有女方因素、男方因素或男女双方因素或原因不明。本节主要讨论女方因素引起的不孕症。

（1）排卵功能障碍。主要原因有：①持续性无排卵；②多囊卵巢综合征；③卵巢早衰和卵巢功能减退；④先天性性腺发育不良；⑤低促性腺激素性性腺功能不良；⑥高催乳素血症；⑦黄素化卵泡不破裂综合征；⑧甲状腺功能异常；⑨有具有内分泌功能的卵巢肿瘤等。

（2）输卵管因素：①输卵管异常、慢性输卵管炎引起输卵管阻塞或伞端闭锁，或输卵管积水均可导致精卵结合障碍而致不孕；②盆腔粘连、盆腔炎症、子宫内膜异位症、结核性盆腔炎等均可引起局部或广泛的疏松或致密粘连，造成盆腔和输卵管功能和结构的破坏而引起不孕。

（3）子宫因素：①子宫内膜病变，常见的有子宫内膜炎症、宫腔粘连、息肉、内膜结核等；②子宫肌瘤，包括黏膜下子宫肌瘤、体积较大的肌壁间肌瘤影响宫腔形态时可对妊娠产生影响；③子宫畸形，常见的有中隔子宫、双角子宫和单角子宫等；④宫颈病变，宫颈管感染、宫颈息肉、宫颈口过小均可影响精子穿过而致不孕；⑤其他如黄体功能不足子宫内膜分泌反应不良或雌激素不足使宫颈黏液过于稠厚，不利于精子穿过等。

此外，阴道因素、免疫因素、身心因素、性生活因素及染色体异常等均可导致不孕。

【诊断及鉴别诊断要点】

运用现代医学检查方法对男女双方实施必要的检查，找出不孕原因，从而采取有针对性的治疗措施，是诊治不孕症成功的关键。根据情况女方可做如下检查：

（1）病史采集。结婚年龄、丈夫健康状况、性生活情况、避孕方法、经带胎产史、既往史（有无结核、阑尾炎手术、甲状腺病等）、家族史、个人史。

（2）体格检查。注意第二性征及内外生殖器官的发育情况，有无畸形、炎症、包块及溢乳等。

（3）女性不孕症特殊检查：

1）基础体温测定：周期性连续的基础体温测定。可以大致反映排卵和黄体功能，但不能作为独立的诊断依据，推荐结合其他排卵监测的方法辅助使用。

2）B超监测：卵泡发育推荐使用经阴道超声检查，检测内容包括：子宫大小和形态、肌层回声、子宫内膜的厚度。卵巢基础状态：卵巢的体积、双侧卵巢内 2~10mm 直径的窦卵泡计数、优势卵泡的直径。卵巢内异常回声的大小及回声特征，是否有输卵管积水征象，是否有异常的盆腔积液征象。

3）基础激素水平测定：一般在排卵异常和高育龄妇女（>35 岁）中进行，包括周期第 2~4 天的 FSH、LH、E2，可反映卵巢的储备功能和基础状态，TSH 反映甲状腺功能，PRL 反映是否存在高催乳素血症，T 反映是否存在高雄激素血症等内分泌紊乱所致的排卵障碍。

4）输卵管通畅试验：常用输卵管通液术、子宫输卵管泛影葡胺（或碘油）造影及 B 超下输卵管过氧化氢溶液通液术来了解输卵管是否通畅。其中子宫输卵管造影还有助于了解输卵管和子宫腔的形态是否正常，是否有粘连、息肉和黏膜下子宫肌瘤等病变。

5）宫腔镜检查：可观察子宫腔的形态、内膜的色泽和厚度、双侧输卵管开口、是否有宫腔粘连、畸形、息肉、黏膜下肌瘤等病变。联合腹腔镜时可分别在输卵管内口插管，注射染料（亚甲蓝），以判别输卵管的通畅度。

6）腹腔镜检查：用于检查诊断盆腔情况。可在腹腔镜直视下观察子宫、输卵管、卵巢的大小和形态以及输卵管周围和盆腔有无粘连；还可以同时进行腹腔镜下手术，如粘连分离术、异位病灶电灼术、子宫肌瘤剔除术等。还可在直视下进行输卵管通液试验，观察输卵管的通畅度。

7）当怀疑垂体病变时，应做 CT、MRI 检查，排除垂体病变。

8）免疫因素检查：如抗精子抗体（AsAb）、抗子宫内膜抗体（EMAb）、抗卵巢抗体、抗心磷脂抗体、抗透明带抗体等，但这些因素并不一定会影响受孕。

（4）常见疾病鉴别：不孕症与需注意暗产相鉴别：暗产为怀孕 1 个月不知其已受孕而殒堕者，即发生在月经期前的流产，也称生化妊娠。由于无明显停经史，受孕时间过短，不易觉察而误认为不孕。结合 BBT 测量、早早孕试验及血 HCG 检测可协助诊断。

临床辨病思路：不孕症是一组由多种因素导致的生育障碍状态，其诊断必须根据情况借助相关西医的诊断方法明确不孕原因，再结合中医的辨证方法辨证施治，必要时需中西医结合治疗，即辨病和辨证，中医和西医相结合的方法进行诊治，才能取得较好的效果。临床上切忌不问病因、盲诊盲治给患者造成不必要的经济损失和精神痛苦。

【辨证论治】

本病辨证要全面详细采集四诊资料，包括患者年龄、月经、带下、婚产、性生活及避孕情况，必须辨证与辨病相结合。

治疗上除针对各个证型外，应注意清心寡欲，择氤氲之时合阴阳，以利于成孕。

（一）肾虚证

1. 肾气虚证

证候：婚久不孕，月经不调或停闭，经量或多或少，色黯，头晕耳鸣，腰酸膝软，精神疲倦，小便清长，舌淡、苔薄，脉沉细，两尺脉尤甚。

分析：肾气不足，冲任虚衰，不能摄精成孕，而致不孕；冲任失调，血海失司，故月经不调，量或多或少；腰为肾之外府，肾虚则腰酸膝软；神疲，小便清长，舌淡、苔薄，脉沉细，尺脉弱均为肾气虚弱之象。

治法：补肾益气，温养冲任。

方药：毓麟珠（《景岳全书》）。

人参、白术、茯苓、白芍、当归、川芎、熟地黄、炙甘草、菟丝子、杜仲、鹿角霜、川椒。

方中八珍双补气血，温养冲任；菟丝子、杜仲温养肝肾，调补冲任，鹿角霜、川椒温肾助阳。诸药合用，既能温补先天肾气以生精，又能培补后天脾胃以生血，使精血充足，冲任得养，胎孕可成。

2. 肾阳虚证

证候：婚久不孕，月经迟发，或月经错后，或停闭不行，经色淡暗，性欲淡漠，小腹冷，带下量多，清稀如水，或子宫发育不良，头晕耳鸣，腰酸膝软，夜尿多，眼眶黯黯，面部黯斑，或环唇黯，舌质淡、苔白，脉沉细尺弱。

分析：肾阳不足，命门火衰，阳虚气弱，肾失温煦，不能触发氤氲乐育之气以摄精成孕，故不受孕；肾阳亏虚，天癸不充，故月经迟发或经闭；先天不足，生化失期，故子宫发育不良；阳虚水泛，水湿下注任带，故带下量多，清稀如水；腰膝酸软、面斑多、环唇黯，脉沉细尺弱等均为肾阳亏虚之征。

治法：温肾暖宫，调补冲任。

方药：温胞饮（《傅青主女科》）。

巴戟天、补骨脂、菟丝子、肉桂、附子、杜仲、白术、山药、芡实、人参。

方中巴戟天、补骨脂、菟丝子、杜仲温肾助阳益精气；肉桂、附子补益命门，温肾助阳以化阴；人参、白术益气健脾以养化源并除湿；山药、芡实补肾涩精而止带。全方共奏温肾助阳暖宫，填精助孕之效。

肾阳虚，也可选右归丸加龟甲。全方温补肾阳为主，辅以滋养肾阴，体现阴阳互根，阴中求阳，"则阳得阴助而生化无穷"。现代实验研究证实右归丸有促排卵作用。

若子宫发育不良，应积极早治，宜加入血肉有情之品如紫河车、鹿角片（或鹿茸）及桃仁、丹参、茺蔚子补肾活血，通补奇经以助子宫发育；若性欲淡漠者，选加淫羊藿、仙茅、肉苁蓉以温肾填精。

3. 肾阴虚证

证候：婚久不孕，月经常提前，经量少或月经停闭，经色较鲜红，或行经时间延长甚则崩中或漏下不止，形体消瘦，头晕耳鸣，腰酸膝软，五心烦热，失眠多梦，眼花心悸，肌肤失润，阴中干涩，舌质稍红略干、苔少，脉细或细数。

分析：肾阴亏虚，精血不足，冲任血海匮乏，故月经量少或停闭不行；阴虚血少，不能摄精则婚久不孕；阴虚生内热，冲任胞宫蕴热，不能摄精凝孕，亦不孕；热迫血行，则月经常提前，行经期延长甚或崩中漏下；腰膝酸软，五心烦热，舌红、脉细数等均为肾阴虚之征。

治法：滋肾养血，调补冲任。

方药：养精种玉汤（《傅青主女科》）。

当归、白芍、熟地黄、山萸肉。

方中重用熟地黄滋肾水为君；山萸肉滋肝肾为臣；当归、白芍补血养肝调经为佐使。全方共奏滋肾养血、调补冲任之功。

临证时加龟甲、知母、紫河车、首乌、肉苁蓉、菟丝子、牡丹皮以加强滋肾益精之功，稍佐制火，疗效更佳。

（二）肝郁证

证候：婚久不孕，月经或先或后，经量多少不一，或来经腹痛，或经前烦躁易怒，胸胁乳房胀痛，精神抑郁，善太息，舌黯红或或舌边有瘀斑，脉弦细。

分析：肝气郁结，气机不畅，疏泄失司，血海蓄溢失常，故月经或先或后，经量多少不一；肝失条达，气血失调，冲任不能相资，故婚久不孕；肝郁气滞，血行不畅，不通则痛，故经来腹痛；经前烦怒，胸乳胀痛，脉弦等均为肝气郁结之征。

治法：疏肝解郁，理气调经。

方药：开郁种玉汤（《傅青主女科》）。

当归、白芍、白术、茯苓、天花粉、牡丹皮、香附。

方中重用白芍养肝平肝为君；合当归养血为臣，酒洗开郁；白术健脾；茯苓健脾宁心；香附为解郁要药；牡丹皮清泻郁火，妙配花粉润燥生津。全方共奏疏肝解郁，调经种子之功。

（三）血瘀证

证候：婚久不孕，月经多错后或周期正常，经来腹痛，甚或呈进行性加剧，经量多少不一，经色紫黯，有血块，块下痛减，有时经行不畅、淋漓难净，或经间期出血，或肛门坠胀不适，性交痛，舌质紫黯或舌边有瘀点、苔薄白，脉弦或弦细涩。

分析：瘀血不行，阻滞冲任胞宫，故月经多推后，不能摄精成孕，故婚久不孕；瘀血阻滞，冲任不畅，不通则痛，故经来腹痛，经色紫黯有块；瘀阻胞宫，血不归经，故经来难净，或经间少量出血；舌黯脉涩亦是瘀滞之征。

治法：逐瘀荡胞，调经助孕。

方药：少腹逐瘀汤（《医林改错》）。

小茴香、干姜、延胡索、没药、当归、川芎、官桂、赤芍、蒲黄、五灵脂原方治"少腹积块疼痛""或有积块而不疼痛""或经血见时，先腰酸少腹胀"。

方中小茴香、干姜、官桂温经散寒，通达下焦；延胡索、没药、蒲黄、五灵脂行气活血、化瘀止痛；当归、川芎、赤芍活血祛瘀、散滞调经。全方共奏温经化瘀、调经种子之功。王清任谓："种子如神。"

（四）痰湿证

证候：婚久不孕，多自青春期始即形体肥胖，月经常错后、稀发，甚则停闭不行，带下量多，色白质黏无臭，头晕心悸，胸闷泛恶，面目虚浮或晄白，舌淡胖、苔白腻，脉滑。

分析：脾肾素虚，水湿难化，聚湿成痰，痰阻冲任、胞宫，气机不畅，则经行推后或停闭；痰阻冲任，脂膜壅塞，遮隔子宫，不能摄精成孕而致不孕；亦可因痰阻气机，气滞则血瘀，痰瘀互结于冲任、胞宫，不能萌发启动氤氲乐育之气而致不孕；胸闷泛恶，舌淡胖、苔白腻均为痰湿内阻之征。

治法：燥湿化痰，理气调经。

方药：苍附导痰丸（方见月经过少）。

全方重在燥湿化痰以治标。常加仙灵脾、巴戟、黄芪、党参补肾健脾以治本，先治标或标本兼顾，痰湿得化，再加强补肾调经助孕，经调而子嗣矣。

【其他疗法】

1. 经验方　香附子500g，当归350g，鹿角100g，上三味和匀，醋糊丸，如梧桐子大，每服10g，早起临睡各一服，白滚汤下。（《济阴纲目》）

2. 针刺促排卵

（1）取穴：①中极、归来、三阴交。②中极、大赫、血海。

（2）针法：两组穴位交替使用，每日1组，于排卵前2~3d开始，针刺后有小便感则停针，5min捻转1次，中等刺激，留针15min。

3. 中成药　安坤赞育丸、定坤丹、培坤丸、嫦娥加丽丸、鹿胎膏。按说明辨证服用。

4. 西医治疗　首先要改变生活方式，对体重超重者减轻体重至少5%~10%；对体质瘦弱者，纠正营养不良和贫血；戒烟、戒酒、戒毒；掌握性知识，了解自己的排卵规律，性交频率适中，以增加受孕机会。

（1）手术治疗生殖道器质性病变。

（2）排卵障碍者诱发排卵：用氯米芬、绒毛膜促性腺激素、尿促性素。

（3）不明原因不孕的治疗：一般对年轻、卵巢功能良好的夫妇，可行期待治疗，一般不超过3年。对卵巢功能减退和年龄>30岁的夫妇，一般慎重选择期待。可行宫腔内夫精人工授精3~6个周期诊断性治疗。

（4）辅助生殖技术包括人工授精、体外受精—胚胎移植及其衍生技术等。

第五节　带下病　阴痒

带下量明显增多或减少，色、质、气味异常，或伴全身、局部症状者，为带下病。正常带下乃指女子生理发育成熟时期，阴道内排出少量分泌物，无色透明或白色，用以润泽阴户，抵御外邪。如《沈氏女科辑要笺正》引王孟英所说："带下，女子生而即有，津津常润，本非病也。"至于经间期、经前期以及妊娠期带下稍有增多者，均属正常现象，不作疾病论。

带下病与现代医学的内分泌异常、生殖器炎症、肿瘤等引起的分泌物异常相似。

妇女外阴及阴道瘙痒，甚则痒痛难忍，坐卧不宁，或伴带下增多等，称为"阴痒"，又称"阴门瘙痒""阴蜃"等。

阴痒相当西医学的"阴道炎""外阴炎""外阴瘙痒症"及"外阴营养不良"等病。

阴痒是妇科常见病。

一、仲景论治要点

1. 湿热带下

【症候】

经水闭阻不行或经水不利，胞宫内有干血坚结不散，阴中下白物。

【病因病机】

由经行不畅或经闭，胞宫内有瘀血积结不散，郁为湿热，湿热下注，故见阴中下白物。此证干血坚结为本，湿热带下为标。

【治法】

清热除湿止带。

【方药组成及方义】

矾石丸：矾石（烧）、杏仁、白蜜。

方中矾石性寒燥湿，清热去腐，解毒杀虫，酸涩收敛以止带；杏仁、白蜜滋润以制矾石燥涩之性。

【方药应用及医案举例】

矾石丸治疗带下病案

张某，女，30岁，1991年2月24日初诊。阴道分泌物增多3年，呈白色，有时兼有黄色，每日需换内裤2~3次，曾诊为宫颈糜烂，多次服用中西药物均未好转。半年前曾被市立医院诊为子宫后壁实性肿块（肌瘤钙化），宫颈糜烂。近一个月阴道分泌物较前明显增多，色白，有时黄白相兼，质稠而臭，小腹部疼痛胀满，胃脘部隐隐作痛，烧心，纳少，身重乏力。舌质正常、苔白微黄，脉沉弦，右关脉濡数。妇科检查：宫颈有红色糜烂区，局部充血肥大，有接触性出血。B超：子宫后壁左侧有一2.3cm×1.9cm实性肿块。诊为宫颈Ⅱ度糜烂。中医诊为带下病，属肝热脾虚型，给以矾石丸放入阴道内，方法：枯矾12g，生杏仁6g。将杏仁去皮，捣为极细末，然后与枯矾末混合均匀，再加适量蜂蜜调匀（以调和成中药丸的软硬度），做成小丸如枣核大，外用一层绢布包裹，绵线束住，并保留一线头长约12cm。每晚用1丸，放阴道内深10~12cm，将线头留于外阴部，次晨取出。轻者连用3d，重者连用7d，休息3d再放，最多不超过21d。用药期间禁房事。若阴道分泌物很多者，可去掉绢布，直接将丸药放入阴道内。连放3d。二次来诊述，放药后的第二天带下即明显减少，3次后带下已如正常人，小腹疼痛明显减轻。嘱继放7d，带下未见增多。嘱停放3d后，继放7d。妇科检查糜烂区消失。又用药7d以巩固疗效。追访半年病情未复发。[山东中医杂志，1994，13（2）：68-69]

矾石丸治疗滴虫、霉菌性阴道炎案

患者，女，39岁，农民，2002年3月12日初诊。平日尿解刺痛，白带腥臭，外阴有湿疹奇痒，复擦破。纳减，腰酸。脉濡数，苔腻。白带涂片滴虫、霉菌（+）。当收涩除湿，内外夹治，组方：苦参12g，土茯苓12g，地肤子12g，鱼腥草30g，蛇床子10g，鹤虱10g，薏苡仁30g，凤尾草10g，车前草10g，白毛藤10g，甘草10g，7剂。

药水加明矾石少许，打碎，化烊，外洗，连续1周，湿除尿清，白带恶臭全消。二诊清扫余邪，健脾化湿：苍、白术各10g，炒扁豆花10g，山楂10g，茯苓皮15g，蛇床子10g，薏苡仁15g，忍冬藤15g，陈皮6g，车前草10g，生甘草6g，白毛藤10g，7剂。5~6d后，带水全消，涂片复查，滴虫、霉菌（-）。[现代中西医结合杂志，2006，15（7）：864-866]

2. 寒湿带下及阴痒

【症候】

患者自觉阴中寒冷甚至连及后阴，带下清稀、腰酸困重、少腹寒冷、外阴瘙痒等。

【病因病机】

阴冷寒湿带下，见此由阴寒湿浊之邪凝着下焦所致。

【治法】

暖宫除湿，杀虫止痒。

【方药组成及方义】

蛇床子散：蛇床子。

研末，用少量白粉少许和丸，如枣大，直接纳入阴道中。

【现代研究】

蛇床子散有温肾壮阳、散寒祛风、燥湿杀虫之功效。李艳敏以加味蛇床子散治疗阴道炎27例，治愈22例，有效4例，无效1例，总有效率96%。何天佑等以本方加减治疗病毒性疱疹87例，配合清热解毒的中成药或汤剂，有效率达99%。冯桥以本方加减治疗龟头、包皮念珠菌病25例，治愈14例，好转10例，未愈1例，总有效率96%。[李艳敏．加味蛇床子散治疗阴道炎27例．中华实用中西医杂志，2003，3（16）：963]

【方药应用及医案举例】

蛇床子散治疗阴痒案

韩某，40岁。白带多，阴部瘙痒，时轻时重1年余。近来白带增多，分泌物呈灰黄色、泡沫状，有腥臭味，偶尔白带混有血液，且外阴痒、灼热，性交痛，并感周身乏力，食欲不振，脉缓少力，舌偏淡、苔白腻。妇科检查：阴道及宫颈黏膜水肿，并有散在红色斑点；阴道分泌物镜下检查找到滴虫。诊断：滴虫性阴道炎（带下）。此为阴寒湿浊之邪凝着下焦所致，治宜内外兼治法：①内服以完带汤加蛇床子10g。②外治法：蛇床子30g，水煎后熏洗阴部。治疗3d后带下、阴痒等症状减轻；10d后症状逐渐消失。复查滴虫已转阴。[吕志杰，等．仲景方药古今应用．北京：中医古籍出版社，2000：783]

蛇床子散治疗白带增多、色黄有臭味，外阴瘙痒（滴虫性阴道炎）案

患者，女，25岁，已婚。因白带增多，色黄，有臭味，伴外阴瘙痒3d就诊。查其外阴，阴道充血，分泌物呈黄色泡沫状，质稀，量多，有臭味，宫颈充血，Ⅰ度糜烂，子宫及双侧附件正常。查白带常规示滴虫阳性。诊为滴虫性阴道炎。给予加味蛇床子散坐浴加阴道放药。方法：蛇床子30g，苦参30g，黄柏15g，茵陈18g，土茯苓18g，川椒6g，明矾6g，蝉蜕12g，薄荷12g。加水1 000mL，煎30min，取汁500mL，于每晚坐浴 1 次，坐浴前取药液 5mL 放于干净的容器中，坐浴后用消毒球系线蘸药液塞入阴道，次日清晨取出。每日 1 剂，连用 7d 为 1 个疗程。一般于月经干净后用药，用药 1 周后复查。坐浴前应先清洗外阴及阴道，滴虫性阴道炎用食醋水清洗，霉菌性阴道炎用小苏打水，老年性阴道炎用清水冲洗即可。治疗期间禁房事，勤换内裤。治疗 7d 后复诊，自述外阴瘙痒不明显，白带量少，色微黄，查白带滴虫阴性。继用原方治疗 7d，诸症消失。［中华实用中西医杂志，2003，3（16）：936］

蛇床子散治疗白带增多，呈豆腐渣样。伴外阴、阴道痒痛（念珠菌性阴道炎）案

患者，女，33 岁，已婚。自述白带增多，呈豆腐渣样，伴外阴、阴道痒痛 5d，且小便频急痛。查患者外阴及阴道黏膜红肿，触痛明显，其上附有白色片状分泌物。查白带常规示霉菌阴性，尿常规示正常。诊为霉菌性阴道炎。用加味蛇床子散治疗，方药：蛇床子 30g，苦参 30g，黄柏 15g，茵陈 18g，土茯苓 18g，川椒 6g，明矾 6g，蝉蜕 12g，薄荷 12g。加水 1 000mL，煎 30min，取汁 500mL，于每晚坐浴 1 次，坐浴前取药液 5mL 放于干净的容器中，坐浴前用小苏打水先清洗外阴及阴道，坐浴后用消毒球系线蘸药液塞入阴道，次日晨取出。每日 1 剂，治疗期间禁房事，勤换内裤。治疗 10d 痊愈。［中华实用中西医杂志，2003：3（16）：936］

附：《金匮要略》原文及释义

【原文】

妇人经水闭不利，脏坚癖不止①，中有干血，下白物②，矾石丸主之（1）

矾石丸方：

矾石三分（烧）杏仁一分

上二味，末之，炼蜜和丸枣核大，内脏中③，剧者再内之。

蛇床子散方，温阴中坐药④。（2）

蛇床子散方：

蛇床子仁

上一味，末之，以白粉⑤少许，和令相得，如枣大，绵裹内之，自然温。

【词解】

①脏坚癖不止：指胞宫内有干血坚结不散。《编注》云："止当作散字，坚癖不散子宫有干血也。"

②白物：指白带。

③内脏中：脏指阴道，即指将药物放入阴道中。

④坐药：指纳药阴道中或肛门中。此处指纳药阴道中。

⑤白粉：一说为米粉；一说为铅粉。作为外用药的赋形剂，当以米粉为是；若作为杀虫剂，则又当用铅粉。

【释义】

条文（1）论述干血内郁，湿热带下的外治法。本条带下病是由经行不畅或经闭，干血内着，郁为湿热，久而腐化所致。故以矾石丸为坐药，纳入阴中，以除湿热而止带下，这是治疗白带的外治法，亦为治标之剂。一般还需同时内服消瘀通经之剂以治其本。

条文（2）论述阴冷寒湿带下的治法。从"温阴中"及方后云"绵裹内之，自然温"。此由阴寒湿浊之邪凝着下焦所致。故用蛇床子散作为坐药，直接温其受邪之处，以暖宫除湿，杀虫止痒。

【思辨】

条文（1）中"经水闭不利，脏坚癖不止，中有干血"等症的治疗，前已述及，故彼详而此略。如按前法服药，则内外合治。若先治白带，后服药通经，则治分先后。仲景虽未明言，实已一目了然。如果伴有阴中糜烂者，则本方不宜使用。

条文（2）《医宗金鉴·妇科心法》主张本病可在内服桂附地黄丸的同时，外用蛇床子、吴茱萸、远志、干姜等份为末，棉裹纳阴中，可收卓效。

蛇床子散与矾石丸同治带下，均有杀虫止痒作用，且皆为外用方，但本方苦温燥湿，主治下焦寒湿证；矾石丸清热燥湿，主治下焦湿热证。可知，带下因湿而生，其证当分寒热。这对带下病内服方剂的创制及辨证论治都具有重要的临床指导意义。

【文献摘录】

脏，即子宫也。坚癖不止，"止"当作"散"字，坚癖不散，子宫有干血也。白物者，世谓之白带也。（《编注》）

藏，阴内也。不止，不去也。经水闭而不通。瘀，宿血也。阴中坚块不去，血干凝也。下白物，化血成带也。用矾石丸坐药治之。此方治下白物，若从湿化者可也，恐未能攻坚癖干血也。（《金鉴》）

阴寒，阴中寒也。寒则生湿，蛇床子温以祛寒，合白粉燥以除湿也。此病在阴中而不关脏腑，故但内药阴中自愈。（《心典》）

二、历代沿革

（1）带下病首见于《素问·骨空论》："任脉为病，女子带下瘕聚。"带下病有广义与狭义之分。广义带下病是泛指妇科疾病而言，因其多发生在带脉以下，如《史记·扁鹊仓公列传》所称妇科医生为带下医。《金匮要略》亦谓："妇人之病，因虚、积冷……此皆带下。"狭义带下病《诸病源候论》始有记载。《校注妇人良方》认为"病生于带脉，故名带下"。如《女科证治约旨》云："阴中有物，淋漓下降，绵绵而下，即所谓带下也。"明清时代的妇产科著作对带下记载较详，如《傅青主女科》从带下颜色的变化，详细分析了白、黄、赤、青、黑五色带下的证治。临床上以白带、黄带、赤白带为常见。

（2）阴痒是妇科常见病。《肘后备急方·治卒阴肿痛颓卵方第四十二》首载了治疗"阴痒汁出""阴痒生疮"的方药。隋代巢元方详细论述了阴痒的病因病机，内为脏气虚，外为风邪虫食所为，在《诸病源候论·妇人杂病诸候》曰："妇人阴痒，是虫蚀所为。三虫九虫在肠胃之间，因脏虚虫动作，食于阴，其虫作势，微则痒，重者乃痛。"又曰："肾荣于阴器，肾气虚……，为风邪所乘，邪客腠理，而正气不泄，邪正相干，在于皮肤故痒。"薛己总结妇人阴痒属肝经所化，有肝脾郁怒、肝脾气虚、湿热下注等证候，分别以龙胆泻肝汤、逍遥散、归脾汤、小柴胡汤等加减治疗，外以桃仁膏、雄黄等杀虫。明代张三锡在《医学准绳六要·治法汇》中主张"阴中痒，亦是肝家湿热，泻肝汤妙"，同时又指出"瘦人燥痒属阴虚"，为后人从阴虚血燥生风治疗阴痒提供了依据。

三、现代诊治

（一）带下病

【诊断】

（1）病史：经期、产后余血未净，摄生不洁，或不禁房事，或妇科手术后感染邪毒病史。

（2）临床表现：带下增多，伴有带下的色、质、气味异常，或伴有阴部瘙痒、灼热、疼痛，或兼有尿频尿痛等局部及全身症状。

（3）检查

1）妇科检查：外阴、阴道炎急性期可见局部潮红肿胀，慢性期局部体征不明显。细菌性阴道炎多为稀薄黄带，可有腥臭味；宫颈糜烂或宫颈管、子宫内膜炎时，白带呈黏液样、脓样，从宫颈管流出；老年性阴道炎白带稀薄，为淡黄色或血样脓性赤带，外阴、阴道黏膜呈老年性改变，易出血；支原体或衣原体阴道炎的白带多无明显改变或有黄带；滴虫性阴道炎的带下为稀薄泡沫状的黄带，阴道壁可见散在出血点；淋病性阴道炎白带呈黄色或脓样，常见尿道口充血，经阴道挤压尿道旁腺，可见尿道旁腺出口处有脓样分泌物排出；念珠菌阴道炎为凝乳或豆腐渣样的稠厚白带，阴道黏膜附有白色膜状物。也可发现肿瘤。

2）辅助检查：急性或亚急性盆腔炎，检查白细胞计数增高。阴道分泌物涂片检查或宫颈拭子病原体培养有助诊断。B超检查对盆腔炎症及盆腔肿瘤有意义。

【鉴别诊断】

1. 白浊 白浊是指混浊如脓之物由尿窍流出的一种疾患，因色白故称白浊；而带下秽物出自阴道，两者不同。

2. 白淫 白淫指欲念过度，心愿不遂时，或纵欲过度，过贪房事时，从阴道内流出的白液，有的偶然发作，有的反复发作，与男子遗精相类似，与带下有别。

3. 漏下 经血非时而下，量少淋漓不断为漏下，易与赤带相混；而赤带者月经正常，时而从阴道流出一种赤色黏液，似血非血，绵绵不断。

4. 经间期出血 经间期出血是两次月经之间，有周期性的阴道少量出血者；而赤带是绵绵不断，无周期性。

5. 其他 带下异常：如见大量浆液性黄水或脓性、米汤样恶臭白带时，还应通过B超、妇科检查、宫颈检查等与宫颈癌、输卵管癌相鉴别。

【病因病机】

带下病的主要致病因素是由于湿邪影响任带，以致带脉失约，任脉不固所致。湿邪有内外之别，外湿，指外感之湿邪；内湿，一般指脾虚失运，肾虚失固以致水湿内停所致。正如《傅青主女科》云："夫带下俱是湿症。"常见病因病机有脾虚、肾虚、湿热、湿毒。

1. 脾虚 素体脾虚，或饮食不节，劳倦过度，损伤脾气，运化失职，水湿停聚，流注下焦，伤及任带，而为带下。

2. 肾虚 素禀肾虚，肾气不足，封藏失职，阴液滑脱而下；肾阴偏虚，相火偏旺，阴虚失守，任带不固，带下赤白。

3. 湿热下注 肝郁化火，脾失健运，湿浊内生，湿热蕴结，伤及任带，发为带下。

4. 湿毒 经期产后，胞脉空虚，或洗浴用具不洁，或房事所伤，湿毒秽浊之气内侵，或湿热遏久成毒，损伤任带，而为带下。

【辨证论治】

带下病辨证，首先辨别量、色、质、气味。一般来说，色深质黏稠，臭秽者，多属实、属热；色淡质稀，或有腥气者，多属虚、属寒。临证时应结合全身症状、既往病史等全面分析，做出正确的辨证论治。

带下病的治疗大法，以健脾、升阳、除湿为主。结合临床见证，佐以疏肝固肾，清热解毒，若兼有外阴症状者可配合外治法。

四、脾虚证

证候：带下量多，色白或淡黄，质稀薄，无臭味，如涕如唾，绵绵不断，精神疲倦，四肢不温，纳少便溏，两足跗肿，面色萎黄或㿠白，舌质淡、苔白腻，脉缓弱。

分析：脾气虚弱，运化失司，湿邪下注，损伤任带，任脉不固，带脉失约，故带下量多，质稀；脾虚中阳不振，则面色萎黄或㿠白，精神疲倦，四肢不温；脾虚运化水谷精微功能失司，则纳少便溏；舌质淡、苔白腻，脉缓弱均为脾虚之候。

治法：健脾益气，升阳除湿。

方药：完带汤（《傅青主女科》）。

白术、山药、人参、白芍、苍术、甘草、陈皮、黑芥穗、柴胡、车前子。

方中人参、白术、山药、甘草补脾益气；苍术燥湿健脾；白芍、柴胡、陈皮疏肝解郁，理气升阳；车前子利水渗湿；黑芥穗入血分祛风胜湿。全方寓补于散之中，寄消于升之内，补虚而不滞邪。

若肾虚腰痛者，加杜仲、菟丝子、狗脊补肾壮腰；若寒凝腰痛，加艾叶、乌药散寒理气；若带下日久，滑脱不止者，可酌加金樱子、芡实、煅牡蛎等固涩止带。

若湿蕴化热，症见带下色黄黏稠，治宜清热利湿止带，方用易黄汤（《傅青主女科》）。

山药、芡实、黄柏、车前子、白果。

方中山药、车前子健脾利湿；芡实、白果固涩止带；黄柏清热燥湿，使热去湿化，带下自止。

2. 肾虚证

（1）肾阳虚。

证候：带下量多，色白清冷，质稀薄如水，终日淋漓不断，腰痛如折，小腹冷感，小便频数清长，夜间尤甚，大便溏薄，舌质淡、苔薄白，脉沉迟。

分析：肾阳不足，命门火衰，气化失常，水湿内停，伤及任带，发为带下而量多，色白清冷，终日淋漓不断；阳虚不能温煦小腹，则小腹冷感；肾阳不足，不能固摄小便，则小便频数清长，夜间尤甚；不能上温脾阳，故大便溏薄；腰为肾之府，肾虚腰部失荣，则腰痛如折；舌质淡、苔薄白，脉沉迟，亦为肾阳虚之征。

治法：温肾助阳，固涩止带。

方药：内补丸（《女科切要》）。

鹿茸、菟丝子、潼蒺藜、黄芪、肉桂、桑螵蛸、肉苁蓉、制附子、白蒺藜、紫菀茸。

方中鹿茸、肉苁蓉、附子、肉桂温肾助阳，生精髓，益血脉；菟丝子平补肝肾，固任脉；黄芪补气固摄；潼蒺藜、桑螵蛸补肾涩精止带；白蒺藜养肝肾祛风；紫菀茸温肺固肾。

若腹泻便溏者，去肉苁蓉，酌加补骨脂、肉豆蔻、炒白术补肾健脾止泻；若畏寒腹冷甚者加艾叶；若带下量多如崩，酌加人参、煅龙骨、煅牡蛎、乌贼骨益气固涩止带。

白带与白浊鉴别：白浊是指尿道流出混浊如米泔样的分泌物，多伴随小便排出，或伴尿道淋漓涩痛。

（2）肾阴虚。

证候：带下赤白或黄色，质黏无臭，阴道灼热干涩，头晕目眩，腰酸膝软，五心烦热，失眠多梦，口燥咽干，便秘溲赤，舌红、少苔，脉细数。

分析：素体阴虚或老年肾阴不足，相火偏旺，热灼血络，阴虚失守，封藏不固，故见赤白带下，或黄带；阴虚血燥，故阴部灼热干涩；肾阴虚，髓海不充，则头晕目眩；腰部失养，则腰膝酸软；肾阴虚，虚热上扰则五心烦热，口燥咽干，热扰心神则失眠多梦；舌红、少苔，脉细数均为阴虚之证。

治法：滋阴清热止带。

方药：知柏地黄丸（《医宗金鉴》）。

熟地黄、山药、山茱萸、茯苓、泽泻、牡丹皮、知母、黄柏。

本方中六味地黄丸旨在滋补肝肾，知母、黄柏清解虚热。

若失眠多梦加柏子仁、夜交藤以交通心肾；若潮热口干加麦冬、天花粉以清虚热生津；若舌苔黄者，酌加薏苡仁、栀子清热祛湿止带。

赤带与经间期出血、经漏的鉴别参阅前面内容。

3. 湿热下注证

证候：带下量多，色黄，质黏稠，有异味，或伴外阴瘙痒，胸闷气短，纳食较差，或小腹作痛，小便短赤，舌红、苔黄腻，脉濡数。

分析：湿热蕴积于下，伤及任带二脉，故带下量多，色黄，质黏，有臭气；湿热内阻，则小腹作痛；湿热伤津，则小便短赤；舌红、苔黄腻，脉濡数均为湿热之象。

治法：清热利湿止带。

方药：止带方（《世补斋·不谢方》）。

猪苓、茯苓、车前子、泽泻、茵陈、赤芍、牡丹皮、黄柏、栀子、牛膝。

方义：方中猪苓、车前子、泽泻渗利湿热；茯苓健脾利湿；茵陈、黄柏、栀子清热泻火解毒；赤芍、牡丹皮凉血化瘀；牛膝活血引诸药下行。

若肝经湿热下注，证见：带下量多，色黄，质稠，有臭味，伴阴部瘙痒疼痛，头晕目眩，口苦咽干，烦躁易怒，便秘溲赤，舌质红、苔黄腻，脉弦滑而数。治宜泻肝清热除湿，方用龙胆泻肝汤（《医宗金鉴》）。

龙胆草、山栀子、黄芩、车前子、木通、泽泻、生地黄、当归、甘草、柴胡。

方中龙胆草清泻肝胆实火，清下焦湿热；黄芩、栀子清热利湿解毒；柴胡疏肝解郁；车前子、木通、泽泻渗利水湿；当归、生地黄养血柔肝；甘草调和诸药。

4. 湿毒蕴结证

证候：带下量多，色黄绿如脓，或混浊如米泔，或五色杂下，臭秽难闻，小腹疼痛，烦热口干，大便干结，小便黄少，舌质红、苔黄腻，脉滑数。

分析：湿毒损伤任带，故带下量多，色黄绿如脓，或混浊如米泔，或五色杂下，秽臭难闻；湿毒损伤胞脉，故小腹疼痛；湿毒熏蒸上焦，则烦热口干；舌质红、苔黄腻，脉滑数均为湿毒内蕴之象。

治法：清热解毒祛湿。

方药：五味消毒饮（《医宗金鉴》）加半枝莲、白花蛇舌草、土茯苓、败酱草。

蒲公英、金银花、野菊花、紫花地丁、天葵子。

方义：方中蒲公英、金银花、野菊花、紫花地丁、天葵子均能清热解毒；半枝莲、白花蛇舌草、土茯苓、败酱草解毒祛湿。

若热毒炽盛，可酌加牡丹皮、赤芍以凉血化瘀；若五色杂下，如脓如血，奇臭难闻，当警惕癌变，应通过妇科检查明确诊断。

【其他疗法】

1. 中成药

（1）白带丸：每次 6g（水丸），每日 3 次，用于湿热带下。

（2）龙胆泻肝丸：每次 6g（水丸），每日 3 次，用于肝胆湿热带下。

（3）乌鸡白凤丸：每次 6g（水丸），每日 3 次，用于脾、肾虚带下。

2. 经验方

（1）白术 250g，山药 250g，花生米 250g，红糖 200g，前 3 味炒焦研细末，加入红糖调匀备用。每次服 30g，每日 3 次。适用于脾虚带下。

（2）苍术 15g，黄柏 6g，夏枯草 15g，白芷 10g，水煎服，每日 1 剂。适用于湿热带下。

（《妇科病诊治绝招》张会珍等）

（3）大枣、黑豆、白果同食，每日空腹服，十余日即愈。适用于脾肾两虚带下。

（《竹林寺女科秘方》）

3. 外治法

湿热证外治法参见阴痒。

（二）阴痒

【诊断】

1. 病史　有不良的卫生习惯，带下量多，长期刺激外阴部，或有外阴、阴道炎病史。

2. 临床表现 妇人前阴部瘙痒时作，甚则难以忍受，坐卧不安，亦可波及肛门周围或大腿内侧。

3. 检查

（1）妇科检查：外阴部皮肤粗糙，有抓痕，色素蜕变，甚则皲裂、破溃、黄水淋沥。

（2）实验室检查：白带镜检正常或可见念珠菌、滴虫等。

【鉴别诊断】

（1）股癣：为皮肤真菌所致的体癣，发生于股内侧及会阴部者称为股癣，病灶边缘呈堤状，清晰可见，表面有鳞屑，有明显的炎症改变。阴痒则无明显的堤状边缘病灶。

（2）湿疹：皮肤病变分布呈对称性，境界明显，易反复发作，经用水洗或食鱼腥虾蟹，往往使病情加重，且可发生于全身任何部位。阴痒者无上述特点。

【病因病机】

本病的主要机制有虚、实两方面。因肝肾阴虚，精血不足，生风化燥，阴部肌肤失养而致阴痒，属虚证；因肝经湿热下注，带下浸淫作痒，或湿热生虫、虫蚀阴中作痒，属实证。所以临床分为肝肾阴虚、肝经湿热、湿虫滋生三型。

1. 肝肾阴虚 素体肝肾不足，或年老体弱，精血亏虚，或大病久病、房劳多产，耗伤精血，以致肝肾阴虚，精血不足，生风化燥，阴户肌肤失养，发为阴痒。《女科经纶》云："妇人有阴痒……肝经血少，津液枯竭，致气血不能荣运。"

2. 肝经湿热 愤怒伤肝，肝郁化热，肝气犯脾，脾虚湿盛，以致湿热互结，流注下焦，损伤任带，带下量多，浸淫阴部，而发痒痛。《校注妇人良方》云："妇人阴内痒痛，内热倦怠，饮食少思，此肝脾郁怒，元气亏损，湿热所致。"

3. 湿虫滋生

素体脾虚湿盛，积久化热，湿热流注下焦，损伤任带，带下量多，蕴积生虫，虫淫则痒；或外阴不洁、或久居阴湿之地，以致湿邪、病虫侵入阴中，而致阴痒。《景岳全书·妇人规》所言："妇人阴痒者，必有阴虫，微则痒，甚则痛，或为脓水淋沥，多由湿热所化。"

【辨证论治】

本病应根据阴部瘙痒的情况，结合带下的量、色、质、味以及全身症状进行辨证。一般来说，阴部干涩、灼热或皮肤变白、增厚或萎缩，为精血亏虚作痒；阴痒伴带下量多，色黄如脓，黏稠臭秽，多为肝经湿热；阴部奇痒如虫爬，带下量多，色黄呈泡沫状，或如豆腐渣状，臭秽，多为湿虫滋生。

治疗应本着"治外必本诸内"的原则，着重调理肝、脾、肾的功能，并兼以杀虫。采用内服与外治、整体与局部相结合的方法进行施治。

1. 肝肾阴虚证

证候：阴部干涩，灼热瘙痒，夜间加重，或阴部皮肤变白、萎缩，甚则皲裂破溃，带下量少色黄或赤，五心烦热，头晕目眩，时有烘热汗出，腰酸耳鸣，舌红、少苔，脉弦细而数。

分析：肝肾阴虚，精血不足，阴部肌肤失养，则阴部干涩、皮肤变白、萎缩、皲裂，甚则反复搔抓致破溃；阴血亏虚，生风化燥，风动则痒，故见阴部瘙痒；阴虚内热，虚热熏灼，故阴部灼热；肾虚带脉失约，任脉不固，加之阴虚内热，故带下量少色黄或赤；阴虚阳亢，虚热内扰，则头晕目眩，五心烦热，烘热汗出；肾虚则腰酸耳鸣；舌红、少苔，脉弦细而数亦为肝肾阴虚内热之象。

治法：滋阴降火，调补肝肾。

方药：知柏地黄汤（见子淋）加制首乌、白鲜皮。

知母、黄柏、熟地黄、山药、山萸肉、牡丹皮、泽泻、茯苓。

方中熟地黄、山药、山萸肉滋补肝肾之阴；知母、黄柏清肝泻火；茯苓、泽泻导热从小便而出；制首乌、白鲜皮养血祛风止痒。全方滋补肝肾阴精，清肝泻火，阴复火去则瘙痒可止。

若带下量多、色黄秽臭者，酌加土茯苓、蒲公英以清热解毒；若烘热汗出、头晕目眩甚者，可加龙骨、牡蛎、白芍、珍珠母以育阴潜阳；若带中挟血丝者，加茜草、乌贼骨、白及以清热凉血，固涩止带。

2. 肝经湿热证

证候：阴部瘙痒，甚则疼痛，带下量多，色黄如脓，黏稠臭秽，头晕目眩，口苦咽干，心烦不宁，便秘溲赤，舌质红、苔黄腻，脉弦滑而数。

分析：肝经湿热下注，损伤任带二脉，故使带下量多，色黄如脓，黏稠臭秽；湿热浸淫，则阴部瘙痒，甚则疼痛；湿热熏蒸，则头晕目眩，口苦咽干；热扰心神，则心烦不宁；湿热伤津，则便秘溲赤；舌质红、苔黄腻，脉弦滑而数均为肝经湿热之征。

治法：泻肝清热，除湿止痒。

方药：龙胆泻肝汤（方见带下病）。

若火热炽盛，大便秘结者，加大黄、枳实，使火热之邪从大便而去；若湿热生虫，阴部奇痒者，可加鹤虱、白鲜皮、贯众以杀虫止痒。

3. 湿虫滋生证

证候：阴部瘙痒，如虫行状，甚则奇痒难忍，灼热疼痛，坐卧不安，带下量多，色黄呈泡沫状，或如豆腐渣状，臭秽；兼见心烦少寐，胸闷呃逆，口苦咽干，小便黄赤，舌质红、苔黄腻，脉滑数。

分析：湿热与病虫互相滋生，虫蚀阴中，则阴部瘙痒如虫行状，甚则奇痒难忍，灼热疼痛；湿热下注，损伤任带，浊液下流，故带下量多臭秽，病虫不同表现各异，则带下或呈色黄泡沫状，或呈白色豆腐渣状；湿热与瘙痒，扰及心神，则心烦少寐；湿热蕴结中焦，则胸闷呃逆，口苦咽干；湿热伤津，则小便短赤；舌质红、苔黄腻，脉滑数为湿热病虫互相滋生之象。

治法：清热利湿，杀虫止痒。

方药：萆薢渗湿汤（《疡科心得集》）加苍术、苦参、白鲜皮、防风。

萆薢、薏苡仁、黄柏、赤茯苓、牡丹皮、泽泻、滑石、通草。

方中萆薢、薏苡仁、泽泻、滑石、通草、赤茯苓清热利湿以化浊；黄柏、苦参、白头翁清热除湿，解毒杀虫；防风祛风胜湿；牡丹皮凉血行瘀。全方共奏清热利湿，解毒杀虫止痒之效。

若阴部红肿疼痛，可酌加野菊花、蒲公英、紫花地丁等以清热解毒；大便干结者加大黄、芒硝泄热通便，使湿热之邪随大便而出。

【其他疗法】
阴痒要重视局部治疗。常用熏洗、外搽或阴道坐药等外治方法。

（一）熏洗方

1. 塌痒汤　鹤虱、苦参、威灵仙、归尾、蛇床子、狼毒，煎汤熏洗，临洗时加猪胆汁疗效更佳，每日1次，7次为1个疗程。

（《疡医大全》）

2. 蛇床子散　蛇床子、川椒、明矾、苦参、百部各10～15g，煎汤趁热先熏后坐浴，每日1次，10次为1个疗程。若阴痒破溃者，则去川椒。

（《中医妇科学》1979年版）

（二）外搽方

珍珠散：珍珠、青黛、雄黄各3g，黄柏9g，儿茶6g，冰片0.03g。共研细末外搽用。适合于阴痒皮肤破损及溃疡者。

（《中医妇科学》1979年版）

第六节　腹痛

妇女不在行经期、妊娠期发生小腹或少腹疼痛，甚则痛连腰骶者，称为"妇人腹痛"，亦称"妇人腹中痛"。本病与西医盆腔炎性疾病后遗症及盆腔瘀血等引起的腹痛相似。

一、仲景论治要点

1、风血相搏

【症候】
妇人腹中刺痛，或扯痛拒按。

【病因病机】
妇人经尽及产后，血海空虚，最易招致风邪侵袭。风邪与血气相搏，血脉瘀阻，不通则痛。

【治法】
行血活血。

【方药组成及方义】
红蓝花酒：方中红蓝花（即红花）辛温活血止痛；酒性辛热，能散寒行血，两药相伍使血行流畅，瘀阻得除，通则不痛。

【现代研究】
对15例痛经患者（年龄均在18～24岁）做了服红蓝花酒前和服后血浆中PGF2a

的含量测定，经统计学处理，服药后与服药前血浆中前列腺素的含量有极显著性差异，$P< 0.001$。可见红蓝花酒对降低前列腺素的含量效果显著，对治疗痛经有明显疗效。[刘茂林．红蓝花酒对痛经患者血浆中前列腺素影响的实验．河南中医，1904，5：270]

【方药应用及医案举例】

本方用于血凝气滞的腹痛证。

红蓝花酒治疗产后腹痛案

韩某，22岁，1983年10月30日就诊。产后34d，腹痛作胀，时而刺痛，上下攻窜，痛于上腹及左少腹，纳呆欲呕，大便秘结，面色萎黄，唇色无华，屡治无效。诊其脉弦细，舌质淡红、苔腻。证属产后冲任血虚，风邪侵入，阻滞经脉。治以活血止痛、温通血脉，驱散风邪的红蓝花酒。药进3剂，痛定纳增，大便正常。复以当归芍药散加减2剂，以善其后。随访半载，病不复发。[陈振智．红蓝花酒治产后腹痛．浙江中医杂志，1986，7：302]

红蓝花酒治疗产后恶露不尽案

某女，26岁。初产恶露未尽之时过食生冷而发生腹痛已3个月，月经时来忽止，形体肥胖，面部色青，舌质紫黯，脉弦涩有力。证为恶血瘀阻，治以活血通经。处方：红花50g，入酒60g煎，分3次服，3剂而愈。[王明宇．红蓝花酒治疗产后恶露不尽．四川中医，1986（11）：35]

红蓝花酒治疗心动过缓心律不齐案

刘某，女，26岁，教师。近2个月来经常心慌、胸闷、头晕。查体：面色无华，舌质淡、苔薄白，四肢厥冷，神疲乏力，脉细缓。心电图心率56次/min，心动周期差（PP间距）>0.17s。提示：心动过缓心律不齐。经服红蓝花酒10d，自觉症状消失，心电图恢复正常。停药后3个月，心电图依然正常，未见复发。[河南中医药学刊，1996，11（2）：37-38]

附：《金匮要略》原文及释义

【原文】 妇人六十种风，及腹中血气刺痛，红蓝花酒主之。

红蓝花酒方：疑非仲景方。

红蓝花一两

上一味，以酒一大升，煎减半，顿服一半，未止再服。

【释义】

本条论述妇人腹中血气刺痛的治法。妇人六十种风，泛指一切风邪。妇人经、产之后，风邪最易乘虚侵入腹中，与血气相搏，致使血滞不行，故腹中刺痛。治用红蓝花酒活血行瘀止痛。方中红蓝花辛温活血止痛；酒性辛热，能散寒行血，两药相伍使血行流畅，瘀阻得除，通则不痛。

2. 肝脾失调

【症候】

主证：腹痛。

以方测证：可有两方面症状，一是面唇少华，眩晕耳鸣，爪甲不荣，肢体麻木，腹痛绵绵或拘急而痛，或月经量少，色淡，甚则闭经，脉象弦细等肝虚血少见症；二是有纳呆食少，带下清稀，面浮肢肿，泄泻或小便不利等脾虚湿停见症。

【病因病机】

总为肝脾失调，血水阻滞。

其发生或因忧惨或因悲伤多嗔致肝气不舒，肝邪乘脾。肝血郁滞，脾失健运，湿停中焦，致经期前后腹中疼痛；或因饮食劳倦，或因痰湿瘀血阻滞等，均可致肝脾不调而腹中疼痛。

【治法】

调肝脾、理气血、利水湿。

【方药组成及方义】

当归芍药散（见妊娠腹痛）。

【药理研究】

（1）抗痴呆作用：刺激大脑中枢神经系统递质的合成与释放、抗老年性痴呆、清除免疫复合物；当归芍药散能改善脑功能低下的老龄雄性小鼠的短期记忆和长期记忆；能够促进脑内烟碱、乙酰胆碱受体的合成；抑制细胞凋亡。

（2）改善微循环作用：改变血液流变性、减低血黏度、抑制血凝及血小板聚集、改善微循环以及抗贫血等。

（3）降脂作用：当归芍药散可以显著降低高脂血症模型家兔血清总胆固醇、甘油三酯、低密度脂蛋白、载脂蛋白水平，升高高密度脂蛋白和载脂蛋白水平，抑制脂质在肝脏的沉积，防治高脂血症。

（4）通过脑内自主神经系统调节下丘脑—垂体系统的功能，促进和改善卵巢功能。

【方药应用及医案举例】

本方有养血活血功能，平衡调整脑垂体—卵巢轴功能，松弛子宫平滑肌作用和止痛消炎作用。可用于有肝虚血少及脾虚湿停见症：

（1）妇科：妊娠腹痛、月经不调、痛经、闭经、经行泄泻、经行水肿、带下、不孕、输卵管积水等病症。

（2）内科疾病：如水肿、慢性肾炎、肾结石、肾盂肾炎、梗阻性肾病、前列腺肥大、慢性膀胱炎、慢性肝炎、慢性结肠炎、眩晕者，老年性痴呆用之亦效。

（3）皮肤疾病：黄褐斑、脂溢性脱发、带状疱疹、瘀积性湿疹等。

当归芍药散治疗妇人腹痛。

陈某，女，35岁。自诉小腹部胀坠隐痛半年，于经行前后加剧，伴腰酸痛，经量少有血块，带下量多，质稠，精神抑郁，头晕目眩。舌质暗、少苔，脉弦缓。综合四诊，本例气滞瘀凝，木旺侮土，土虚湿聚。治以调肝益脾，化瘀利湿法，药用：当归芍药散胶囊2袋（90粒），每次5粒，每日3次。二诊：服药后腹痛随之减轻，食纳转佳。妇科内诊检查：左侧附件略增厚，压痛减轻。继服本方4袋，服法同前。三诊：无明显不适，附件检查无压痛，增厚部消失；月经周期恢复正常。继服本方以巩固疗效，3个月后随访，未再复发。[赵力维．当归芍药散胶囊治疗附件炎49例．湖北中医

当归芍药散治疗人流术后经期腹部胀痛案

王某，女，34岁，农民。1991年5月14日就诊。半年前行人流手术后，失于调养，复加哺乳劳累，后每至经期即少腹胀痛，经后仍绵绵作痛，经血量少色暗，自觉发热，纳食不香，身懒乏力，不能劳动，面色萎黄，舌淡红、边有瘀点、苔薄白，脉细弦弱。此乃血虚脾弱，瘀热内阻。经前宜补血益气，活血清热；经后应调补脾胃，使生化有源。经前方：当归12g，白芍30g，川芎12g，茯苓12g，白术10g，泽泻12g，黄芪30g，丹参15g，牡丹皮10g，香附12g。4剂，经前4d服用。经后方：当归12g，白芍30g，川芎10g，茯苓12g，白术10g，泽泻12g，黄芪30g，砂仁6g，陈皮10g。7剂，经净后服用。服药2个周期，少腹疼痛缓解，经量增多，纳食增加，已能劳动，但经前仍有腹胀感，以经前方加乌药6g，再服1个疗程告愈。［山西中医，1996，12（5）：43］

当归芍药散治疗阴挺案（子宫下垂）

梅某，女，26岁，1989年10月5日初诊。自诉已分娩2个月，分娩后即觉子宫脱出，站立时在阴道口外约1.5cm，自以为满月后会自动上收，谁知满月后仍然脱出，伴小腹隐痛不舒，喜按，口稍渴，面红，饮食正常，大便软，小便短，色黄，脉细弦。曾用补中益气汤加味5剂，药后自觉不适，口干口苦，子宫下垂仍然，乃来我处诊治。因思此乃肝脾不和，湿热内停，以致带脉不约，遂用当归芍药散加味：当归10g，白芍15g，白术10g，泽泻10g，云苓10g，川芎5g，枳壳10g。嘱服5剂，每日1剂。1989年10月11日复诊，药后腹痛减轻，子宫下垂略有好转，继服5剂，以后患者又来诊2次，药后全身症状逐渐减轻，子宫下垂好转。前后共服药20剂，诸症全消。［江西中医药，2001，32（1）：4-5］

当归芍药散治疗不孕症案

彭某，女，36岁，农民。2002年6月8日初诊。产后10年，失子2年未孕。患者曾生子8岁，因游泳不慎，淹水而夭，2年未孕。经前胸胁、乳房胀痛，烦躁易怒，嗳气叹息，经期少腹胀，经量少，色紫暗，肢体倦怠，纳食不馨，舌淡红、苔薄黄，脉弦细。子宫输卵管碘油造影示：双侧输卵管通畅，男方精液常规检查正常。证属肝气郁结，脾虚湿胜，肝脾不和。治宜疏肝理气，健脾胜湿，调和肝脾。方用当归芍药散加味。处方：当归、白芍、白术、茯苓、泽泻、香附、合欢花各10g，郁金15g，川芎、柴胡各6g。5剂。水煎，每日1剂，分2次服。嘱每于经前1周服用上方5剂。如此连服3个月经周期而受孕，嗣后生一健康男婴。［江苏中医药，2006，27（1）：42-43］

当归芍药散治疗痛经案

江某，女，34岁，已婚，2004年3月14日初诊。痛经病史3年余，近半年由于精神压力大，经期腹痛难忍，影响工作，经量少，血色黯，时挟带血块，伴腰背酸楚，四肢发凉，眼睑颜面浮肿，形体肥胖，面色无华，唇色苍白，舌质淡暗、苔薄白而润，脉沉细。此为肝郁脾虚，气血不足，血海空虚，寒湿凝滞下焦。经血阻滞不行之痛经，治以调和肝脾，温经散寒，化瘀止痛，方用当归芍药散加味：当归、川芎、茯苓、泽泻各15g，白芍18g，白术、桂枝、小茴香、莪术各10g，制附子、三棱各6g，吴茱萸

4g，生姜 4 片，大枣 20g。每次经前一周服至经后一周，服药 3 个周期后，经顺痛止，诸症悉除。上方去附子、三棱、莪术加杜仲、川断、桑寄生、黄芪，服药 20 剂以巩固疗效，随访 1 年未见反复。[中国中医基础医学杂志，2005，11（12）：943-944]

当归芍药散治疗子宫内膜异位症案

罗某，30 岁，工人，1999 年 11 月 20 日初诊。结婚 4 年未生育。近半年来，每次月经来潮时下腹部剧痛难忍，伴恶心、呕吐、汗出，口服去痛片稍缓解；平时腰骶部胀痛，时有胸脘痞闷不舒，白带量多黏稠；舌质淡、舌苔薄，脉细濡。B 超检查：子宫后位，7.4cm×4.5cm×6cm，肌壁回声颗粒粗糙。西医诊为子宫内膜异位症。中医诊为痛经、癥瘕。以当归芍药散加减治疗。用法：水煎服，每日 1 剂。服药 2 个月，痛经及伴见症状消失，B 超检查未见异常。2000 年 3 月 14 日来诊，月经 3 个月未至，查尿 HCG 阳性，胎儿发育正常，子宫附件未见异常。[新疆中医药，2001，19（4）：19-20]

当归芍药散治疗带下案

江某，34 岁，于 2002 年 5 月 18 日就诊。1 个月前妇产科检查，诊断为宫颈 II 度糜烂，患者诉白带多，伴有腹痛年余，曾经西医给予冷冻治疗、抗炎药等治疗效果不佳。今妇检见宫颈糜烂已愈，但白带仍多，质中无臭味。患者下腹隐痛伴腰胀，经潮时腹痛甚，月经量、色、质无殊，食欲缺乏，面色不华，二便正常，舌质红、苔薄白腻，脉弦细。辨证为肝木乘脾，脾虚湿停。治拟疏肝扶脾，燥湿止带法。方以当归芍药散加味：当归 10g，芍药 12g，川芎 6g，焦白术 30g，茯苓 10g，泽泻 10g，椿根皮 12g，鹿角霜（先煎）15g，荆芥 6g，7 剂。每日 1 剂，水煎服。复诊诉白带明显减少，腹痛亦缓，食欲增加，白腻苔已化。继以原方 7 剂，诸症尽失。[福建中医药，2004，35（4）：41-42]

附：《金匮要略》原文及释义

【原文】

妇人腹中诸疾痛，当归芍药散主之。（17）

当归芍药散方：见前妊娠病中。

【释义】

条文（17）论述妇人腹中诸痛的治法。妇人腹痛的原因颇多，但肝脾失调，气滞血凝较为多见。本条之腹痛，为气滞血凝，兼有水湿所致，用当归芍药散调肝脾、理气血、利水湿。当归芍药散既能治疗妊娠腹痛，又能治疗妇人杂病腹痛，因病机均属于肝脾失调，血水阻滞，故均可以之调肝理气血，健脾利湿，体现了仲景异病同治的治则。

3. 脾胃虚寒

【症候】

主证：腹中痛，指大腹里急不舒，隐隐作痛，喜温喜按，喜热饮食。伴神疲乏力，纳差。

以方测证：心悸虚烦，面色无华，神疲纳少，大便溏薄，面色少华，月经量少，或月经推后，或带下绵绵，舌质淡白，脉细缓弱。

【病因病机】

为脾胃虚弱，中气不足，寒自内生。腹中痛，或为中阳虚不能煦养脾胃经脉而疼痛；或为寒邪凝滞经脉而疼痛，此证痛势不剧，属拘急隐痛，热饮按揉可缓解疼痛。又由于脾胃虚寒，气血不足，运化无力，故见神疲乏力，纳差，月经量少，带下绵绵等症。

【治法】

调理阳气，建中益气。

【方药组成及方义】

小建中汤。

桂枝、炙甘草、大枣、芍药、生姜、胶饴。

方中桂枝、生姜温补脾胃，配胶饴、甘草辛甘化阳，以振奋中焦阳气，使生化不竭。芍药养血活血并能缓解经脉拘急，消除疼痛，芍药与胶饴、甘草相伍又可酸甘化阴以养阴血。诸药配伍调整阴阳，建立中气，恢复化源，使气血充足，脾胃得养，则腹中痛自解。

【现代研究】

用小建中汤化裁治疗妇科疾病，颇见成效。用黄芪建中汤加土茯苓、薏苡仁以温建中气，祛除湿毒；并用土茯苓、苦参、忍冬藤水煎漱口并坐浴治疗白塞综合征；用归芪建中汤加党参、白术、升麻、柴胡、忍冬藤以甘温除热，治疗产后气虚发热。方中重用黄芪60g补气，又寓当归补血汤之义，以求阳气来复。俾阳生阴长，气充血濡，则浮阳自敛。用小建中汤与傅氏安老汤出入（桂枝、白芍、白术、黄芪、党参、熟地黄、山茱萸、当归、炙甘草、大枣、生姜），以温补脾肾，治疗月经无定期。用归芪建中汤加炒艾叶、吴茱萸、香附、木香以暖中补虚，温养气血，治疗月经愆期合并痛经。[廖金标.小建中汤化裁在妇科的临床应用.中医杂志，1983，12：43]

【方药应用及医案举例】

凡月经不调、妊娠腹痛、产后腹痛、带下腰腹疼痛等症，只要属脾胃虚弱者俱可用之。

小建中汤治疗经后腹痛案

郑某，女，25岁。每次经后小腹隐痛，喜按，得温则减，随月经周期发作半年余。月经后期，量少色淡，舌苔薄白，脉沉细。此乃营血虚寒所致，治以温中补虚，和里缓急。处方：白芍15g，桂枝15g，当归15g，炙甘草10g，香附15g，延胡索10g，乌药15g，生姜10g，大枣4枚，饴糖30g（烊），3剂水煎服，药后痛减。下月月经前又服上方3剂，经后腹痛未作，随访半年未复发。[巩殿琴.小建中汤在临床上的应用.吉林中医药，1988（2）：27]

小建中汤治疗产后虚黄案

曾某，女，24岁，农民。症状：产后二月余，皮肤萎黄无泽，目睛不黄，小便清长自利，四肢无力，并伴有浮肿，便溏，少食，脉细弱，舌苔淡红。证属脾土虚弱，健运失司，生化无权。治宜温补脾胃，以生气血，归芪建中汤治之：黄芪30g，当归

10g，白芍 12g，桂枝 6g，生姜 3g，炙甘草 6g，大枣 10 枚，饴糖 45g（冲服）。

按：产后失血，损伤心脾，以致心脾气血不足而食少浮肿。因脾虚不能腐熟水谷，化生气血，致使脾色外露形成虚黄。故用归芪建中汤调和营卫，培补气血，温中健脾。[万桂华，等．小建中汤临床应用．陕西中医，1980，5：34]

小建中汤治疗痛经案

戴某，女，22 岁，未婚。三年来行经腹痛，第 1～2 天加剧，开始血量少，待 3d 后血量渐多而痛稍减，色淡有块，周期尚准。平素喜暖畏寒，体倦乏力，不耐劳累，经至必服止痛片及中药，以求暂安。此次行经少腹剧痛，虽已过十余天，少腹仍绵绵作痛，时有发胀，舌淡、苔白，脉细而迟。此系中气虚弱，气血不足，脾胃阳虚，寒积作痛，宜温中散寒，缓急止痛，给予小建中汤。连进 10 剂后，适值经再至，此次疼痛大减，未服止痛片。又续服 20 余剂，再次行经疼痛未作。[王孝续，等．陈大启老师运用小建中汤的经验．北京中医杂志，1989，2：5]

小建中汤治疗倒经案

陈某，23 岁，女工。1985 年 6 月 27 日诊。患者每值经前 1d，鼻衄顿作，色鲜红、量多，至第二天经行即止，病历 5 个月经周期。面色㿠白，口干心烦，纳少便溏，经行量少，腹痛绵绵，夹少量紫黯色小血块，带下量多清稀。舌质淡、苔白薄，脉弦细而弱。患者脾胃虚寒，化源匮乏，升降失调，血气逆乱。处方：饴糖 30 克（烊冲），炒白芍 20 克，炙黄芪、炒白术、当归各 10 克，生谷、麦芽各 24 克，炮姜、金樱子各 6 克，炙甘草 5 克，大枣 4 枚，鲜姜 3 片。连服 10 剂，衄未再作而经调。

按：倒经一证，多由血热气逆所致，故临床常用清热凉血，滋阴降火，引血下行。而本例呈一派虚寒征象，故以黄芪建中汤化裁。去桂枝以防辛温动血，少佐炮姜守中，以助温阳祛寒；重用芍药，助阳守阴；黄芪益气，统血归经，建运中焦。全方温中祛寒，助复阳气，则血行常道，冲任自调，经水顺下。[陶家栋．黄芪建中汤加减治验三则．江苏中医，1990，1：37]

小建中汤治疗经后腹痛案

余某，女，38 岁，工人。患者月经周期尚准，唯经量偏多，经行之后常有小腹隐痛不已，伴神疲乏力，纳谷不香，面色萎黄，手足欠温，舌淡红、苔薄白，脉细。宗仲景"妇人腹中痛，小建中汤主之"之意，拟小建中汤加减治之：桂枝 8g，炒白芍 15g，党参、炒白术、当归、桑葚子各 10g，甘草 6g，大枣 5 枚，生姜 3 片。药进 5 剂，腹痛即已，余症亦减。经期原方去白芍，加赤芍、艾叶各 10g，经净之后仍服前方，如此调理 3 个月，经后腹痛消失，经量亦较前减半。[赵可宁．金匮治妇人腹痛方药临证举隅．国医论坛，1995，1：16]

小建中汤治疗不孕症案

杨某，女，32 岁，农民。婚后 8 年不孕，16 岁月经初潮，月经周期 40～45d，经期尚正常，量中等，色淡质稀，形体消瘦，面色无华，神疲乏力，食少多汗，经期头痛，舌淡苔少，脉沉细数。就诊时月经已过 4d。妇科检查无异常，未坚持基础体温测定。其夫精液常规检查正常。辨为虚劳不孕。投小建中汤加味：炙甘草、桂枝、饴糖各 10g，大枣、黄芪各 20g，酒白芍 24g，人参 6g（先煎），生姜 3 片。取 10 剂，隔日 1

剂。复诊：服药后汗出减少，食欲增加，舌淡、苔白，脉沉细。前方加阿胶15g（烊化），紫石英30g，10剂，用法同前。三诊：食欲大增，月经周期36d，经量增加，头痛减。上方与当归芍药散（汤剂）交替服用3个月受孕。1986年1月顺产一女婴。[李炳绪．李存芳用经方治不孕症介绍．国医论坛，1993，1：12]

附：《金匮要略》原文及释义

【原文】 妇人腹中痛，小建中汤主之。(18)

小建中汤方：见前虚劳中。

桂枝三两（去皮） 甘草三两（炙） 大枣12枚 芍药六两 生姜三两 胶饴一升。

上六味，以水七升，煮取三升，去渣，纳胶饴，更上微火消解，温服一升，日三服。

【释义】

条文（18）论述妇人脾胃阳虚里急腹痛的证治。妇人腹痛，因中焦脾胃虚寒所致者，临床见症为腹痛喜按，心悸虚烦，面色无华，神疲纳少，大便溏薄，舌质淡红，脉细涩等。用小建中汤治疗，意在建中培土，补气生血，使脾胃健运、气血流畅，则腹痛自愈。

【思辨】

妇人腹痛，多与气血失和有关，其病机有偏气、偏血和寒热虚实的不同，故治法各异。气滞血瘀，腹中刺痛，用红蓝花酒活血行气；肝脾失调，腹中诸疾痛，用当归芍药散养血柔肝，健脾除湿；脾胃虚寒，腹中痛者，用小建中汤温中散寒，缓急止痛。可见，妇人腹痛的治疗，仍当审证求因，审因论治。本书小建中汤凡三见：《虚劳病》篇以之治疗脾胃阳虚、阴阳两虚之虚劳；《黄疸病》篇以之治疗血虚萎黄；本篇以之治疗妇人杂病虚寒腹痛。病虽不同，但脾胃虚寒，阴阳失调之病机则一。

【文献摘录】

风邪入腹，扰气乱血，腹中必刺痛，主之以红蓝花酒。酒以温和其血，红蓝花以行散其瘀，而痛可止。此六十二种之风名，不过言其风之致证多端，为百病之长耳，不必据其文而凿求之。(《本义》)

妇人腹中疾痛，大要由于水湿太甚，血郁不通，前于《妊娠》篇妇人怀孕节言之已详。但怀孕之人，水血俱停，人尽知之，不知杂病亦有相类者。盖妇人经水，按月而行，放血常不足。血不足而水湿有余，乃郁结于太阴腹部而为痛。此方泄湿行血，故可通治，要不唯为妊娠设也。(《发微》)

妇人腹痛主以小建中汤者，其意在于补中生血，非养血定痛也。盖血无气不生，无气不行，得建中之力，则中气健运，为之生生不息，即有瘀痛者，亦可平之。(《歌括》)

二、现代诊治

【诊断】

1. 病史 既往有经期、产后、妇产科手术、房事不洁等致病因素。

2. 症状　下腹部疼痛，腰痛，可伴有低热，不耐疲劳，劳则复发，月经不调，白带增多。

3. 检查

（1）妇科检查：盆腔炎性疾病后遗症可有子宫体压痛，常呈后倾后屈，活动受限或粘连固定，宫体一侧或两侧附件增厚、压痛，或触及囊性包块。盆腔瘀血综合征子宫颈肥大、紫蓝，子宫呈均匀性增大。

（2）B超检查：盆腔炎性疾病后遗症可见输卵管增粗，局部积液或附件区有囊性肿块。盆腔瘀血综合征子宫呈均匀性增大，一侧或两侧卵巢略增大，子宫两侧见无回声暗带。

（3）腹腔镜检查：为有创检查，且费用较高，选择性使用，如怀疑盆腔严重粘连兼有不孕者可在腹腔镜直视下分离粘连。

【鉴别诊断】

1. 异位妊娠　异位妊娠多有停经史，未破损前下腹一侧隐痛、坠胀不适，破裂后突然撕裂样剧痛，自一侧开始向全腹扩散，多有休克；后穹隆穿刺可抽出不凝血液，妊娠试验阳性；超声显像一侧附件低回声区，其内或有妊娠囊。

2. 急、慢性阑尾炎　其腹痛为持续性，从上腹部开始，经脐周转至右下腹；体温可有升高，腹部有压痛、反跳痛，腹肌紧张，可伴有发热、恶心呕吐。盆腔检查无肿块触及，直肠指检右侧高位压痛，白细胞计数多有增高；超声显像子宫附件区无异常图像。

3. 子宫内膜异位症　少数子宫内膜异位症患者也可表现为持续性下腹痛，但子宫内膜异位症患者腹痛经期加重明显，妇科检查患者宫颈后上方、子宫后壁、宫骶韧带或子宫直肠窝处多可扪及一个或数个豆粒或米粒大小的触痛性结节，且经前尤为明显。

4. 卵巢囊肿　多为一侧或两侧附件圆形或椭圆形囊肿，光滑，与周围无粘连，活动良好，平时无明显不适。慢性盆腔炎的妇科腹痛有慢性病史，附件肿块不规则，与周围粘连，压痛明显。

5. 急、慢性肠炎　除腹痛外，尚有恶心、呕吐、腹泻等症状，大便镜检中可见红细胞、白细胞。

临床辨病思路：妇女不在行经期发生小腹或少腹疼痛，甚则痛连腰骶者，应先现了解月经史、疼痛性质、程度、大便情况，并做腹部检查及妇科检查确定疼痛部位。有停经史者应注意排除与妊娠有关的腹痛，转移性右下腹痛者，应化验血常规和做B超检查阑尾以排除阑尾炎；痛经严重者，应注意排除子宫内膜异位症；大便异常者应排除急、慢性肠炎。

【病因病机】

引起本病的主要机制为：冲任虚衰，胞脉失养，"不荣则痛"及冲任阻滞，胞脉失畅，"不通则痛"。临床常见的有肾阳虚、气血虚弱、气滞血瘀、寒湿凝滞及湿热瘀结五型。

（1）肾阳虚：禀赋不足，肾气不充，或房事过度，命门火衰；或经期摄生不慎，当风受寒，寒邪入里，损伤肾阳，冲任失于温煦，胞脉虚寒，血行迟滞，以致腹痛。

（2）气血虚弱：素禀体虚，血虚气弱，或忧思太过，饮食不节，劳逸过度，损伤脾胃，化源匮乏；或大病久病，耗伤血气，以致冲任血虚，胞脉失养而痛；且血虚气弱，运行无力，血行迟滞亦痛。

（3）气滞血瘀：素性抑郁，或愤怒过度，肝失条达，气机不利，气滞而血瘀，冲任阻滞，胞脉血行不畅，不通则痛。

（4）寒湿凝滞：多因经期产后，冒雨涉水，感寒饮冷；或久居寒湿之地，寒湿伤及胞脉，血为寒湿所凝，冲任阻滞，血行不畅，不通则痛。

（5）湿热瘀结：宿有湿热内蕴，流注下焦，阻滞气血，瘀积冲任；或经期产后，余血未尽，感受湿热之邪，湿热与血搏结，瘀阻冲任，以致胞脉血行不畅，不通则痛。

【辨证论治】

本病应根据疼痛的性质、部位、程度、发作时间，结合有无发热、带下、月经情况、全身症状、舌、脉及有关盆腔检查，辨其寒、热、虚、实、瘀等诸证。临床实践所见则实证者多，虚证者少，即便是虚，亦多为虚中夹实之病证。

本病的治疗原则是虚者宜补而调之，实者应行而通之。但对起病急、病情严重者，必要时可采用中西结合治疗；对湿热瘀结缠绵者应坚持长期治疗，并注意兼症的变化，适时调整治疗方案。

1. 肾阳虚证

证候：小腹冷痛下坠，绵绵不休，喜温喜按，腰酸膝软，头晕耳鸣，畏寒肢冷，小便频数，夜尿量多，大便不实，舌质淡、苔白滑，脉沉弱。

分析：肾阳虚衰，冲任失于温煦，胞脉虚寒，故见小腹冷痛下坠、绵绵不休、喜温喜按；阳虚不能外达，故形寒肢冷；肾虚髓海不足，外府失荣，则头晕耳鸣、腰酸腿软；肾阳虚衰，膀胱气化失常，则小便频数、夜尿量多；火不暖土，则大便不实。舌质淡、苔白滑，脉沉弱等均为肾阳虚衰之征。

治法：温肾助阳，暖宫止痛。

方药：温胞饮（方见不孕症）。

2. 气血虚弱证

证候：小腹隐痛，绵绵不休，喜按喜揉，头晕眼花，心悸少寐，大便燥结，面色萎黄，舌淡、苔少，脉细无力。

分析：血虚气弱，冲任胞脉失于濡养，气弱运血无力，故小腹隐痛，绵绵不休，喜揉喜按；血虚不能上荣清窍，故头晕眼花；血虚内不荣心，则心悸少寐；血虚津液不足，肠道失濡，是以大便燥结；血虚外不荣肌肤，则面色萎黄。舌质淡、苔少，脉细无力等均为血虚之征。

治法：补气养血，和中止痛。

方药：人参养荣汤（方见闭经）。

3. 气滞血瘀证

证候：小腹或少腹胀痛，拒按，胸胁乳房胀痛，脘腹胀满，食欲欠佳，烦躁易怒，时欲太息，舌质紫黯或有紫点，脉弦涩有力。

分析：肝失条达，气滞血瘀，血行不畅，冲任阻滞，不通则痛，故小腹或少腹胀痛、拒按；肝脉不舒，气机不利，则见胸胁乳房胀痛、烦躁易怒、时欲太息；肝郁乘脾，脾失健运，则脘腹胀满、食欲欠佳；舌质紫黯或有紫点，脉弦涩有力等均为气滞血瘀之征。

治法：理气活血，化瘀止痛。

方药：血府逐瘀汤（方见闭经）。

4. 寒湿凝滞证

证候：小腹冷痛，痛处不移，得温痛减，形寒肢冷，面色青白，四肢不温，舌质淡、苔白腻，脉沉紧。

分析：寒湿之邪，重浊凝滞，客于冲任、胞中，与血搏结，瘀阻经脉，血行不畅，故小腹冷痛、痛有定处；得温则瘀滞稍通，故得温痛减；寒湿之邪，易伤阳气，温煦失职，故形寒肢冷、面色青白、四肢不温。舌质淡、苔白腻，脉沉紧等均为寒湿凝滞之征。

治法：散寒除湿，化瘀止痛。

方药：少腹逐瘀汤（方见不孕症）加苍术、茯苓。

5. 湿热瘀结证

证候：小腹疼痛拒按，有灼热感，或有积块，伴腰骶胀痛，低热起伏，带下量多，有臭味，小便短黄，舌质红、苔黄腻，脉弦滑而数。

分析：湿热之邪，与血搏结，瘀阻冲任，血行不畅，故小腹疼痛拒按、有灼热感，或有积块；瘀结胞脉，胞脉系于肾，故伴腰骶胀痛；湿热缠绵，故低热起伏；湿热之邪伤及任带、胞宫，故见带下量多、黄稠有味。湿热壅遏下焦，故小便短黄。舌质红、苔黄腻，脉弦滑数等均为湿热瘀结于内之征。

治法：清热除湿，化瘀止痛。

方药：清热调血汤（方见痛经）加败酱草、薏苡仁、土茯苓。

若热结血瘀甚者，证见高热不退，神昏谵语，腹痛拒按，宜泄热化瘀散结，可用桃核承气汤（《伤寒论》）加金银花、连翘、白花蛇舌草。

【其他疗法】

（1）中药红藤汤保留灌肠：红藤、败酱草、蒲公英、鸭跖草、紫花地丁各30g。

有炎性包块或附件增厚者加三棱、莪术、桃仁各10g；腹痛较甚者，加延胡索、制香附、木香各10g。

将上药煎至100mL，用5号导尿管或小儿肛管，插入肛门内14cm以上，在20min内灌完，灌完后左侧卧位30min，每日1次（上海市纺织第二医院方）。

（2）穿心莲注射液2mL，肌内注射，每日2次。

第七节　妊娠小便不通　产后小便不通（转胞）

转胞指膀胱扭转，膀胱之系缭绕不顺，致脐下急痛，小便不通。多见于妊娠期及新产后。

本病与现代医学的尿潴留、尿路结石相似。

一、仲景论治要点

【症候】

妇人脐下胀满急痛，小便不通，烦热喘息不得卧，饮食正常。

【病因病机】 总为肾气虚弱，膀胱气化不行。

饮食如故说明病不在胃；因病在膀胱，故少腹胀满急痛而不得溺；水气不行，浊阴上逆，虚阳上扰，故烦热不得卧。

【治法】

温阳化气行水。

【方药组成及方义】

肾气丸。

干地黄、山药、山茱萸、泽泻、牡丹皮、茯苓、桂枝、附子（炮）。

方中以附子、桂枝为主药温肾阳而利膀胱，可促使膀胱气化复常，尿路通畅，潴留之尿液排出；辅山茱萸、干地黄、山药滋肾阴，助肾阳，乃阴中求阳也；佐茯苓、泽泻利小便，乃利水通阳之理；使以牡丹皮通血脉，解除膀胱之系缭绕不顺。

【方药应用及医案举例】

肾气丸治疗妇人转胞案

张某，女，1个月前少腹胀满，但不痛，溺时不畅，只是劳动时感到不舒，未做任何治疗，3d左右症状自觉消失。就诊前夕，脐下胀满急痛，牵引腰部，意欲解小溲以缓其急，溺时点滴难出，胸中烦闷，呼吸促迫，但坐不得眠，然而食欲并无影响，大便正常。舌质淡红、少苔，脉细弱。据脐下急痛、小便不通，《金匮要略·妇人杂病》篇称为"转胞"，用肾气丸振奋阳气，温化膀胱之气，所谓"气化则能出矣"。连服5剂，气化行，小便通。[赵淑炳，等.金匮肾气丸的应用.湖北中医杂志，1979（1）：37]

肾气丸治疗妊娠小便不通（转胞）案

陆某，女，26岁。2004年3月16日初诊。患者妊娠6个月以来，小便经常频数不畅，今日上午起突然小便点滴难解，小腹胀满而痛，用温水热敷膀胱及服用西药无效。刻下：心烦，坐卧不宁，头晕恶心，畏寒肢冷，腰酸痛、腿软，腰及下肢有冷感，查其面色少华，舌质淡、苔薄润，脉沉细滑无力。四诊合参，此乃肾气虚弱、肾阳不足、膀胱气化不利。治拟温肾扶阳、化气行水。方选金匮肾气丸加减。处方：干地黄15g，山药20g，山萸肉15g，肉桂5g，茯苓15g，菟丝子15g，白术15g，泽泻15g，杜仲15g，川断肉15g，牡丹皮6g。水煎，每日1剂，分3次服。连服5剂，患者症状逐渐好转，又服5剂痊愈，遂停药休养，后随诊未见复发，至足月顺产一男婴。[江苏中医药，2005，26（9）：25]

肾气丸治疗产后经闭、毛发脱落（席汉综合征）案

王某，女，38岁，1999年6月初诊。自述于2年前生产时，由于胎盘残留，引起大出血休克，即抢救住院治疗。出院后自觉头晕心慌，多梦少寐，经量明显减少，渐之经闭，毛发脱落，四处求医治疗效果不佳。望其形瘦如柴，肤色干枯，无润，舌质淡、无苔，脉沉弱迟缓。辨证分析：头晕心慌，舌淡为气血双亏，其源为产时亡血亡阳也，治以调阴阳，补气血为之大法。方药选用金匮肾气丸加味：生地黄12g，熟地黄12g，山药10g，山茱萸10g，茯苓9g，牡丹皮9g，泽泻9g，附子6g，桂枝6g，当归24g，葛根30g。5剂，每日1剂，每日2次煎服。1周后复诊：自感诸症悉轻，嘱继服原方20剂。月余后面见红润，舌红、有苔，脉正常，经血来潮，但量较少，后将上药改为丸剂以巩固疗效。

附：《金匮要略》原文及释义

【原文】

问曰：妇人病饮食如故，烦热不得卧，而反倚息者，何也？师曰：此名转胞①，不得溺也，以胞系了戾②，故致此病，但利小便则愈，宜肾气丸主之。

【词解】

①转胞：胞，同"脬"，即膀胱。是一种小便不通的病证，多见于妊娠妇人。

②胞系了戾：了戾同缭戾，缭绕扭曲，指膀胱之系缭绕不顺。

【释义】

本条论述妇人转胞的证治。妇人转胞以脐下急痛，小便不通为主证。因肾气虚弱，膀胱气化不行。饮食如故说明病不在胃；因病在膀胱，故少腹胀满急痛而不得溺；水气不行，浊阴上逆，虚阳上扰，故烦热不得卧而反倚息。出现上述病症者，治用肾气丸，使肾气得充，气化得行，小便通利，则其病自愈。

【按语】

转胞一证的病因、病机比较复杂。肾气虚弱，膀胱气化不行，仅是其中一种。此外，尚有中焦脾虚下陷；上焦肺虚，通调失职；妊娠胎气上迫；以及忍溺入房等，都能导致胞系了戾而小便不利，故应分别论治。如朱丹溪用补中益气汤，程钟龄用茯苓升麻汤（赤、白茯苓，升麻，当归，川芎，苎麻根，急流水煎，或调琥珀末更佳）就是根据转胞的不同病机进行治疗的例子，可视作对本条之发展。

【文献摘录】 饮食如故，病不由中焦也。了戾与缭戾同，胞系缭戾而不顺，则胞为之转，胞转则不得溺也。由是下气上逆而倚息，上气不能下通而烦热不得卧。治以肾气者，下焦之气肾主之，肾气得理，庶缭者顺，戾者平，而闭乃通耳。（《心典》）

二、历代沿革

本病首见于《金匮要略》，朱丹溪总结前人经验，结合自身临床经验，提出本病属血气虚弱，不能升载其胎，治以补虚为主；并创"丹溪举胎法"，用香油涂手，自产户伸入托其胎，溺自下。明代赵献可在《邯郸遗稿》中承朱丹溪之说，进而提出"中气虚怯不能举胎，胎压其胞。胞系了戾而小便不通，以补气药中加升举之药，令上窍通而下窍通矣"的施治方法，确可增强疗效。李时珍在《本草纲目》中又有外用导尿法以解其急，更有实际意义。清代《沈氏女科辑要》云："转胞一证，因胎大压住膀胱或因气虚不能举膀胱之底。气虚者补气，胎压者托胎，若浪投通利，无益于病，反伤正气。"如此见解，实具一定的临床应用价值。

二、现代诊治

【诊断】

1. 病史　病史素体肾虚或脾肺气虚。

2. 症状　妊娠三四个月或妊娠晚期，以小便不通、小腹胀急疼痛不得卧为主症者。

3. 检查

（1）孕妇腹部检查：小腹膨隆、拒按，胎体检查符合孕月，尿潴留量多少可不同程度地影响胎位、胎心检查结果。

（2）B超检查：胎儿发育无异常，膀胱有尿液潴留可协助诊断。

（3）尿液常规检查：正常。

【鉴别诊断】

（1）子淋：二者同为小便异常，只是前者为小便不通，尿液潴留，后者为小便淋痛。且前者以虚证为主，后者以湿热证为主，故其兼症也各有特点，可结合尿液检验、B超检查等方法综合分析鉴别。

（2）临床辨病思路：妊娠期间小便不通应注意有无尿频、尿急、尿痛等兼证，以排除妊娠小便淋痛；并结合腹部检查、B超检查，以判断膀胱有无尿液潴留。

【病因病机】

妊娠小便不通的病因病机主要是胎气下坠，压迫膀胱，致膀胱不利，水道不通，尿不得出，属本虚标实证，临床有肾虚、气虚之分。

1. 肾虚　同金匮治疗要点。

2. 气虚　素体虚弱，中气不足，妊娠后胎体渐长，气虚无力举胎，胎重下坠，压迫膀胱，溺不得出。

【诊断】

1. 病史　素体肾虚或脾肺气虚。

2. 临床表现　多发生在妊娠晚期，以小便不通、小腹胀满疼痛为主证。

3. 检查尿液　常规检查基本正常。

【鉴别诊断】

本病与子淋鉴别：子淋以小便淋漓涩痛为主，转胞以小腹胀急疼痛、溺不得出为主。

【辨证论治】

本病以小便不通为主，但其实质是肾虚或气虚，证见小便胀痛，腰酸腿软属肾虚；证见小便不通或点滴量少，面白神疲属气虚。治疗按"急则治其标，缓则治其本"的原则，以补气升提助膀胱气化为主，不可妄投通利之品，以免影响胎元。

1. 肾虚证　同仲景论治要点。

2. 气虚证

证候：妊娠期间，小便不通，或频数量少，小腹胀急疼痛，坐卧不安，面色㿠白，神疲倦怠，头重眩晕，舌质淡、苔薄白，脉虚缓滑。

分析：气虚无力举胎，胎重下坠压迫膀胱，水道不利，以致溺不得出或频数量少；溺停膀胱，膀胱胀满，故小腹胀急疼痛，坐卧不安；面色㿠白，头重眩晕，舌质淡、苔薄白,脉虚缓滑,均为气虚之征。

治法:补中益气,升降举胎。

方药:益气导溺汤或人参升麻汤。

(1)益气导溺汤(《中医妇科治疗学》)

党参、白术、扁豆、茯苓、桂枝、炙升麻、桔梗、通草、乌药。

方义:党参、白术、扁豆、茯苓补气健脾以载胎,升麻、桔梗升提举胎;乌药温宣下焦之气,桔梗、通草化气行水而通溺,全方共奏益气导溺之效。

【其他疗法】

1. 敷贴法(《中医外治法类编》) 取党参 30g、当归 15g、川芎 9g、柴胡 9g、升麻 9g,共研细末,加水炼膏,用黄丹收膏,将膏贴肛门,便前取下,每日 1 次。主治气虚下陷所致癃闭。

2. 体位矫正 患者平卧,抬高臀部,使胎头上浮,解除胎头对膀胱的压迫以利排尿。

3. 熏脐法 食盐 30g,艾绒适量。取艾绒搓成黄豆大艾炷 21 壮,孕妇仰卧,将食盐填入患者脐孔中,再取艾炷置于食盐面上点燃灸之,连续 21 壮。若小便仍不通,再灸之,通为度。本法温阳通络利水,更适于肾虚型患者。

【预防与调摄】

孕前及早纠正后位子宫,以防止孕后嵌顿,诱发小便不通。孕后勿强忍小便,或尿急操劳或过久屈蹲。孕后小便不通者,可取仰卧高臀位,缓解先露部对膀胱的压迫。若小便不通时间长,尿潴留过多,使用导尿法排出尿液时,应注意速度放缓,不可过急,以免引起患者昏厥或出现血尿。

【临证参考】

子淋与转胞同属妊娠期中伴发的小便异常,然病因、症状、治法均不相同,切不可误作一病。妊娠小便不通有鲜明的病机特点,本虚标实,表现为小便不通,小腹胀急疼痛的标实证,其病因主要是虚,或肾虚或气虚,导致载胎无力,胎重下坠,压迫膀胱所致。治疗时,不可因其小便不通而滥用通利之法,使虚者愈虚,犯虚虚之戒。若小便胀痛难忍,可本着急则治标、缓则治本的原则,采用导尿术等法以救其急,待病情缓解,再调理善后。

第八节　产后小便不通

产后排尿困难,欲解不能,小便不通或小腹胀急疼痛,坐卧不安,达 8h 以上者,称"产后小便不通"或"产后癃闭"。

西医妇产科学中的产后尿潴留可参照本病辨证论治。

【病因病机】

本病发病机制主要是膀胱气化不利,其病因不外虚实两端。因肾司二便,与膀胱相表里;肺主一身之气,通调水道,下输膀胱。如肺虚不能通调水道,肾虚不能气化水液,膀胱气化不利均属虚;肝气郁结,气滞膀胱,或膀胱受压,瘀血阻滞,致膀胱气化不利属实。常见病因病机有气虚、肾虚、血瘀。

1. 气虚 素体虚弱，肺气不足，复因产时劳力伤气；或产创出血过多，气随血耗，致气虚不能通调水道，膀胱气化不利，导致小便不通。正如《万氏妇人科》曰："产后气虚，不能运化流通津液，故使小便不通，虽通而亦短少也。"

2. 肾虚 素体元气虚弱，复因产时损伤肾气，以致肾阳不足，不能化气行水，而成小便不通。

3. 血瘀 肝气郁结，气滞血瘀，或产程过长，膀胱受压，致气机不畅，瘀血阻滞而使膀胱气化不利，小便不通。

【辨证论治】

1. 气虚证

证候：产后小便不通，或欲解不能，小腹胀急，精神萎靡，面色㿠白，少气懒言，四肢无力，舌质淡苔薄白，脉缓弱。

分析：脾肺气虚，肺虚不能通调水道，下输膀胱，脾虚不能升清降浊，转输水液，故小便不利；由于膀胱气化不利，小便欲解不能，潴留在膀胱，故小腹胀急；脾肺气虚，阳气不振，则精神萎靡，面色㿠白，少气懒言，四肢无力。舌质淡苔薄白，脉缓弱为气虚常见之证。

治法：补气升清，化气行水。

方药：补中益气汤（方见月经先期）加通草、茯苓、桔梗。

方义：补中益气汤健脾益气，通草、茯苓渗湿利水，桔梗升提肺气，拟下病上取，提壶揭盖之意，合用升清降浊，以增益气通溺之效。

2. 肾虚证

证候：产后小便不通，小腹胀急而痛，腰膝酸软，形寒怕冷，神倦疲惫，面色晦暗，舌淡苔白，脉沉迟。

分析：肾阳不足，命门火衰，不能温煦膀胱，化气行水，故产后欲尿不得出，小便不通，小腹胀急而痛；腰为肾之府，肾虚则腰膝酸软；肾阳不足，阳气不布，故形寒怕冷，神倦疲惫，面色晦暗。舌质淡、苔白，脉沉迟为肾虚之证。

治法：温肾助阳，化气行水。

方药：济生肾气丸（《济生方》）。

山茱萸、山药、熟地黄、茯苓、牡丹皮、泽泻、附子、肉桂、牛膝、车前子。

方中肾气丸温肾助阳，化气行水；牛膝、车前子增强补肾利水之功。

若腰痛甚者，酌加杜仲、川断、巴戟天以补肾强腰；若肾阴亏虚，津液燥竭，证见产后欲小便而不得溺、心烦咽干、手足心热、舌质红、少苔、脉细数者，治以滋阴补肾通淋，方用六味地黄汤加猪苓、麦冬。

3. 血瘀证

证候：新产不久，小腹胀急，小便不通，或点滴不下，或欲解不能，尿色混浊或带血丝，口渴心烦，舌质黯红、苔薄黄，脉滑数。

分析：产程过长，膀胱受压，瘀血阻滞，气化不利，故小腹胀急、小便不通、欲尿不能；瘀久化热，热伤脉络，湿浊下注，故小便淋漓、尿色黄赤混浊；热伤津液，则口渴；热扰神明，则心烦。舌质黯红、苔薄黄，脉滑数为血瘀化热之证。

治法：活血化瘀，清热利水。

方药：加味四物汤（《医宗金鉴》）。

熟地黄、白芍、当归、川芎、蒲黄、瞿麦、桃仁、牛膝、滑石、甘草梢、木香、木通。

方中熟地黄、白芍养血缓急止痛；当归、川芎养血活血；蒲黄、桃仁、牛膝活血祛瘀止痛；木香宣通气机；瞿麦、滑石、木通、甘草梢通利小便。

若肝郁气滞，则清浊升降之机壅滞，致小腹胀急，小便不通，欲解不能，舌苔薄白脉弦，治宜理气行滞，佐以利尿，方用木通散（《妇科玉尺》），木通、滑石、冬葵子、槟榔、枳壳、甘草。

【其他疗法】

（1）炒盐加麝香 150mg，外用葱白十余根，做成一束，切如半指厚，置脐上，用艾灸，觉热气入腹难忍为止，小便即通。

（2）粗盐 500g 炒热，用布包熨下腹部。

（3）陈瓜蒌 60g，煎汤坐浴 20s。

（4）针刺关元、气海、三阴交、阴陵泉、水道等。

（5）芪麦通草粥。

原料：黄芪、红糖各 30 克，麦冬、通草各 10g，粳米 100g。

制法：

1）将黄芪、麦冬、通草放入锅中，加水 300g，煎煮 30~40s 后取汁。

2）粳米淘洗干净，放入锅中，加入药汁，再酌加水适量，煮至米烂汁黏时放入红糖，即可食用。

功效：益气养阴，健脾益肺，通利小便。对产后脾肺气虚所致的小便不通较为适宜。

（6）切碎的葱白用锅炒热，敷脐部，对产后小便困难有效。

第九节　阴　疮

妇人外阴部结块红肿，或溃烂成疮，黄水淋漓，局部肿痛，甚则溃疡如虫蚀者，称"阴疮"，又称"阴蚀""阴蚀疮"。

本病若迁延日久，疮面坚硬肿痛，边缘不整齐，臭水淋漓者，多属恶候。如《外科正宗》云："阴中腐烂，攻刺疼痛，臭水淋漓，口干发热，形消不食，非药能愈，总归一死。"

本病相当于西医学的非特异性外阴溃疡、前庭大腺炎脓肿破溃、外阴肿瘤继发感染等疾患。

一、仲景论治

【症候】

主证：阴中生疮，或溃烂，尺脉滑数。

以方测证：阴中痒痛糜烂，并伴有带浊淋漓。

【病因病机】

下焦湿热结聚于前阴，日久血肉腐烂；或湿热化虫毒，必致阴中痒痛糜烂，并伴有带浊淋漓，下焦湿热盛故尺脉滑。

【治法】

清热燥湿，杀虫止痒。

【方药组成及方义】

狼牙汤

狼牙汤方：狼牙。

水煎去渣，用棉签蘸药汁，洗涤阴中。

方中狼牙味苦性寒，能清热解毒，杀虫止痒。《本经》云："主邪气热气，疥瘙恶疡疮痒，去白虫。"

【现代研究】

狼牙汤治疗组和灭滴灵对照组各 100 例，均为已婚妇女。白带量多秽臭者 188 例，占 94%；宫颈糜烂及阴道壁红肿者 148 例，占 74%；外阴瘙痒者 149 例，占 75%；化验有滴虫者 200 例，占 100%。治疗组用狼牙汤，先用消毒干棉球将白带擦干净，然后把狼牙汤 1 支（5mL）灌入阴道，再用特制带线消毒大干棉球塞入阴道，保留 8h，每日 1 次。对照组用灭滴灵，每次 2 片（0.4g），每晚睡前塞入阴道，每日 1 次。两组均连续用药 7d 开始观察。狼牙汤治疗组临床治愈 74 例，显效 10 例，好转 9 例，无效 7 例，总有效率为 93%；灭滴灵对照组治愈 43 例，显效 18 例，好转 13 例，无效 26 例，总有效率为 74%。经 X_2 检验，结果显示治疗组明显优于对照组，二者存在着显著性差异（$X_2 = 19.794$，$P < 0.01$），狼牙汤组与灭滴灵组的灭滴虫作用比较：狼牙汤组 100 例中用药后转阴 87 例，灭滴灵组 100 例中用药后转阴 66 例，经 X_2 检验，结果显示狼牙汤杀灭滴虫作用明显优于灭滴灵（$X_2 = 12.26$，$P < 0.01$）。[刘茂林，等. 狼牙汤治疗滴虫性阴道炎 100 例疗效观察. 国医论坛，1993，5：13]

【方药应用及医案举例】

狼牙汤治疗阴痒案（女阴硬化苔癣案）

王某，36 岁。外阴瘙痒，变白 8 年余，间断治疗 6 年多，其效果不佳。现感外阴干痒，入夜加剧，阴中灼热疼痛，头晕，口干，杂色带下。妇检：外阴皮肤粗糙有大量的抓痕，大小阴唇、阴蒂、会阴部变白，阴道分泌物减少。舌质红、苔少，脉弦细。证属下焦湿热，治宜清热燥湿，杀虫止痒。方用狼牙汤加味：狼牙草 30g，蛇床子 15g，烟草 20g，茯苓 10g，白鲜皮 10g，炒白术 10g，地骨皮 10g。水煎先熏后洗外阴 30min 左右，每日 1 剂，如法熏洗 3 次。经期停药。患者半月后复诊，外阴瘙痒干痛明显减轻，其外阴皮色恢复正常，不粗糙，小阴唇两侧白色减少，药已中病，继用上方 5 剂。1 个月后，会阴白斑、阴痒消失，外阴皮肤光滑而告愈。[高庆超. 狼牙汤加味外治女阴硬化苔癣 15 例. 中医外治杂志，1996（2）：43]

狼牙汤治疗阴疮案

田某，女，25 岁，1990 年 5 月 3 日初诊。主诉：婚后四年未孕，前阴生疮（宫颈

Ⅲ度糜烂)。白带黄浊，腥臭难闻，量多。月经尚准，量少，5～8d 干净，形体消瘦，腰酸腿软，神情疲惫。脉滑数，舌质红、苔黄略腻。此乃下焦湿热之证。湿热聚于前阴，郁积腐蚀，故有糜烂成疮，白带多黄浊等症。治宜清热解毒，燥湿杀虫。药用：狼毒 10g，黄连 6g。3 剂。水煎外洗，每日 1 剂。取汁先熏后坐浴洗患处，日洗二次。上诊用药后白带明显减少，其腥臭味较前轻，要求继续治疗。仍以清热燥湿，解毒杀虫之法。用黄连粉消毒棉球外上于前阴之中，每日 1 次。月经来潮停用，前后治疗 2 月余，后患者停经，喜而告曰："药后诸症缓解，今已怀孕矣。"越年产一男婴，身体健康。[黄绪芳．经方治验四则．湖北中医杂志，1993，3：43]

附：《金匮要略》原文及释义

【原文】 少阴脉滑而数者，阴中即生疮，阴中蚀疮烂者，狼牙汤洗之。(21)

狼牙汤方：

狼牙三两

上一味，以水四升，煮取半升，以绵缠筋①如茧，浸汤沥阴中，日四遍。

【词解】

①筋：即筷子。

【原文分析】

条文(21)论述下焦湿热而阴中生疮的证治。肾主二阴，少阴属肾，若少阴脉见滑而数，说明湿热内蕴下焦，若湿热之邪聚于前阴，日久必致阴中痒痛糜烂，并伴有带浊淋漓。治用狼牙汤煎水洗涤阴中，旨在清热燥湿，杀虫止痒。狼牙草味苦性寒，清热杀虫，唯药肆多缺，陈修园提出用狼毒代之，但狼毒有毒，临证宜慎之。

狼牙汤、矾石丸、蛇床子散三方均为外用方剂，功可除湿止带，杀虫止痒，治疗妇人白带病，但三者同中有异，故应区别应用。如狼牙汤与矾石丸为清热燥湿之剂，主治下焦湿热之证；蛇床子散为苦温燥湿之剂，主治下焦寒湿之证。在用法上，因狼牙汤证有疮痛，故作洗剂用，以利清疮排毒；矾石丸、蛇床子散证无疮疼痛，故作为坐药纳于阴中，专以杀虫止痒，蛇床子散还可直接温阴中寒冷。

【文献摘录】

阴中，即前阴也。生疮蚀烂，乃湿热不洁而生也。用狼牙汤洗之，以除湿热杀虫也。(21)(《金鉴》)

三、现代诊治

【诊断】

(1) 病史：有经期、产后外阴部感染，外阴溃疡、前庭大腺脓肿等病史。

(2) 临床表现：外阴红肿结块或外阴及阴道的皮肤黏膜肿痛破溃，脓水淋漓，甚至身热不适，带下量多。

(3) 妇科检查：外阴局部，多见于小阴唇及大阴唇内侧，次为前庭黏膜及阴道的周围溃疡、糜烂、破溃流脓或覆有脓苔。

【鉴别诊断】

阴痒以外阴部瘙痒为主症，局部可有抓痕。阴疮虽可伴有痒痛，但以外阴部皮肤黏膜破溃肿胀，脓水淋漓为主症。

临证要与外阴恶性肿瘤如外阴癌相鉴别。还要与梅毒、艾滋病等性传播疾病所引起的外阴溃烂相鉴别。

【病因病机】

本病多因下焦湿热，蕴结成毒；或因正气虚弱，寒湿凝结而成。

1. 湿毒　经行产后，卫生护理不当，湿热邪毒侵袭下焦；或湿热蕴积，伏于肝脉，滞于冲任，蕴结成毒，侵蚀外阴肌肤，腐肉成脓，破溃成疮。

2. 寒湿　久居阴湿之地或冒雨涉水，寒湿乘虚侵袭，凝滞于内，瘀血内停，气机不利；或痰浊内停，痰瘀交阻，肌肤失荣，日久则溃腐，而成阴疮。

【辨证论治】

本病首先辨别阴阳。发病急骤，甚则脓稠臭秽，或伴有全身发热者，为湿热，属阳；肿块坚硬，皮色不变，日久不消，或溃后稀水淋漓，形体虚羸者，为寒湿，属阴。其次辨善恶预后，若局部红、肿、热、痛，脓水淋漓，形体壮实者，多属善候，预后良好；若疮疡溃腐，久不收敛，脓水淋漓，恶臭难闻，或外阴肿块，坚硬不消，久治不愈，形体虚羸者，多属热毒蕴郁而气血衰败之恶候，预后不佳。

治疗应按热者清之、寒者温之、湿者化之、坚者消之、虚者补之、下陷者托之的原则处理。常采用内外合治的方法。

1. 湿毒证

证候：阴部皮肤局限性鲜红肿胀，灼热结块，甚则溃烂流脓，稠黏臭秽，或脓水淋漓，身热心烦，便干尿黄，舌质红、苔黄腻，脉滑数。

分析：湿热之邪内侵，与阴部气血相搏结，经脉阻塞，气血凝滞，蕴结成毒，腐肉成脓，故见阴部皮肤局限性鲜红肿胀，灼热结块，甚则溃烂流脓，稠黏臭秽，淋漓不尽；热毒内蕴则心烦身热，便干尿黄；舌质红、苔黄腻，脉滑数亦为湿热邪毒之征。

治法：清热解毒，化湿祛瘀。

方药：五味消毒饮（方见带下病）加乳香、没药、赤芍、牡丹皮。

蒲公英、金银花、野菊花、地丁、天葵清热解毒，散结排脓；乳香、没药活血化瘀止痛；赤芍、牡丹皮凉血活血。全方共奏清热解毒化瘀排脓之效，为治疗疮痈之要剂。

若高热肿胀、疼痛，将化脓或已化脓者，可用仙方活命饮（《校注妇人良方》）。

白芷、贝母、防风、赤芍、当归尾、皂角刺、穿山甲、天花粉、乳香、没药、金银花、陈皮。

方中金银花清热解毒；白芷、防风散风化湿；赤芍、归尾、乳香、没药活血化瘀消肿；穿山甲、皂角刺活血软坚散结；陈皮、贝母理气化痰；天花粉养阴清热；甘草解毒和中。

若大便干结不通者，可加大黄、芒硝以软坚润燥，泄热通便；若兼见头晕目眩，口苦咽干，黄带绵绵者为肝经湿热，治宜泻肝清热，解毒除湿，方用龙胆泻肝汤（方见带下病）加金银花、蒲公英、紫花地丁，以加强清热解毒除湿之力。

2. 寒湿证

证候：阴疮坚硬，皮色晦暗不泽，经久不消，绵绵疼痛，或溃后脓水淋漓，疮久不敛，神疲倦怠，面色㿠白，食少纳呆，畏寒肢冷，舌质淡、苔白腻，脉细弱。

分析：寒湿凝滞，痰瘀交阻，经脉不畅，前阴肌肤失于温养，故阴疮坚硬，皮色晦暗不泽，经久不消，绵绵疼痛；阴疮破溃日久，气血津液不足，阴损及阳，阳气虚衰，无力托毒外出，故溃后脓水淋漓，疮久不敛；寒湿凝滞，脾阳不振，故神疲倦怠，面色㿠白，畏寒肢冷，食少纳呆；舌质淡、苔白腻，脉细弱均为寒湿凝滞、正气不足之象。

治法：温经化湿，活血散结。

方药：阳和汤（《外科全生集》）加苍术、茯苓、莪术、皂角刺。

熟地黄、鹿角胶、炮姜炭、肉桂、麻黄、甘草、白芥子。

方中熟地黄、鹿角胶补精血而助阳；炮姜炭、肉桂温经通脉；麻黄、白芥子通阳散滞消痰；莪术、皂角刺行气活血散结；苍术、茯苓燥湿利水以化浊；甘草解毒而调和诸药。

若正虚邪盛者，症见疮久不敛，心悸气短，神倦乏力者，为元气亏虚、津血不足、邪毒内陷，治宜补气养血，托里消毒，方用托里消毒散（《外科正宗》，即人参、白术、黄芪、甘草、茯苓、当归、白芍、川芎、金银花、白芷、皂角刺、桔梗）。方中人参、白术、茯苓、甘草补气助阳，当归、白芍、川芎养血和血，气旺则能托毒外出，血足则能生肌长肉；金银花、白芷、皂角刺解毒消肿以排脓；黄芪、桔梗扶正托毒，固表敛疮。

【其他疗法】

（1）金黄散。香油调敷，适用于阴疮初起未溃者。

（2）紫金锭。醋调，敷于肌肤破溃处。

（3）脓肿形成未破溃者，疼痛难忍可外科切开引流。

第十节　阴　吹

"阴吹"之名早见于《金匮要略·妇人杂病脉证并治篇》。凡妇人阴道里时时出气，或气出有声如矢气者，谓之阴吹。本证多见于40岁以上经产体弱之妇，而室女体健者较为少见。因患该病"多隐忍不言，以故名书不载"，所以就诊者，远较实际患病者为少，因而临床上似为少见。

阴吹之疾多与现代医学的阴道壁和盆底组织松弛及一些神经官能症相似。

一、仲景论治要点

【症候】

主证：阴道中时时出气，或气出有声，

以方测证：伴大便燥结、小便不利。

【病因病机】

胃肠燥结，腑气不畅，以致浊气下泄，干及前阴而致阴中出气有声。

【治法】

润肠通便。

【方药及方义】

膏发煎。

猪膏、乱发。

方中猪膏补津液，消枯燥，通便结，利血脉；乱发消瘀血，散结滞，二药合用，使胃肠津液充足，气血流通，大便通畅，矢气自除。

【方药应用医案举例】

还可治疗胃肠燥结的萎黄证。

膏发煎治疗妇人阴吹案

林某，女，40，营业员。自述有肺结核病史。近1年来，经常喘咳，大便秘结及阴道排气。感冒则诸证加剧。服中药1年，喘咳鲜作，但阴吹不减，反有加重，多随大便秘结程度而起伏，甚则频发不已，傍人亦可闻及。自认为怪病，不愿就医，常服大黄一类泻下药，偶尔大便得通，阴吹缓解，一旦停药，证复如故，以致行走坐卧，阴吹不已，方来就诊。所述除便秘及阴吹之外，余无所苦。察其舌质、舌苔均属正常，脉细而数。宗仲景阴吹论治，予以膏发煎：生猪板油250g，净人发15g。制法：炼油去渣，人发浸油中，微火慢炼，至发溶解为度，若发未溶而油色见黄时，捞出残发，冷后杵细，再拌入油中，即可服。用法：每日3次，每次约20mL，服后用开水净口。该患者如法服3d，便秘缓解，阴吹减少。至服1周，大便畅快，阴吹停止。随访3年，病未复发。[何国坚.彭履祥验案解惑记要.成都中医学院学报，1980，1：26]

附：金匮要略原文及释义

【原文】

胃气下泄，阴吹①而正喧②，此谷气之实也，膏发煎导之。(22)

膏发煎方：见黄疸中。

猪膏半斤 乱发如鸡子大三枚

上两味，和膏中煎之，发消药成，分再服，病从小便出。

【校释】

①阴吹：指前阴出气，如后阴矢气一样。

③正喧：指前阴出气频繁，甚至声响连续不断。

【释义】

条文(22)论述阴吹的病因和证治。此条所论的阴吹为胃肠燥结，腑气不畅，以致浊气下泄，干及前阴而致阴中出气有声。以方测证，本证除阴吹而正喧外，还当有大便燥结、小便不利等症，在病机上除胃肠燥结外，还兼有瘀血，故治用猪膏发煎化瘀润肠通便，使浊气下泄归于肠道，则其病自愈。

【思辨】

阴吹之病在临床上并不少见，张璐玉谓之"乃妇人恒有之疾"，病轻的多隐忍不言，重者阴吹不已，声喧于外，始行医治，故后世方记载不多。本病多发于生育后的妇女，体虚气血不足是其根本因素，故临床上除本证胃肠燥结兼瘀血之阴吹外，还有后世医家所载的气虚下陷用补中益气汤及《温病条辨》从饮病论治，提出"饮家阴吹，脉弦而迟，橘半桂苓枳姜汤主之"之说。说明阴吹亦当辨证论治。此病可由直肠与阴道间其他因素形成瘘管而成；也可见于经产妇人子宫宽弛，无力收缩恢复，在起坐或睡卧时转侧身体，阴中即如气囊收缩样出声，此时可用补益升提之药，取效较速。

阴吹，阴中出声，如大便失气之状，连续不绝，故曰正喧。谷气实者，大便结而不通，是以阳明下行之气，不得从其故道，而乃别走旁窍也。猪膏发煎润导大便，便通，气自归矣。(22)（《小心典》）

二、历代沿革

《医学顾问大全·妇人科》云："谷气不得上升清道，复不能循环下走后阴，阴阳乖辟，遂使阴户有声，如谷道转矢气状，是谓阴吹病。"

三、现代诊治

【诊断】

1. 病史　有多产，情志内伤史或便秘病史。

2. 症状　妇女阴道出气有声，状如矢气。

3. 检查　妇科检查及肛镜检查：有助鉴别会阴Ⅲ。裂伤和直肠阴道瘘；可见阴道壁或盆底组织松弛。

【鉴别诊断】

阴道直肠瘘、会阴陈旧性裂伤这两种病偶有阴中出气，需与阴吹相鉴别，只需做阴道和直肠镜检查即有助于鉴别。此二者属于器质性损伤。

阴道炎厌氧菌或阴道滴虫致病，偶尔会有阴道排气现象，但阴道排出的气流多微弱，且伴白带增多、外阴瘙痒或阴部不适感觉。阴道分泌物检验有助鉴别。

临床辨病思路：应做妇科检查及肛镜检查排除阴道直肠瘘、会阴陈旧性裂伤、阴道炎等病变。

【病因病机】

本病主要为腑气欠通，胃气下泄，不循常道，逼走前阴。从临床上来看，尚有气虚、痰湿两者。

1. 胃燥　素体阳盛，或外感热邪，或过食辛辣助阳之品，热盛灼津，胃燥便坚，腑气不得下泄，逆走前阴，而致阴吹。《金匮要略》云："大便结而不通，是以阳明下行之气，不得从其故道，而乃别走旁窍也。"

2. 气虚　素体脾虚，或劳倦伤脾，脾失健运，气血不足，致中气下陷，腑气不循常道，从前阴而出，故致阴吹。

3. 痰湿　脾阳素虚，痰湿停聚，或过食肥甘，脾失健运，痰湿内生，痰湿盘踞中焦，浊气相干，阻于谷道，以致腑气不循常道，从前阴而出，而致阴吹。

【辨证论治】

本病可据阴吹声音的大小和全身证候进行辨证。一般阴吹声高，伴大便燥结者，为胃燥实证；吹声低沉，伴倦怠乏力者，为气虚证；形体肥胖，脘痞痰多者，多属虚中夹实的痰湿证。

1. 胃燥证

证候：阴吹簌簌有声，大便燥结不通，腹部胀满，口燥咽干，舌质红、苔黄，脉滑数。

分析：热盛灼津，胃燥便坚，腑气不得下泄，逼走前阴，故见阴吹簌簌有声；阴液不足，肠胃枯燥，谷道失润，而致口燥咽干，大便燥结；腑气不通，则见腹部胀满；舌质红、苔黄，脉滑数亦为胃中燥热之象。

治法：润燥通便，泄热导滞。

方药：麻子仁丸（《金匮要略》）。

麻子仁、芍药、枳实、大黄、厚朴、杏仁、白蜜。

方中麻子仁、杏仁理气润肠通便；大黄、枳实、厚朴泄热破积导滞；芍药、白蜜养阴润燥缓急。全方可使腑气通畅，气循常道，则阴吹自止。

阴亏较甚者可加生地黄、玄参、麦冬以滋阴增液，清热润肠，达增水行舟之功，通气自复归常道，不治阴吹而阴吹自愈。

2. 气虚证

证候：阴吹声音低沉，时断时续，时轻时重，神倦乏力，气短懒言，胃脘痞闷，或小腹下坠，舌质淡、苔白，脉缓弱。

分析：脾虚失健，气血不足，致中气下陷，腑气不循常道，从前阴而出，故致阴吹；气不接续，故阴吹时轻时重；运化失职，中焦痞塞则胃脘痞闷；中阳不振，则神疲乏力，气短懒言；气虚失于提挈，则小腹空坠；舌质淡、苔薄，脉缓弱亦为气虚之征。

治法：健脾益气，升清降浊。

方药：补中益气汤（方见月经先期）加枳壳、木香。

补中益气汤诸药合用，以益气补中，升阳举陷，清阳得升，浊气自循故道而出。枳壳、木香以加强调气及降浊之功，使升中有降，降中有升，有利脾胃气机升降协调。

若阳虚兼寒见脘腹冷痛、呕吐泄泻者，可于上方中酌加干姜、丁香以温中散寒；若大便干结者，加肉苁蓉、胡桃仁以润肠通便；兼肾气亏虚，加川断、杜仲、菟丝子、覆盆子以补肾；若多产体虚，虚证极为明显者，当予大补气血，可用十全大补汤加升麻、柴胡以调之。正如《医宗金鉴·妇科心法》所说："妇人阴吹……若气血大虚，中气陷者，宜十全大补汤加升麻、柴胡，以升提之。"

3. 痰湿证

证候：阴吹而带下量多，色白质稀，胸脘满闷，或呕吐痰涎，口中淡腻，舌质淡、苔白腻，脉滑缓。

分析：脾阳素虚，痰湿停聚，盘踞中焦，谷气不能上升清道，反而下泄逼走前阴，故见阴吹；脾阳虚，湿浊下注，带脉失约，故带下量多，色白质稀；痰饮停于中焦，脾阳被困，气机升降失常，则胸脘满闷或呕吐痰涎，口中淡腻；舌质淡、苔白腻，脉滑缓均为痰湿内停之象。

治法：健脾温中，燥湿化痰。

方药：橘半桂苓枳姜汤（《温病条辨》）加白术、薏苡仁。

桂枝、茯苓、生姜、橘皮、半夏、枳实。

方中白术、茯苓、薏苡仁健脾渗湿，使痰饮化而脾胃健；桂枝、生姜温中散寒，通阳化饮；制半夏、橘皮燥湿化痰，降逆止呕；枳实破气消积，化痰除痞。全方可使脾阳健运，痰湿得化，腑气归于故道，则阴吹可止。

若偏于湿热者，症见带下量多，色黄稠黏臭秽，可用本方去桂枝、生姜，酌加黄柏、萆薢、土茯苓以达清热燥湿之功；脾虚明显者，加党参、白术、甘草以健脾益气。

【其他疗法】

（一）针刺法

主穴：会阴、归来。

配穴：腑气不通者，加天枢、曲池；气虚下陷者，加气海、脾俞；痰湿内盛者，加丰隆、足三里。

手法：会阴施以苍龙摆尾之手法；归来、天枢、曲池、丰隆施以泻法；气海、脾俞、足三里施以补法或平补平泻法。

（二）中成药

（1）麻仁丸。清热润肠，理气导滞，适用于热盛肠燥证。蜜丸，每次6~9g，每日2次，口服。

（2）补中益气丸。补益中气，适用于中气不足证。蜜丸，每次9g，每日3次，口服。

（3）香砂六君子丸。健脾利湿，化痰理气，适用于痰湿中阻证。水丸，每次6~9g，每日2~3次，口服。

【临证参考】

阴吹病证，临床较为少见。随着人们生活卫生水平的提高及优生优育工作的开展，气虚及因生产过多引起的阴吹更是明显减少。在诊断与辨治上，首先要区分是功能性的还是器质性的或是肌纤维断裂引起的，如系前庭、肛门、直肠、阴道瘘及会阴裂伤严重所致者，恐非药物所能治，要考虑手术治疗，预后较好。内治方面，不仅要辨证论治，而且还要注意疏导心理，舒畅情怀，安神定志，锻炼体质，方能提高疗效。

其他

【原文】　妇人吐涎沫，医反下之，心下即痞，首先治其吐涎沫，小青龙汤主之；涎沫止，乃治痞，泻心汤主之。

小青龙汤方：见痰饮中。

泻心汤方：见惊中。

【释义】

本条文论述上焦寒饮误下成痞的先后治法。《水气病》篇第二条指出"上焦有寒，其口多涎"，本条妇人"吐涎沫"亦是上焦寒饮所致，治当温化寒饮，医反误用攻下，而伤其中阳而成心下痞证。此与伤寒下早成痞系同一机制。虽经误下，而犹吐涎沫，说明上焦寒饮仍在，可先用小青龙汤温散之，俟吐涎沫止，再用泻心汤治痞。

【文献摘录】

吐涎沫，上焦有寒也，不与温散而反下之，则寒内入而成痞，为伤寒下早例也。然虽痞而犹吐涎沫，则上寒未已，不可治痞，当先治其上寒，而后治其中痞，亦如伤寒例，表解乃可攻里也。（《心典》）

小　结

本篇论述妇人杂病的病因、证候及治法。其主要内容有：外邪引起的热入血室；妇人经带病和腹痛；情志疾患；前阴诸疾及转胞不得溺等，关于月经病因瘀血而致，用土瓜根散与抵当汤活血祛瘀通经；属于水血并结血室而闭经者，用大黄甘遂汤破血逐水；因冲任虚寒、瘀血内阻之崩漏者，用温经汤；虚寒陷经者，方用胶姜汤温补冲任，养血止血。腹痛属于风邪袭入腹中而血气刺痛者，治以红蓝花酒活血止痛；肝脾不调，内有湿停者，治以当归芍药散调肝脾，理气血，利水湿；中焦脾胃虚寒者，治以小建中汤温中补虚。在情志病方面，其属痰气郁结者，宜用半夏厚朴汤化痰理气；脏阴不足，气郁化火者，宜选甘麦大枣汤补益心脾，宁心安神。如带下病，证分湿热与寒湿，分别以矾石丸与蛇床子散治之。至于转胞用肾气丸，阴吹用猪膏发煎，阴疮用狼牙汤等，均有其一定的临床价值。热入血室，其辨证要点在热与血相结与否，治疗均以泄热为主，小柴胡汤与刺期门可以随证选用。

妇人杂病虽指胎产以外的疾患而言，但实际上有些是由于胎产所致，而杂病不愈又能影响胎产。因此，本篇应与妊娠病、产后病篇结合起来学习。

参 考 文 献

［1］黄仰模．金匮要略讲义．北京：人民卫生出版社，2003.

［2］范永升．金匮要略．长沙：湖南科学技术出版社，2004.

［3］张玉珍．中医妇科学．北京：中国中医药出版社，2007.

［4］李云端．中医妇科学．北京：中国中医药出版社，2006.

［5］哈孝贤．金匮妇人篇集义．北京：中国医药科技出版社，2007.

［6］张建荣．金匮妇人三十六病．北京：人民卫生出版社，2001.

［7］张丽芬．金匮要略研究与应用．北京：中医古籍出版社，2008.